《继景庵骨科经典病例评析》编委会

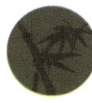

主　　编：董克芳　李冬春

副 主 编：曾祥晶　黄　臻　张申尧

编　　委：黄永松　胡　拥　黄希彦　杨振武
　　　　　姜　雄　兰　蓝　周　伟　邹　洋

学术顾问：田心义　孙绍裘　刘晓岚　刘振云　王　勇　吴官保

学术秘书：杨振武

继景庵骨科经典
病例评析
——田心义名中医医案荟萃

◎ 董克芳 李冬春 主编

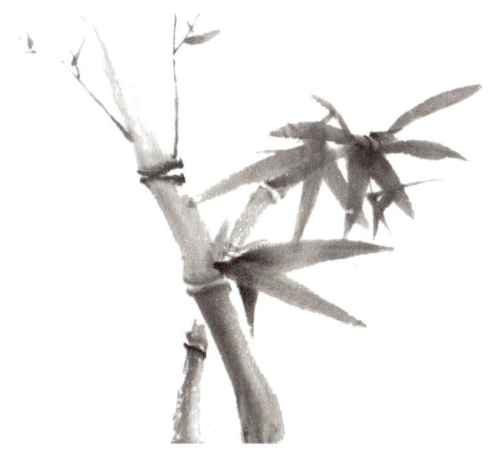

湖南科学技术出版社 · 长沙

图书在版编目（CIP）数据

继景庵骨科经典病例评析 ： 田心义名中医医案荟萃 ／
董克芳，李冬春主编. -- 长沙 ： 湖南科学技术出版社，
2025. 5. -- ISBN 978-7-5710-3469-6

Ⅰ. R274

中国国家版本馆 CIP 数据核字第 20253GE384 号

JI JING'AN GUKE JINGDIAN BINGLI PINGXI——TIAN XINYI
MING ZHONGYI YI'AN HUICUI

继景庵骨科经典病例评析——田心义名中医医案荟萃

主　　编：董克芳　　李冬春
出 版 人：潘晓山
责任编辑：王　李
出版发行：湖南科学技术出版社
社　　址：长沙市芙蓉中路一段 416 号泊富国际金融中心
网　　址：http://www.hnstp.com
湖南科学技术出版社天猫旗舰店网址：
　　　　　http://hnkjcbs.tmall.com
邮购联系：0731-84375808
印　　刷：长沙市宏发印刷有限公司
　　　　　（印装质量问题请直接与本厂联系）
厂　　址：长沙市开福区捞刀河大星村 343 号
邮　　编：410153
版　　次：2025 年 5 月第 1 版
印　　次：2025 年 5 月第 1 次印刷
开　　本：710 mm×1000 mm　1/16
印　　张：18
字　　数：303 千字
书　　号：ISBN 978-7-5710-3469-6
定　　价：69.00 元

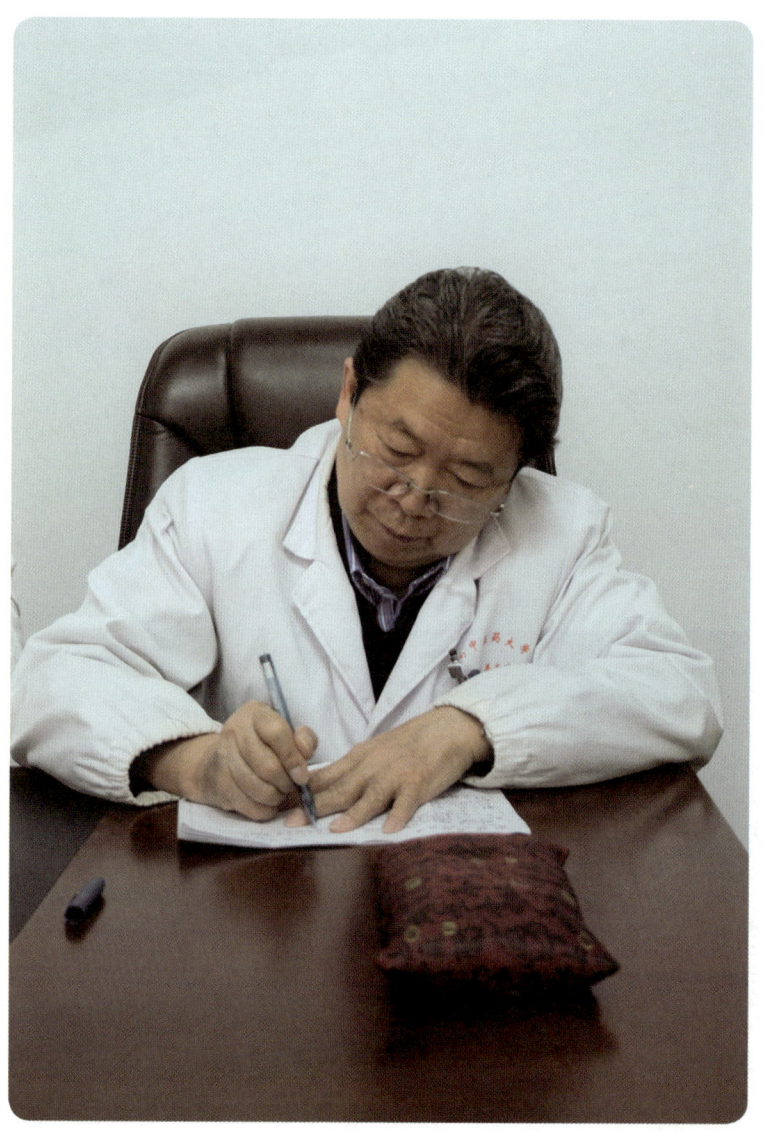

田心义教授近照

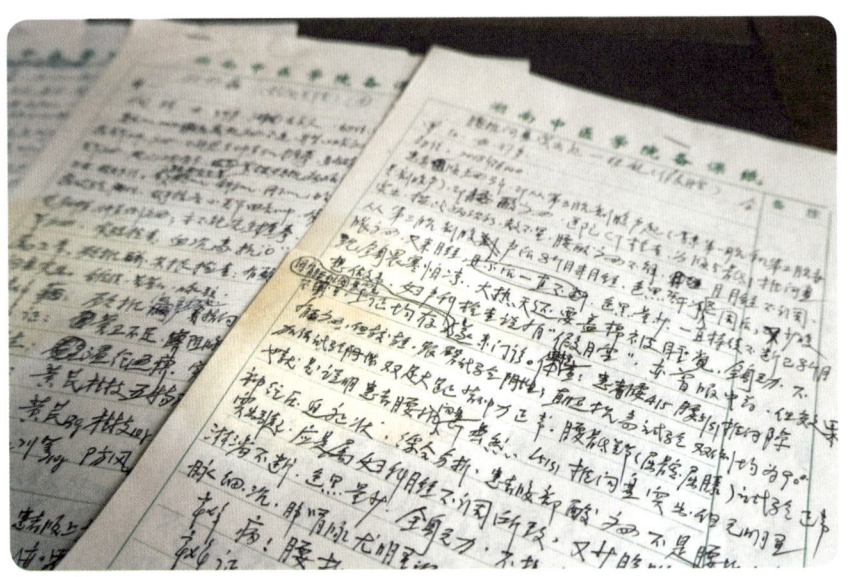

田心义教授部分医案手稿

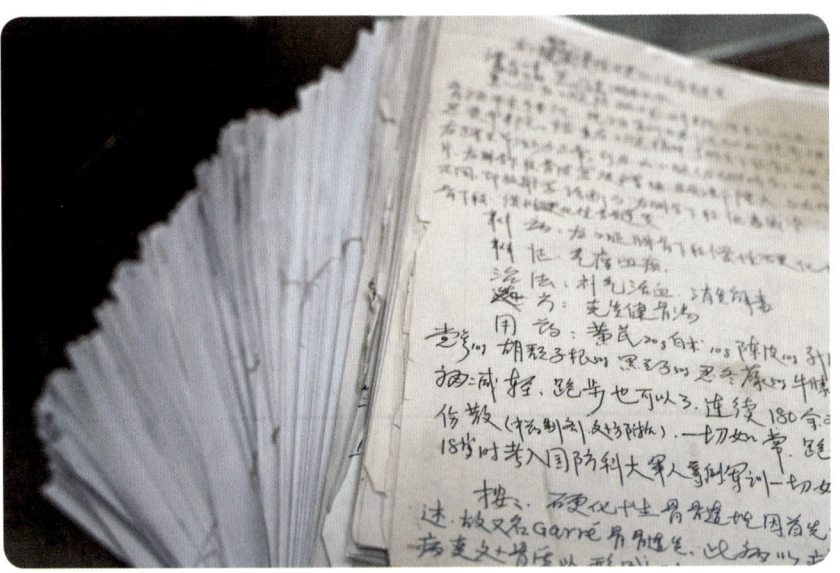

田心义教授部分医案手稿

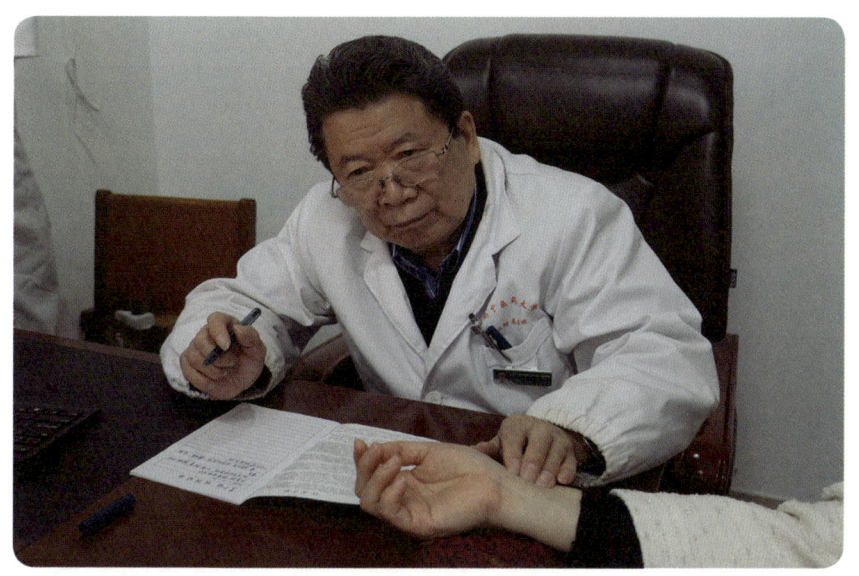

田心义教授问诊现场

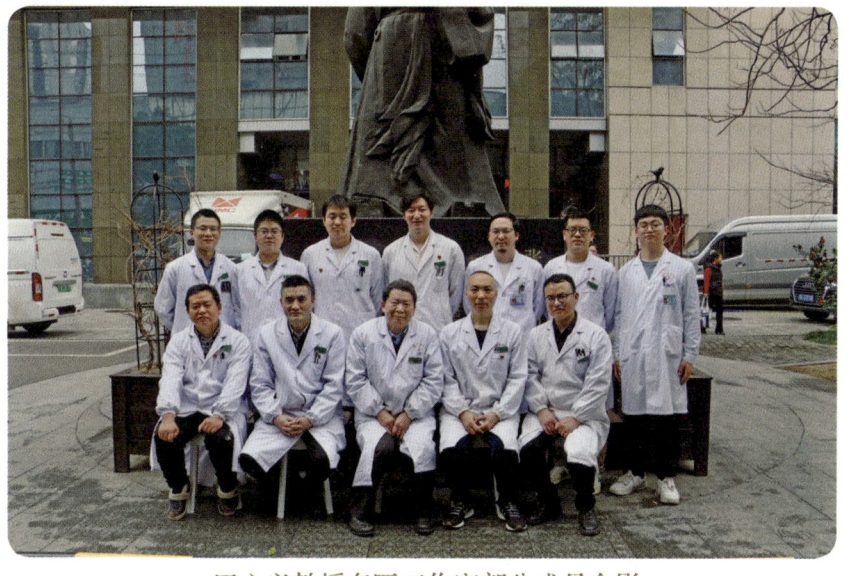

田心义教授名医工作室部分成员合影

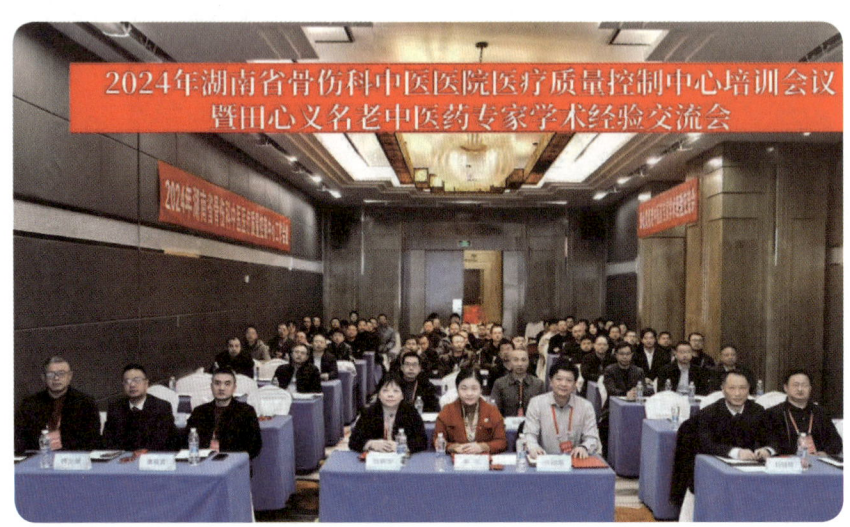

田心义教授学术经验交流会现场合影

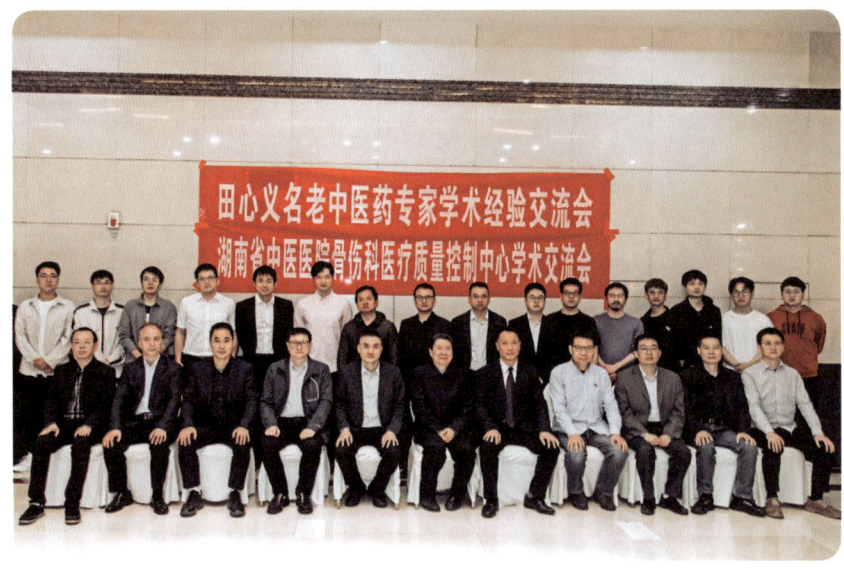

田心义教授学术经验交流分享会现场合影

田心义教授是湖南中医药大学第二附属医院骨伤科教授，主任医师，研究生导师，学术带头人，湖南省名中医，全国第六批名老中医学术经验继承工作指导老师，湖南省中医药学会骨伤科专业委员会副主任委员，中华全国中医学会骨伤科分会理事，湖南省长沙市医疗鉴定委员会专家库成员，湖南省卫生厅（现为湖南省卫生健康委员会）"优秀中医工作者"称号获得者。曾同时担任《中医正骨》《中国中医骨伤科杂志》编委等。

　　田心义教授 1972 年以优异成绩考入湖南中医学院（湖南中医药大学前身）学习，这为其日后发展奠定了扎实的理论基础。1977 年毕业分配至湖南中医药大学第二附属医院骨伤科，1974 年和 1982 年两度参加湖南中医学院古典医籍和基础理论提高班，攻读岐黄之书，钻研仲景之法，再吸东垣之理，苦学蔺道人之术，再师从本科内四位骨伤科前辈所长（如张茂珍之手法，张禄初之辨治，孙达武之理论，詹经山之疏筋），尽得衣钵，又于 1976 年在湖南医科大学（现已更名为中南大学湘雅医学院）附二医院骨外科进修学习，耳濡目染，先兼收并蓄，后融会贯通，中西医结合，造诣日深，尤擅长各类骨折、脱位手法，手到即愈，鲜有失手；认为损伤的病机以气血为先，核心是气滞血瘀。伤科疾病不论在脏腑、经络，或在皮肉筋骨都离不开气血，故在治疗上以理气活血为治疗大法。血不活则瘀不能去，瘀不去则新血不生，瘀不去则骨不能接，以此为依据，临床组方中大多会以枳实、川芎、陈皮、木香、厚朴等药为主组成，意在理气治血、化滞散瘀，从而达到促进骨折愈合的作用。田老还认为如果一味地理气活血化瘀，势必攻伐太过，所以田老继承活血化瘀的治法，更是提出了脾胃论在损伤全程中的重要作用，就是补气血，养胃阴在创伤之后的重要性。自拟"克炎健骨汤"，辨治脊柱、骨与关节损伤、骨髓炎、骨折延迟愈合及股骨头无菌性坏死等，颇多心得。在其 50 余年的从医生涯中对医术精益求精，孜孜不倦。

　　同时作为一名教师，田心义教授对弟子学生严格要求，谆谆教诲；著书立说，笔耕不辍。其发表论文40余篇，主编《中西医结合骨伤科学》教材（中国中医药出版社，2001），《骨折诊断与治疗选择》（人民军医出版社，2005），主编电子音像教材1部：《中医骨伤科小夹板固定法》（人民卫生电子音像出版社，2004）等医学专著，其门下弟子遍布全国，都成为当地名医骨干。田心义教授常常对弟子们说，医路无悔，唯德是馨，唯效是尚。

如今已年逾七旬的田心义教授依然坚持在临床一线，每日门诊。当恩师将几十年手写的医案交予我们，看着这份沉甸甸的稿件，深感意义深远，责任重大，深恐水平有限，不能涵盖老教授医技、医德之万一。为此，我们成立了包括我院10余位中青年骨干医师参加的编写小组，他们或为田老学生，或为其学术继系人，都具有博士、硕士学位，以前或者现在正在跟诊，记录其典型医案，然后汇编，择其精华，按照次序予以录用。本书分为学术思想、医案精华两部分。学术思想部分主要介绍田心义教授的主要学术思想。医案精华部分，主要包括骨折、脱位、骨病、内伤、疑难杂症等5个章节。希望本书能够全面反映田心义教授的主要学术思想，给后学者以启迪，同时本书也可以作为广大中青年中医师和其他中医学习者的参考书。

就在本书付梓之际，我们请田老对本书初稿进行审定，其挑灯夜读，一字一句，逐字修改，不实之处，严加斥责。作为他的学生，我们感到汗颜，同时对于老教授这种严谨治学、实事求是的精神感到敬佩，这才是我们真正应该学习的。

本书书名"继景庵"，"继"意为继承发扬，"景"即是指医圣仲景之志，"庵"意指古时医者坐堂行医的地方，湖南中医药大学第二附属医院院址原为医圣张仲景坐堂行医之地，取名继景庵，意为在医圣旧时坐诊之地，承医圣之遗风，造福一方百姓之意。

在本书的编写过程中，编写组全体成员都付出了辛勤的劳动，同时得到了湖南中医药大学第二附属医院孙绍裘教授、王勇教授、刘晓岚教授的指导，在此表示诚挚的感谢。但由于我们水平有限，错误之处在所难免，请广大读者朋友们多多指正，不胜感激。

董克芳　李冬春

2024年11月3日

自
述

　　田心义，男，1950年5月12日生，湖南龙山人，7岁启蒙读书，1967年夏，因父生病从"龙山二中"回家照顾病父就医，去邻县（保靖县人民医院）检查，但没有诊断明确，服药无效，于当年冬病故，回乡务农三年，于1970年7月进入湖南中医学院医疗系学习。此符合我意，因父病故，到死也没有搞清楚是什么病，遂发狠学习，苦读药学、方剂、内经、伤寒，补充古文，涉猎各家学说，心想只有掌握医学知识，才能救难于百姓，才能尽医者之职责。毕业后就职于湖南省中医院（湖南中医药大学第二附属医院）骨伤科，不忘继续努力，上学院基础理论提高班，去湖南医学院附二医院骨科进修，更重于身边向老一辈请教，如张茂珍的骨折复位手法，张禄初的骨病内外辨证用药，孙达武的勤劳刻苦写作，詹经山的伤筋多法治疗等，将老师们的特长兼收并蓄，综合提高，并积极研究，先后主持和参加省部级科研项目5项，出版著作5部，发表专业论文40余篇，被医院和学院多次评为先进工作者和优秀教师，并于2001年被湖南省卫生厅授予"优秀中医工作者"称号，于2014年评为"湖南省名中医"及师承指导老师，入全国名医行列。

　　忆往昔，虽无惊天动地之业绩，但却有不倦救人之苦劳，只有心系苍生，义薄云天，才能服务黎民，不负百姓。

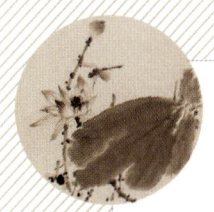

上篇：
田心义教授学术思想

第一章　田心义教授诊治骨折

　　田心义教授在五十多年的临床实践中，始终坚持温故知新，勤求古训，认真学习经典著作和各家对中医正骨的论述，博采众家之长，结合自己的临床实践，逐渐形成自己的学术思想。

一、历代医家正骨思想对田心义教授的影响

　　《黄帝内经》是我国最早的一部医学典籍，系统地阐述了人体解剖、生理、病因、病机、诊断、治疗等基础理论，奠定了中医理论体系。在《素问》《灵枢》等很多篇章中都对骨伤科疾病进行了论述。比如：《黄帝内经》对痹病的病因、病机、分类、症状、转归和预后等方面都有较详细的论述；《灵枢·邪客》曰："营气者，泌其津液注于脉化以为血以荣四末，内注五脏六腑。"阐明了人体外部皮肉筋骨与体内五脏六腑关系密切；《黄帝内经》阐发的肝主筋、肾主骨、肺主皮毛、脾主肌肉、心主血脉及气伤痛，形伤肿等基础理论。就是中医整体观念在骨伤科临床中的运用，也是正骨学中内外兼治，筋骨并重原则的理论渊源，这些是田老诊治骨伤疾病的理论源泉，对他的影响颇深！

　　公元 3 世纪的中医骨伤科鼻祖华佗已使用麻沸散麻醉，进行骨外科手术，还创造了"五禽戏"，指出了功能锻炼在治疗疾病中的重要作用。几十年来，田老关注现代科学技术的发展，掌握学科发展的新动态，不管是姓"中"还是姓"西"，只要能提高专科临床疗效，他都积极引进，推广应用，从来不排斥手术治疗，也从来不认为手术是西医的东西，中医也有手术，只是术后更注重功能的锻炼，所以田老总是告诫我们手术是标，功能的锻炼和恢复才是根本。长沙马王堆出土的《帛画导引图》中绘有导引练功图像与治疗骨伤疾患的文字注释，这些思想都深深地影响着田老对骨伤疾病练功的重要性，

每次查房或者门诊都要告诉患者怎样去功能锻炼。晋代葛洪的《肘后救卒方》中对下颌关节脱位手法复位的记载"两手牵其颐，暂推之，急出大指或咋伤也"。田老认为颞颌关节脱位的复位手法总结为按、压、端、提；还总结为口腔内与口腔外两种复位方式，口腔外复位为找到向前移位的髁状突，用大拇指向后上方挤压，这种方法也很容易实现关节突的复位，以及如果双侧脱位，建议先复位一侧，再复位另外一侧。唐代蔺道人《仙授理伤续断秘方》这本书对田老影响也颇深，不只是因为它是我国现存最早的一部骨伤科专著，更是因为它总结了一套诊疗骨折、脱位、内伤三大类证的治疗，指出了内外兼治，筋骨并重，动静结合的理论思想做出了阐释。书中指出："凡曲转，如手腕脚凹手指之类，要转动……时时为之方可。"书中介绍了手牵足蹬法治疗髋关节脱位，利用杠杆原理，采用椅背复位法治疗肩关节脱位。还有用杉木皮夹板固定方法："凡用杉皮，浸约如指大片，疏排令周匝，用小绳三度紧缚。"这些理论都一直指导着我们临床，田老在临床诊疗中总是突出筋骨并重、内外兼治的整体观理论。可以说清代吴谦等编著的《医宗金鉴》是田老最喜欢的书了，也是极力推荐给我们这些弟子必修的一门课程，也是影响田老最深的一本书，不仅是因为《医宗金鉴》一书中有"正骨要旨"一篇：其中关于正骨法，各种外伤、内治，辨证用药及夹板固定等都有全面记载，且附录了多幅插图，内容较为丰富，是部较为完整之正骨书籍。更是因为里面的正骨心法：轻、巧、稳、准；以及里面详细介绍了中医正骨手法为摸、接、端、提、推、拿、按、摩八法，每个手法的动作要领，这些都是田老用于临床的法宝，但是，田老在临床中发现，单纯的正骨八法似乎对关节内的骨折以及陈旧性的骨折，这些手法有明显的局限性，于是他创造了另外四法：旋翻回绕，摇摆转动，顶压折断，对抗旋转，这四法用来治疗关节内或者临近关节的骨折及陈旧性骨折屡屡建立奇功，让很多需要手术的患者，经过田老的手法及夹板外固定，基本上避免了手术以及术后拆钢板的二次损伤，以肱骨外科颈粉碎性骨折合并肩关节脱位为例，现在医学基本都要手术，现在给患者麻醉松弛后，先恢复脱位再整复骨折。关节脱位复位一定要100%对位，但外科颈骨折的地方要求不一定100%，只达到1/2、2/3就可以了，手法恢复比手术切开100%对位要好。这是因为：第一，肩关节肌肉大，外形根本看不出来；第二，肩关节是人体活动范围最大的关节，目的是让它活动，而不是让它好看。相反地，针对小儿肱骨髁上骨折，我们宁愿对线的位置向桡侧偏一点，也不要向尺侧偏，故意矫枉过正。原因在于小孩正在发育，如果对线100%，消肿后骨头会稍微偏移，然而，哪怕头发丝细小的向内（尺）移位，随着小孩年龄渐大，极易引起肘内翻。为防伤害骨骺线，小儿一般不随意手术，首选手法复位。这是由于小儿骨骼可塑性非常强，年龄越小，四肢骨干复位的要求反而不高。所以笔者认为不同部位的骨折，复位的要求度不一样，有些以功能复位为主，有些一定要解剖复位，在熟练正骨手法的同时，一定要个性化治疗。

二、湖湘张氏正骨流派学术思想对田心义教授的影响

张氏正骨流派源远流长，在湖湘大地享有盛誉，其一整套含有指导思想、理论核心、正骨要诀、治伤用药理论、生命在于平衡的学术思想，内容丰富，论证严谨，特色鲜明，尊经而不泥古。湖南省中医院作为湖湘张氏正骨流派的最大分支，里面涌现出了誉满湖湘的骨伤"四大金刚"（张茂珍、张禄初、孙达武、詹经山）。田心义教授就是师从这些著名前辈，尤其跟师孙达武教授，尽得其精传，田老在正骨治病中始终遵循张氏流派的正骨指导思想，即功能为首，时间为金，肿痛为警，从瘀论治。始终遵循张氏正骨流派理论核心为"以筋束骨，以骨张筋，筋骨并重，内合肝肾"。牢记骨伤辨证用药总诀："跌打损伤气血主，三期分治破和补；初期用药宜表散，伤及全身把证辨。"更是将孙达武老教授在临证中提出伤科内治的"五点特殊性"严格继承下来，并予以发扬光大，这五种特殊性就是：其一是先利二便；其二是先散表邪；其三是先服气药；其四是顾护脾胃；其五是破勿太过。尤其是对先服气药、顾护脾胃推崇备至，可以在田老治疗疾病的过程中发现这些药物或药对。

三、田心义教授正骨思想的特色

1. 骨正筋柔、筋骨并重

中医学认为筋骨与肝、肾两脏是密切相关的。肝主筋，《黄帝内经》讲"肝者……其充在筋""肝主身之筋膜"，这就说明了肝与筋的关系。又提到"肝藏血"，肝血充盈就能"淫气于筋"，使筋有充分的濡养，筋强才能"束骨而利关节"。肾主骨，"肾者……其充在骨""肾生骨髓……在体为骨"，又认为"肾藏精"，所谓肾藏精、精生髓，髓养骨，也就是讲骨的生长、发育乃至损伤以后的修复，要依靠肾脏精气的滋养。从筋骨损伤的治疗来讲，也要注意肝肾两脏的情况。中医学亦认为，凡外伤疾病，从现象上看来是受外来暴力所造成，而实际上，不健康的身体虽受轻微之外力，亦能引起伤筋伤骨，年老体弱者，肝肾精血较衰，稍受外伤，极易发生骨折，而且骨折后愈合较慢，这就是肝肾不足的原因。青年人肝血肾精旺盛，也就不容易伤筋折骨，即使伤

了也容易恢复。鉴于筋骨之间的关系，所以筋骨并重是中医治疗骨伤科疾病的重要原则之一。但在临床中特别是手法正骨时如何发挥其作用，田心义教授认为，筋骨并重的指导作用，可体现为以下几点：①骨正筋柔。《素问·六节藏象论篇》："……骨正筋柔，气血以流，腠理以密，如是则骨气以精，谨道如法，长有天命。"筋和骨是矛盾的统一体，在一般条件下，骨是相对静止的，筋是相对运动的，故筋是矛盾的主要方面。当创伤后骨折筋伤，骨便转化为矛盾的重要方面。只有把重点放在正骨上，才能使骨正而筋柔。但有时"骨正未必筋柔"，这主要见于两种情况：A.由于原始创伤及手术切开内固定引起的医源性损伤，尽管术后骨折复位达到"骨正"要求，但常或多或少出现"筋缩""筋萎"等后遗症；B.由于外固定或牵引匀时间过长，肢体失去早期功能活动的条件，导致"筋强""筋萎"等现象。②筋能束骨。A.即从利用关节活动和肌肉舒缩来带动骨折片的复位。我们 20 世纪 50 年代便开展的肱骨外髁骨折翻转移位的手法复位便是筋能束骨作用；B.维持肢体在某一体位，利用关节囊和肌腱的张力，使骨折对位，如踝骨折的袜套踝背伸固定；C.杉树皮外固定，即通过筋的平衡来达到骨折的稳定；D.强调肢体早期的合理的功能活动，通过肌肉的收缩活动，以筋带，使骨折端复合、吻合，愈合；E.在严重开放性损伤挫伤、撕脱伤等软组织损伤严重的情况下，软组织的处理要比骨折的处理复杂得多，软组织的修复也比骨折愈合慢，筋约束着骨的治疗。简单而有效的内、外固定，软组织的尽早修复，血管神经的重建，是骨伤在新的条件下新的思路。③以骨张筋。随着骨折的修复，肢体由静态的活动步向动态的活动。以筋束骨，以骨张筋，筋骨并重，使肢体功能恢复，是伤科治疗的重要环节。骨折的复位和固定只不过是一种治疗手段，治疗骨折的最终目的是最大可能地恢复肢体的功能。当骨折初步愈合，骨干力趋于恢复，以骨张筋，增强肢体功能锻炼便成为主要的治疗内容。这大大地减少了骨折愈合后诸如关节粘连、肌腱僵硬、肌肉萎缩、骨质疏松等一系列骨折病的出现。④筋骨并重。在软组织损伤的诊断和治疗中更具有现实意义。临床上"识骨不识筋，治骨不治筋"的现象较普遍，对伤筋的诊断、治疗和预后均认识不足，处理不当而引起不同程度的后遗症。面对着越来越多的因伤筋而失治，由骨折而筋伤，临床上骨折已愈合而关节功能未恢复的病案不少见，正骨虽不易，治筋却更难。

2. 欲合先离、以子求母、手随心转，法从手出

以子求母：这是对所有骨折进行手法复位正骨的基本原则。田老认为，复位即骨折移位的反过程，要进行正确的复位，必须明确骨折的移位过程，以便能使骨折按照其移位的"原路"复位，即循其旧道。因此在复位之前仔细询问受伤时患者的姿势，仔细阅读X线片，分析患者的受伤机制、骨折的移位机制、骨折的移位特点非常重要。这样做有两个好处：一是不加重原有损伤；二是让骨折的复位变得更加容易，同时可提高复位的成功率。但对术者也提出更高的要求：其一是术前仔细分析移位机制，做到了然于胸，如需助手，那么复位之前应和助手充分沟通；其二是对于正骨手法必须熟练、轻巧、到位。这样术者在复位时便能得心应手。先将患者患肢所有关节放在肌肉松弛的位置，以利于复位，以远端对近端的复位原则。总的来说，田老对正骨手法有其深刻的认识，吸收现代医学里的生理解剖、客观检查的X线、生物力学的原理综合慢慢研究，在临床工作中，总是指导我们一定要筋骨并用，要懂得指导患者怎么动，用哪些肌肉调节平衡，才能达到预期的效果。正骨的手法，不光是用力，要懂得智慧用力，智慧用力需要吃透正骨手法的每一个细节，用猛力是不行的，用蛮力就更错，要懂得刚柔相济。田老的正骨思想除了吸收历代医家所著的理论著作，更是吸收了湖湘张氏骨伤流派的精华，田老师从张紫赓、孙达武等张氏骨伤流派传人，并尽得其精华，手法在张氏正骨治法中占有重要地位，明确要求实行手法时必须做到：手随心转、法从手出，或拽之离而复合，或推之就而复位，或正其斜，或完其阙。牢记张氏祖传正骨秘诀："先识骨骼辨体形，察形摸骨认得清；临证整复施以法，手随心转接骨灵。"正骨理筋，君臣佐使，稳而有劲，刚柔相济，接骨前先理筋，复位后再捋顺。田老认为大凡骨折移位，不外乎侧移、成角、旋转、短缩、分离五种。临床上骨折的五种移位不是单独存在，多是几种移位同时存在，在复位时就必须采取复合手法，这就有一个主次和先后配合的问题，哪个手法为主，哪个手法为辅，在看到X线片及摸到骨折断端的时候，就必须运筹于心中。并强调在治骨的同时一定要治筋，在骨折复位的同时要理筋，即推拿按摩，顺骨捋筋，同时早期的主动和被动锻炼对功能的恢复也有重要作用。田老对骨折整复制订了详细的方案，具体方案如下：

整复骨折是一个集体协同动作，整复前必须有一个比较成熟的方案，包括具体手法、步骤及注意事项，统一认识，以便在复位时共同遵循，协同动作，主动配合，力争一次将骨折复位满意，切忌反复多次复位及将骨折的闭合复位看作是实验性治疗，浅尝辄止，而滥用切开复位。

四、田心义教授正骨手法的特点

《医宗金鉴·正骨心法要旨》说："夫手法者，谓以两手安置所伤之筋骨，使仍复于旧也。但伤有轻重，而手法各有所宜。其痊可之迟速，及遗留残疾与否，皆关乎手法之所施得宜，或失其宜，或未尽其法也。盖一身之骨体，既非一致，而十二经筋之罗列序属，又各不同。故必须知其体相，识其部位，一旦临证，机触于外，巧生于内，手随心转，法从手出。或拽之离而复合，或推之就而复位，或正其斜，或完其阙，则骨之截断、碎断、斜断，筋之弛、纵、卷、挛，翻、转、离、合，虽在肉里，以手扪之，自悉其情。法之所施，使患者不知其苦，方称为手法也。况所伤之处，多有关乎性命者，如七窍上通脑髓，隔近心君，四末受伤，痛苦入心者，即或其人元气素壮，败血易于流散，可以克期而愈，手法亦不可乱施。若元气素弱，一旦被伤，势已难支，设手法再误，则万难挽回矣，此所以尤当审慎者也。盖正骨者，须心明手巧，即知其病情，复善用夫手法，然后治自多效。诚以手本血肉之体，其宛转运用之妙，可以一己之卷舒，高下疾徐，轻重开合，能达病者之血气凝滞、皮肉肿痛、筋骨挛折与情志之苦欲也。较之以器具从事于拘制者，相去甚远矣。是则手法者，诚正骨之首务哉。"绝大多数骨折都可用手法复位，手法复位的要求是及时、稳妥、准确、轻巧而不加重损伤。

1. 手摸心会

为施用手法前的必要步骤，以便把 X 线片上显示的骨折断端移位方向和患者肢体实际情况结合起来，在术者头脑中构成一个骨折移位的立体图像。在整复前，必须用手先触摸骨折部。触摸时先轻后重，由浅及深，从远到近，两头相对，确实了解折端在体内方位，达到"知其体相，识其部位，一旦临证，机触于外，巧生于内，手随心转，法从手出"的目的。

2. 拔伸牵引

主要是克服肌肉拉力，矫正重叠移位，恢复肢体长度，按照"欲合先离，离而复合"的原则，开始牵引时，肢体先保持住原来的位置，沿着肢体纵轴，由远近骨折段对抗牵引，把刺入骨折部周围软组织内的骨折断端慢慢地拔伸出来。牵引用力以患者肌力强度为根据，小儿、老年人及女性患者，牵引力不能太大。反之，青壮年男性患者，肌肉发达，则需要使用大力，对肌群丰厚的患肢如股骨干，则应结合骨牵引，以帮助矫正重叠移位。肱骨干骨折，虽肌肉比较发达，但在麻醉下重叠移位比较容易矫正，若用力稍大常易招致断端分离。拔伸手法可为下一步手法创造条件，且在施行其他手法时仍需维持一定的拔伸牵引力，直至贴敷膏药及夹缚妥善后方可停止。

3. 旋转回绕

主要矫正骨折断端间的旋转及背向移位。旋转手法适用于牵引过程中，以远端对近端，使骨干轴线相应对位，旋转畸形即自行矫正。回绕手法多用于骨折断端之间有软组织嵌入的股骨干或肱骨干骨折；或背对背移位的斜面骨折。手法时应先加重牵引，使骨折段分开，嵌入的软组织常可自行解脱，然后放松牵引，术者两手分别握住远、近骨折段，按原来骨折移位方向逆向回绕，引导骨折断段相对。可从骨折端相互碰撞音的有无和强弱来判断嵌入的软组织是否完全解脱。背对背移位的骨折以骨折移位时的相反方向施行回绕手法。回绕时，必须谨慎，避免损伤血管神经。如有软组织阻挡感时，即应改变回绕手法的方向，常可使背对背的骨折断端变成面对面。

4. 屈伸收展

主要矫正骨折断端间成角畸形。靠近关节附近的骨折容易发生成角畸形，这是因为短小的近关节侧的骨折段受单一方向的肌肉牵拉过紧所致。此类骨折靠牵引不但不能矫正畸形，甚至牵引力量越大，成角越大。对单轴性关节（肘、膝）附近的骨折，只有将远侧骨折段连同与之形成一个整体的关节远端肢体共同牵向近侧骨折段所指的方向，成角才能矫正，如伸直型股骨髁上骨折，需要在牵引下屈曲，而屈曲型则需要在牵引下伸直。伸直型股骨髁上骨折可以利用胫骨结节穿针做膝关节屈曲牵引，而屈曲型则需要在股骨髁上穿针做膝关节伸直位牵引，骨折方能对位。对多轴性关节（如肩、髋关节）附近的骨折，一般有3个水平面上的移位（水平面、矢状面、冠状面）的骨折，复位时要改变几个方向，才能将骨折整复。如内收型肱骨外科颈骨折，患者在仰卧位，牵引方向是先内收后外展，再前屈上举过头顶，最后内旋叩紧骨折断端，然后慢慢放下患肢，才能矫正其嵌插、重叠、旋转移位和向内、外、前方的成角畸形。

5. 成角折顶

肌肉发达的横断或锯齿形骨折患者只靠牵引力不能完全矫正其重叠移位时，可改用折顶手法。这是一种比较省力的方法。折顶时，术者两手拇指抵压于突出的骨折一端，其他四指重叠环抱于下陷的骨折另一端，两手拇指用力向下挤压突出的骨折端，加大骨折端原有的成角，依靠拇指感觉，估计骨折远近端的骨皮质已经对顶相接，然后骤然反折，此时环抱于骨折另一端的四指将下陷的骨折端持续向上提，而拇指仍然用力将突出骨折端继续向下按，在拇指和其他四指间形成一种捻搓力（剪力）。用力大小以原来重叠移位多少而定，用力方向可正可斜。单纯前后方重叠移位者可正向折顶，同时还有侧移位者可斜折顶。通过这一手法，不但可以矫正重叠移位，侧方移位也可一起得到矫正。前臂中、下1/3骨折，一般多采用分骨、折顶手法，可获得一次成功复位。尤其是小儿桡骨下 1/5 段双骨折，用牵引法是很难对准的，所以只能用折顶法才能一次成功。

6. 端挤提按

重叠、旋转，成角畸形矫正后，侧方移位就成为骨折的主要畸形。对侧方移位，可用拇指直接用力，作用于骨折断端迫使就位。以人体中轴为界，内、外侧移位（即左、右位移）用端挤手法；前后侧移位（即上、下位移）用提按手法。操作时，用一手固定骨折近端，另一手握住骨折远端或外端内挤或上提下按。部位要准确，用力要适当，着力点要稳。

7. 夹挤分骨

凡是两骨并列部位的骨折，如桡尺骨、胫腓骨骨折等，骨折段都因骨骼肌的收缩而相互靠拢。整复时，应以两手拇指为一方，示指、中指、环指为另一方，在骨折部对向夹挤骨间隙，将靠拢的骨折断端分开，远近骨折段各自稳定，并列双骨折就可像单骨折一样得到整复。

8. 摇摆触碰

经过以上手法，一般骨折即可基本整复，但横断或锯齿形骨折断端之间可能仍有裂隙，使用摇摆碰触手法可使骨折面紧密接触。术者用两手固定骨折部，助手维持牵引下稍稍左右或上下摇摆骨折远端，使骨隙音变小直至消失，骨折面即可紧密吻合。横断骨折发生在干骺端松。坚质骨交界处时，骨折整复固定后，可用一手固定骨折部的夹板，另一手掌轻轻叩击骨折远端，使骨折断面紧密嵌插，整复更加稳定。

9. 切开复位

尤其是科学发展到今天，人们要求骨折处解剖对位，又便于护理，使骨折不至于长久卧床引起诸多并发症，所以很多骨折如股骨干骨折等都主张切开复位内固定，这样使患者和医护皆满意，因而切开复位是一种很好的方法。

五、不同固定的特点

1. 骨折的固定

在骨折治疗和骨科手术后，为了保持复位或矫形手术后的位置，必须予以固定。但固定势必限制肢体的活动，而活动又是保持肢体功能，促进血循环，增强组织代谢，加速骨折愈合的重要因素，同时也影响固定。因而，在骨折治疗上，固定与活动应该并重，紧密结合，不能单纯强调一方，而忽略另一方，只有合理地解决这一矛盾，才能收到骨折愈合和功能恢复同时并进的效果。固定一般分为外固定和内固定两种。

2. 外固定

施加于身体外部的固定物称外固定物，有多种类型，各有其优缺点和不同的适用范围。

3. 夹板

夹板是我国应用最广的骨折外固定物。用厚 3 ~ 5mm 的经蒸煮的柳木板或松木板或杉树皮等制成适合于不同肢体部位的夹板，加以衬垫使用。使用时用纱布带捆扎于肢体上，加用适当的固定垫，作骨折外固定。一般夹板的长度不超过该段肢体的上、下关节，少数部位需要用超关节夹板固定。夹板外固定的优点是取材方便，简单易行，一般不需固定上、下关节，便于早期功能锻炼。同时可利用功能锻炼时的肌肉的收缩力，使肢体直径增大，夹板和固定垫与肢体间的压力增大，产生固定力和一定程度的侧方挤压力，对骨折进行有效的固定，并有一定程度地逐渐矫正侧方移位的作用。

夹板局部外固定是从肢体的生理功能出发，根据肢体运动学的原理，通过：①布带对夹板的约束力；②纸垫对骨折断端防止或矫正成角畸形和侧方移位的效应力；③充分利用肢体肌肉收缩活动时所产生的内在动力，使肢体内部动力因骨折所致的不平衡重新恢复到平衡。其固定的原则是：①应用力量相等而方向相反的外固定力，抵消骨折端的移位倾向力；②以外固定"装置"的杠杆来对应于肢体的内部杠杆；③通过外固定装置和患者的自觉活动与努力，可以把肌肉收缩活动由使骨折移位的消极因素转变为维持固定、矫正残余畸形的积极因素。

目前最常用的局部外固定形式有以下 7 种。①夹板局部外固定：适用于一般骨干骨折，如肱骨干骨折，桡、尺骨干骨折，桡骨远端骨折，胫腓骨干骨折等。②超关节夹板固定：适用于关节面完整的关节内骨折或接近关节的干骺端骨折，如肱骨外科颈骨折、肱骨髁上骨折、股骨转子间骨折、股骨髁上骨折、胫骨上端骨折、踝部骨折等。③夹板局部外固定或超关节夹板固定结合骨牵引：夹板局部外固定结合骨牵引，适用于骨折部软组织多，肌拉力强的股骨干骨折，不稳定（斜形、螺旋、粉碎）的胫腓骨骨折；超关节夹板固定结合骨牵引，适用于关节面已遭受破坏的关节内骨折，如肱骨髁间骨折、踝部粉碎骨折。④活动夹板弹性抱膝带或抱膝圈固定：适用于髌骨骨折。⑤木板分骨垫固定：适用于掌、跖骨干骨折。⑥小竹片或小木板或铝板固定：适用于指、趾骨骨折。⑦弹力带骨盆兜固定：适用于骨盆骨折。

夹板是局部外固定的主要用具，应具备以下 3 种性能：①可塑性强；②一定的韧性；③弹性好。夹板材料根据临床应用及力学测定而用，在华北西北以柳木为宜，东北亦可用椴木，南方可用杉树皮，选择顺直少节的木材，锯成长宽适宜木料，先用水煮，阴干后，按照各部位骨折所用央板的规格要求，用切板机或用锯切成夹板坯子，四角边缘用刨子刨光打圆。需要塑形者，再将坯子用热水浸湿，用压板机或用酒精灯烘烤煨曲成所需形状，内粘毡垫，外套外套，配合成套，包捆备用。

4. 固定垫

选用质地柔软的毛头纸折叠而成。固定垫能维持一定形状，又有一定的支持力，能吸水，可散热，对皮肤又无刺激作用，有时也可以用棉垫或纱布代替，常用者有以下 9 种形状。①平垫：适用于肢体平坦的部位，多用于骨干部。②塔形垫：适用于关节凹陷处，如肘、踝关节。③梯形垫：适用于肢体斜坡处，如肘后部、踝部。④高低垫：适用于锁骨或复位后固定不稳的桡、尺骨骨折。⑤抱骨垫：呈半月状，用于髌骨骨折，现用绒毡剪成，比纸垫柔软。⑥葫芦垫：适用于桡骨头脱位时。⑦横垫：用于桡骨下端骨折。⑧合骨垫：用于下桡尺关节分离时。⑨分骨垫：用于前骨桡尺骨骨折，掌、跖骨骨折。一般在固定垫内放一金属窗纱，分骨垫中心穿一根铅丝，以便在 X 线透视或照片时识别固定点位置是否正确。

5. 布带

宽 1.5～2cm，用双层白布或 4～6 层绷带缝成，大腿用宽厚布带，上肢用窄薄布带。

6. 局部外固定的应用

①夹板及纸垫的选用：对每个骨折的外固定用具，应根据骨折部位、类型，按照患者肢体的长短、粗细，选用适合的夹板及纸垫。一定要大小适度，形状合宜。如遇特殊情况，备制的夹板、纸垫不合适时，可临时改制，不要勉强凑合。②固定步骤：外敷药；骨折复位后，在骨折部敷好消肿药或用消肿药浸出液湿透纱块。敷药的范围要大一些，尤其是在关节附近的骨折，一般要包括关节远端部分肢体在内。外敷药要摊平，不要薄厚不均。如皮肤有擦伤，或已形成水泡，应在消毒后放空水泡，涂地榆膏。放置纸垫：将选好的纸垫准确地放在肢体的适当部位，用粘膏两条固定在绷带外面。安放夹板：按照各部骨折的具体要求，依次安放选好的夹板。捆绑布带：最后术用用四条布带捆绑夹板。先捆中间两道，近侧端一道留在最后。然后再调整中间两道捆绑布带。捆绑时，两手先将布带

双折对齐，平均用力缠绑 2 周，在肢体外侧面的木板上打外科双结。切忌一手用力从一头紧抽。最后检查布带的松紧度，是否能不费力地在夹板上面上下移动 1cm，经临床测定约为 $800g/cm^2$ 拉力，经 X 线检查，认为复位满意，固定物位置适宜后，可将夹板外固定的注意事项向患者及家属交代清楚。

7. 局部外固定后患者的护理

①搬运患者时，要注意防止因肢体重力而致骨折重新移位。②抬高患肢并观察肢端血运。如发现肢端肿胀、疼痛，温度下降，颜色发青，知觉麻木，伸屈活动障碍且伴发剧痛者应及时处理。否则，肢体有发生缺血性肌挛缩的危险。③调整布带：一般在复位 4 日内，因复位的继发损伤、部分浅静脉受阻、局部损伤性反应，患肢功能活动未完全恢复，夹板内压力有上升趋势，应每日将布带放松一点，保持 1cm 左右的上下移动度，以后夹板内压力日渐下降，布带会变松，应每日捆紧一点。2 周后肿胀消退，夹板内压力即趋向平稳。④复位后不稳定的骨折，最初 1 周，在有条件时可透视两次或拍 X 线照片复查。如骨折有变位或固定垫及夹板有移位，应及时调整。⑤2 周后 X 线检查位置良好，骨折部已有纤维粘连而不致变位者，可在助手牵引下去除药膏，重新固定。每周门诊复查一次，直至骨折临床愈合。⑥及时指导患者进行功能活动。骨折达到临床愈合标准即可解除外固定。

8. 石膏绷带固定

石膏绷带外固定是另一种固定方法，至今仍在我国和国外广泛应用。它可根据身体不同部位进行塑形固定。石膏干涸后较牢固，又因具有微孔可以透气，对皮肤没有或有较少不良刺激，适合于手术后固定和各种骨折的固定。尤其那些骨折后需要复位固定而难以配合的患者如精神患者更是必要。石膏固定是通过固定骨折部的上下关节，由整个肢体表面均匀加压，把肢体固定在一定位置，控制肌肉的收缩活动，以达到对骨折端进行固定的目的。其缺点是固定范围需包括骨折处的上、下关节，不利于功能锻炼，且干固后，当肢体肿胀消除时，肢体表面与石膏之间常留有空隙。用法使用时将石膏卷或石膏片平放在 40℃ 左右的温水桶内，根据桶的大小每次可放 1～3 个。待气泡出净后，以手握其两端，横向挤去多余的水分，即可使用。为了保护骨突出部的皮肤和其他软组织不被压伤，在坚硬的石膏壳里面需放些衬垫。常用的衬垫有衬里（毡子、棉花、棉纸等）。

9. 石膏固定注意事项

①纱布纱布垫和粘膏条尽可能都要纵行放置，禁用环行绷带包扎及贴环形

粘膏条，以免肢体血运受阻，发生血循环障碍。②肢体或关节必须固定在功能位或所需要的特殊位置。③在石膏未干时，扶持肢体时要尽量用手掌，忌用手指，否则会形成压迹凹陷。④包扎石膏绷带不宜过紧，也不要过松，过紧可造成压迫性皮肤溃疡及缺血性肌挛缩、神经麻痹或肢体坏死；过松则起不到应用的固定作用。⑤石膏固定应将指、趾远端露出，以便观察指、趾血运、知觉和活动能力。⑥石膏固定完毕后，可用彩色铅笔在石膏管型上注明上石膏和去石膏的日期，以及其他注意事项，有伤口的可将伤口位置标明，或将开窗位置划好，同时可将骨折部画在石膏上。

10. 石膏固定后的护理

①抬高已上好石膏的肢体，以减少或避免肢体肿胀。②注意患肢血运，经常观察指、趾皮肤的颜色和温度，并与健侧比较。如发现指、趾发绀、苍白、温度降低、则应将石膏立即剪开进行处理。③经常检查指、趾的运动能力及皮肤知觉，以避免神经受压或血运障碍。④注意局部压迫症状，即局部持续性疼痛，如时间过久则可引起皮肤坏死和溃疡。⑤石膏管或石膏托硬固后必须使其快干。⑥石膏的开窗、切开和拆除。切割石膏常用的工具有长柄石膏剪、短柄石膏剪、石膏刀、石膏锯、撑开器、电锯等。为了解决局部压迫或进行换药，可在石膏管上开窗，根据压迫部位或伤口位置把开窗范围准确地划在石膏上，再用石膏刀、锯或电锯沿划线切割，到达衬垫时立即停止，注意勿伤及皮肤。管型石膏的切开一般都是纵形切开，可在其背面、掌面或两侧进行。

11. 几种石膏固定的方法

①前臂石膏托：固定范围从前臂上 1/3 至掌横纹，手指需要固定的须将石膏托向远端延长。固定位置是将石膏托放在掌侧。前臂要旋前或呈中立，腕关节 30° 背伸位，拇指对掌位，掌指关节功能位。操作时先测量由前臂上 1/3 到掌横纹的长度，然后做成 8 ~ 10 层的石膏片，上面敷以棉花，再用绷带固定。②全臂石膏托：固定范围从腋下至掌横纹。位置在肘关节屈曲 90°，腕背伸 30°，前臂中立或旋后位。石膏托可放在伸侧或屈侧。③短腿石膏托：固定范围从小腿上 1/3 至超过足尖 1 ~ 2cm，一般放在小腿的后方。踝关节 90°，足中立位，趾伸直位。按长度制成厚 10 ~ 12 层的石膏片。④长腿石膏托，固定范围从大腿上 1/3 到超过足尖 1 ~ 2cm，一般均放在下肢的后方，托的厚度为 14 ~ 16 层的石膏片。另外，只上过石膏托的肢体，还可以分别上管型石膏，如前臂管型石膏、全臂管型石膏、短管型石膏及长管型石膏。固定范围及肢体位置与石膏托相同，但注意下肢管型石膏固定时，足背部不应超出跖趾关

节、膝关节应在约 165° 微屈位。

六、特殊疾病与人群的诊治特点

1. 肱骨外科颈骨折的治疗思想

肱骨外科颈无移位型的裂纹骨折和嵌入型骨折：不需手法恢复，仅用三角巾悬吊于伤肢于胸前 2 周或 3 周即可。外展型骨折有嵌入或仅有轻度成角及侧方移位者，特别是老年人和儿童，也可不复位。或骨折嵌入较多骨折端较稳定，亦可不用复位，可仅用三角巾将患肢悬吊于胸前 3 周即可。若骨折嵌入不多，估计稳定性较差的患者为保险起见，最好用超肩关节小夹板固定 2~3 周。注意，凡是有肩部骨折，在骨折稳定后（尤其无移位的骨折），要尽早进行肩部功能锻炼，不然就会患外伤性肩周炎，将对关节的功能恢复有很大影响。

外展型骨折用二人复位法，助手在外展 45° 左右体位拔伸位牵引 5~10 分钟，术者再用旋转和捺正手法，即一手置于患肩外侧固定骨折近端，另一手按骨折远端内侧由内向外挤压。同时，助手在拔伸下内收上臂，使患肢肘部到达患者胸前，以矫正骨折远端向内成角移位即向内的侧方移位。第二步，术者再用一手置于肩部前方将骨折远端向后推挤，另一手置于上臂远端后方肘关节处由后推向前方，同时助手在牵引下将患肢逐渐前臂内收，直至肘窝对准患者的鼻尖部，以矫正骨折远端向前成角及向侧方移位。最后术者再用两手固定好骨折端，助手沿患肢上臂纵轴向近侧端推顶和轻轻叩击肘后之尺骨鹰嘴处，即"合骨法"使骨折端互相嵌插，使之更加稳定。再用超肩关节塑形小夹板固定，置肩关节外展 10°，前屈 30° 位置，用三角巾悬吊置于胸前。

内收型骨折用二人复位法，助手将患肢在外展 70° 左右位作拔伸牵引 5~10 分钟，术者一手置于骨折远端外侧由外向内推按，另一手置于患肢的上臂远端（肘上）内侧，由内向外推按，同时助手使患肢加大外展位超过 90°，以矫正骨折向外的成角移位及骨折远端向外的侧方移位。接着术者一手置于患肩后部固定骨折端，另一手顶住骨折远端的前侧并向后推压，助手在拔伸下将患肢上臂逐渐前屈达 90°，以矫正向前成角及向前侧移位。术者再固定好复位的骨折端，由助手沿患肢上臂纵轴向近侧端轻轻叩击屈肘后之尺骨鹰嘴处，行"合骨法"使骨折端互相嵌插，使之更加稳定。再用超肩关节塑形小夹板固定使患肢处于外展 10° 左右，前屈 30° 左右用三角巾悬吊于胸前。

肱骨外科颈骨折合并肱骨头脱位。目前复位方法很多，但效果均不够理想。根据目前形势和患者对骨折处要求解剖对位的需求，建议行开放复位，及早进行功能锻炼为妥。

2. 小儿骨折，动作轻柔

小儿骨质娇嫩，一般有以下特点：愈合快、塑形能力强。故治疗多不主张手术治疗，田老在长期医疗实践中，对常见小儿骨折正骨时要求动作轻柔、一次性成功，其中对前臂骨折颇有心得，总结如下。"锤击法"手法整复小儿前臂骨折：小儿骨折后多为青枝骨折，并未完全断裂，整复极为困难，本派总结几十年的临床经验，独辟捷径，采用"一锤定音"的手法整复，取得较满意的疗效。其方法是：嘱患儿端坐于桌旁，患肢伸肘，前臂中立位置于桌面上，术者左手固定患肢并确认桡骨头的位置，并在患儿不注意时，术者左手握拳捶击前臂骨折成角处使其复位，通过桡骨头对尺骨的挤压使弯曲的尺骨得以纠正，骨头也回纳复位，这正符合循其旧道整复的正骨原理。

第二章 田心义教授诊治筋伤的思想

经方是中医经典之方，出自东汉著名医学家张仲景所著的《伤寒杂病论》，经方是后世对仲景方的尊称。《伤寒杂病论》中记载的药理体系包含着理法方药于一体，有着较高的实用价值和科学水平，其包含着多种疾病的治疗方法，既适用于杂病的辨证论治，也适用于外感热病的辨证治疗，各方剂与辨证紧密联系，既有鲜明的理论性，又有中医临床实践特点。经方在中医治疗中有着重要的地位，对中医药学术的未来发展产生重要影响。田老在中医骨伤科疾病治疗中不断总结病症特点和经方运用，结合骨伤病的治疗特点，逐渐拓宽经方在中医骨伤科疾病的治疗范围。

一、围绕主证用方

经方治疗的关键在于对主证的治疗，主证指的是疾病中最主要的病症，直接反映基本病变，是临床治疗最可靠的症状依据。每种病症都有其特异性的主证，主证可以是一种症状，也可以是多种症状，围绕主证用药的关键在于确诊主要病症，确诊后进行经方用药。骨伤科疾病的发病因素多种，大多与外伤因素有关，根据病机因素主要分为虚和瘀两个方面。比如头部外伤后遗症的患者，一般临床表现都是轻者头晕目眩，神倦懒言，四肢乏力，夜寐不安，或有头痛耳鸣，脉细无力，舌淡，苔薄白。重者除上症外还有头痛如针刺，痛连巅顶，干呕吐涎沫，食纳不佳等症。那么主证多为头晕、头痛，尤其干呕吐涎沫，所以田老一般用方为茱萸汤，即《金匮要略·呕吐哕下利病脉证治第十七》："呕而胸满者，茱萸汤主之，干呕，吐涎沫，头痛者，茱萸汤主之。"由于外伤后（1~2个月）头部有些症状仍未解除，终日郁郁寡欢，肝气郁结，横逆犯胃则呕；久思伤脾，水湿运化失职，致水湿内停则食欲欠佳，口吐涎沫；肝气上逆，上犯脑窍，故头痛连巅顶；以上病症，虽非原发，却也属伤后变证，但既然病症相似，治疗亦可同法（异病同治），这就是中医辨证施治的特点，辨证准确，即可应手而效。值得提出的是：脑外伤后遗症往往虚中挟实，有瘀血残留者其痛如刺，加用通窍活血汤。这样就为标本兼治。

二、根据部位用方

经方中所述部位指的是骨折部位，包括头颈、胸脉、项背、四肢等体表部位，《伤寒论·辨太阳病脉证并治》第31条："太阳病，项背强几几，无汗，恶风者，葛根汤主之。"联系颈部的伤筋如：落枕、颈项韧带劳损与钙化、颈椎间盘突出症、颈椎病及颈椎小关节错缝等，均有颈项不适、疼痛、活动欠灵活、欲伸不能、欲缩不得等症，即为"几几"之证，畏寒或肩背疼痛等并发症，现代教材所载亦采用太阳经证辨证治疗，首选即为葛根汤，表症重者可合羌活胜湿汤，病久者加四虫丸，以通经活络，再适当配以手法理筋或辅以理疗，可应手而效，比如神经根型颈椎病患者大多为久坐伏案的工作者，寒凉入侵导致病发，病机部位在太阳经脉，因此临床治疗需要标本兼治。田老在诊治患者四肢冰冷、如果受温缓解受凉加重，则有气血亏虚、阳气不达所导致，病因在手足部位，可采用当归四逆汤进行加减治疗。当归四逆汤是《伤寒论》中的经典处方，主治少阴血虚、四肢发冷、寒湿等，所以田老总是"加味以延伸之，则为治痹妙方"。还有胸胁外伤，血气胸的患者，田老认为当外伤后多处肋骨骨折，刺破胸膜或肺脏等出血而导致血胸时，同样是属于胸腔积液，其症状表现亦同样有"咳逆倚息，短气不得卧"。胸痛及其治疗方法：血胸量多者（大量、进行性）行抽吸或闭式引流，中量以下可用泻肺逐水之法及活血止血之药，即用葶苈大枣泻肺汤加十灰散，每屡屡运用，皆可获奇效，这样的治病思想就是来源于《金匮要略·痰饮咳嗽病脉证并治》："咳逆倚息，短气不得卧，其形如肿，谓之支饮。""支饮不息，葶苈大枣泻肺汤主之。"《金匮要略·肺痿肺痈咳嗽上气病脉证治》："肺痈，喘不得卧，葶苈大枣泻肺汤主之。"

人体各部位有解剖的不同，简约分为头、颈、胸、腹、上肢、下肢，这些部位的解剖位置各有特点，脏腑、经络、肌肉、筋膜、骨骼、关节各自的功能不同，所以古人根据这些特点，将中药也根据各自的特点和性能分成四气五味、升降浮沉、补泻归经，因而在我们治疗伤病时，根据受伤部位选方用药，以便发挥更好的作用，下面分部位分述。

1. 头部外伤，通窍活血汤加减

头部外伤主要是颅脑损伤，而颅脑损伤是一种常规常见的外伤，它可以单独存在，也可与其他损伤复合存在，在这里我们论述的是颅脑损伤单独存在的问题。颅脑损伤常见于交通事故高处坠落，失足跌倒及工伤事故和火器伤，亦可见于人为的，如棍棒打击伤等（当然还可见于难产时产钳引起婴儿颅脑损伤），根据外伤程度分为头皮损伤，颅脑损伤与脑损伤，三者可合并存在，头皮损伤包括头皮血肿（含帽状腱膜下血肿——已有病例讲述），头皮裂伤、头皮撕脱伤，这些现代医学均可治疗，当然，颅骨骨折如颅骨线形骨折、颅底骨折、凹陷性骨折，这是凶险的，必须请专科处理，还有就是颅脑损伤中的脑震荡，弥漫性轴索损伤，脑挫裂伤，脑干损伤等，更为危重，如需救治生命，则行手术治疗。但颅脑外伤中绝大多数轻、中型甚至是重型患者多以非手术治疗为主，如颅内压监护、亚低温治疗、脱水治疗、营养支持疗法、呼吸道处理、脑血管痉挛防治，常见并发症的治疗，水电解质与酸碱平衡紊乱处理，抗菌药物治疗，脑神经保护药物等，是非常必需和必要的，而中医中药是对于那些颅内血肿不大，不多，神志清醒，能配合中医中药的患者来说，是非常有效的。用通窍活血汤加减，麝香 1g，桃仁 10g，红花 10g，川芎 10g，当归 10g，柴胡 10g，白芷 10g，细辛 5g，生姜 10g，大枣 7 枚，葱头 7 个，三七粉（冲兑）5g。方中麝香味辛性温，功专开窍通闭，解毒活血为君（现代医学认为其中含麝香酮等成分，能兴奋中枢神经系统、呼吸中枢及心血管系统，具有一定抗菌和促进脾体分泌及兴奋子宫等作用，现在麝香属保护动物，又难以得到，有文献报道可用白芷、石菖蒲等药替代），"臣"：赤芍，川芎行气活血，桃仁，红花活血通络，葱姜通阳，黄酒通络，佐以大枣缓和芳香辛窜药物之性，方中加当归活血养血，白芷祛风止痛，用于头痛、牙痛，所以多用于阳明经头痛，尤用于前额，眉棱骨痛，细辛止痛，柴胡，疏肝理气，解郁，殊不知外伤患者心里都很郁闷，所以有必要解其郁滞之气，三七可活血止血，合而用之，可以活血通络，清脑开窍，促进颅脑损伤的及早修复（有文献记载药物是用黄酒煎煮，现在完全不用黄酒煎煮，而用清水煎即可，可用黄酒做药引适当放一点即可）。田心义教授用此种方法治疗，对颅脑损伤及脑震荡、颅内血肿不多不大且神志均清醒的患者用中医中药治疗，恢复均较快，效果均较好，曾有一陈姓女士外院已剃头准备手术，后转至我院寻求中医中药治疗，我们用上述方法进行加减，后完全康复出院。

2. 颈部不适，葛根汤加减

颈部不适有多种原因，如筋部扭挫伤，落枕，项韧带劳损与钙化及颈椎间盘突出症等。其主要症状是颈部的一侧或两侧肌肉疼痛，压痛，有的还可有头晕耳鸣，背部的疼痛，手臂麻痛和胸部不适等症。多见于青壮年，也有老年人。以前是冬春两季多见，现在是夏天也是常见病。尤其是青年人。一是坐姿不正，又多低头工作，容易引起颈肌损伤。二是睡眠时姿势不正确，特别是高枕者，如果枕头高于10cm者（枕头不能高于10cm即自身的一个拳头高。"高枕无忧"这个成语在这里是不科学的）长此以往。颈椎骨的生理前凸的弧度就会受到冲击。如果颈椎生理前凸的弧度没有了，颈肌就容易受到损伤，也可引起颈部不适。时间久了，还很不容易纠正。三是6月伏天吹冷空调。有些青年人自认为身体好。空调开得很低，有的还对着冷空调吹，且身上穿的衣服又很单薄，自认为凉爽舒服。殊不知，此时寒邪已经进入体内，肌肉已受不住外界寒邪的侵袭。失去了内在的平衡就容易发病。四是体虚。经曰："风雨寒暑……故不虚……邪不能独伤人。"尤其是中老年人。肝肾亏虚（青年人也可肝肾亏虚，尤其是房事过后）。筋失约束，稍受风寒侵袭，筋脉拘挛，失去肌肉内在平衡。均可引起颈痛项强，亦可有淅淅恶风，或有发热，头痛等症。《伤寒论·辨太阳病脉证并治》中说："太阳病，项背强几几，无汗恶风者，葛根汤主之。"太阳病，即脉浮，头项强痛而恶寒，这说明颈痛项强，一般都是寒邪侵袭，且都无汗恶风。此时，用葛根汤发汗解表，兼通经络。而葛根汤，即为桂枝汤加麻黄葛根而成。（葛根汤组方：葛根12g，麻黄9g，桂枝6g，生姜9g，甘草6g，芍药6g，大枣12枚）有解肌发汗，升津液，舒经脉的作用。葛根能起阴气，致津液，解肌散邪，麻黄虽发汗，但有葛根生津制约，因而发而不伤阴液。（桂枝6g通阳发汗以和卫，温经行血以调营，可以疏解肌表风邪。芍药6g益血养营，收敛阴气，能加上营阴内收之功，以止其汗，与桂枝配伍，一散一收，使发汗而不致耗伤阴血，止汗而不致留邪，有相反相成之效。生姜温表发汗，可为桂枝解肌之助，又能温胃降逆以止呕，大枣能益气补脾，并能益血滋液，以为芍药养营之助，与生姜相伍，有辛甘发散为阳之义，炙甘草调养胃气）且现在的麻黄都是栽培而得，其发汗作用并不强。加之现在的人们和两千年前的人们相比，体质要强得多。所以虽在6月伏天，用麻黄则效果更好，且不会伤阴。当然，只用于年轻人实证才可用。老年体虚者则不可用。其他如头晕，耳鸣，失眠，或背部肌痛等，可根据症状酌情加用白芷，法半夏，龙骨，牡蛎，酸枣仁，首乌藤。《伤寒杂病论》曰："其人背寒冷如掌大，苓桂术甘汤主之。"《伤寒杂病论》一般都为寒邪袭身而设，而颈椎病则多由寒邪侵袭，经络不通。我们用伤寒论之条文方剂，只要症状相符，自然用之则效。

3. 胸部外伤，血府逐瘀汤加减

胸部外伤在临床上常见如胸部进挫伤，胸部挤压伤。即胸骨骨折和肋骨骨折并血胸等，都属于这一类的损伤。胸部外伤后一般都有外伤部位疼痛肿胀。有骨折时，咳嗽、呼吸和身体转动时疼痛加重，怀疑有肋骨骨折时必须有胸部的正位侧位和斜位 X 线片。尤其是斜位 X 线片，对于肋骨骨折的诊断，有很重要的意义。当然，现在的 CT 和磁共振更是诊断有无骨折的重要依据。有些患者受伤后马上照片，骨折不严重或裂缝骨折的，可能不显影或看不出。我们必须在受伤 1 周或 2 周后再进行复查，这样，骨折处才因炎症的吸收部分后才显出影来，当然，可用 X 线片在肋骨骨折处行正位侧位斜位照片和 CT 或磁共振检查就比较清楚了。所以，临床医生给患者一定要交代清楚，当时如果没有发现骨折，一定要再过一段时间再做复查，尤其是有纠纷的伤者更是如此。胸部外伤可用血府逐瘀汤，清代王清任说："……胸痛，胸痛在前面，用木金散可愈。后通背亦痛，用瓜蒌薤白白酒汤可愈。在伤寒，用瓜蒌、陷胸、柴胡等，皆可愈。有忽然胸痛。前方皆不应。用此方一付，痛立止。"《清·王清任·医林改错》血府逐瘀汤组成：当归 10g，生地黄 10g，桃仁 10g，红花 10g，枳壳 6g，赤芍 6g，柴胡 5g，桔梗 5g，川芎 5g，牛膝 10g，甘草 5g，当归、川芎、赤芍、桃仁、红花活血祛瘀，生地黄和血养血，牛膝祛瘀而通血脉，柴胡、枳壳、桔梗，舒畅胸中气滞，使气行则血行，甘草协调诸药。以上数药合用之，使血行瘀去，则胸部外伤可愈。自然胸痛较重，胸痛彻背背痛彻心，仲景在《金匮要略》中说："胸痹之病，喘息咳唾，胸背痛……瓜蒌薤白白酒汤主之……胸痹不得卧，心痛彻背者，瓜蒌薤白半夏汤主之。"张仲景本意可能是指痰饮痰湿，但从现在的医学诊断来看。可能为"肋间神经痛"，我们可以借用仲景之法，在临床用之，则效果肯定。且瓜蒌通胸痹，除痰热，薤白宽胸开结必不可少，而薤白一味，温中通阳，用于胸壁刺痛。本品辛散苦降。温通滑利，能宣通胸中阳气，为治疗胸痹刺痛的要药。胸壁外伤，尤其是肋骨骨折的患者多并发有血胸，大量血胸可抽出和引流，而中量以下血胸可中药内服，可止血行血，泻肺行水。仲景在《金匮要略·肺痿肺痈咳嗽上气病脉证论治》曰："肺痈，喘不得卧，葶苈大枣泻肺汤主之……肺痈，胸满胀……咳逆上气，喘鸣迫塞，葶苈大枣泻肺汤主之。"肺痈，根据其临床表现和特点，相当于现代医学的多种不同原因引起的肺组织化脓症，如肺脓肿、化脓性肺炎、肺坏疽，以及支气管扩张感染化脓等。当然，肺痈的辨证治疗（和现代的治疗方法）固然有其特点，我们不去讨论。但借用仲景之法来治疗伤病，是完全可行的，"肺痈，喘不得卧，胸满胀，咳逆上气"等。而骨伤科肋骨骨折并发血胸时，也可出现"面色苍白，气促紫绀"等症状，和《金匮》中讲的"胸满胀，喘不得卧"相类似，所以在治疗时，在血府逐瘀汤的基础上，将生地黄改为生地炭，当归也炒用，再加葶苈开泄肺气，泻水逐痰，以达开肺逐邪之目的，怕葶苈泄水太过伤及正气，故佐以大枣安中调和药性。当然，还可加黄芪之类扶持正气，使患者宗气足而恢复更快。用三七止血散瘀消肿定痛，现代药理作：三七能缩短凝血时间，收缩血管，并使血小板增加，有止血作用，能直接扩张冠状血管。增加冠脉流量，减低心肌耗氧率，改善心肌供血状态。

4. 腹部胀气伴便秘，大承气汤加味

单纯的腹部损伤在临床上并不多见，即使有，也属普外范围。因为腹腔都是一些空腔脏器，胃大肠小肠，损伤时有一定的退让空间，所以一般不容易直接损伤。而腹部挫伤比较严重时，亦可引起肝，脾，胃，肠出血。如果伴随脊柱骨折，骨盆骨折，其腹膜的后壁产生出血，可刺激腹膜减少肠蠕动而引起便秘，伴腹胀，腹痛，胃纳不佳，矢气少等。正常人胃肠道内存在 100~150ml 的气体，分布于胃及结肠部位，如果腹部损伤和脊柱骨折，又矢气少，使胃肠道内存在过量的气体时，就会出现腹胀。《伤寒论辨阳明病脉证并治》曰："阳明病，脉迟，虽汗出不恶寒者，其身必重，短气，腹满而喘，有潮热者，此外欲解，可攻里也。手足濈然汗出者，此大便已鞭也，大承气汤主之……阳明病，谵语，有潮热，反不能食者，胃中必有燥屎五六枚也，宜大承气汤下之。"这些条文均说明，只要是实证内有燥屎，腑气不通都可以用下法，用大承气汤。
[大承气汤方：大黄（后下）12g，厚朴 15g，枳实 15g，芒硝（冲兑服）9g]
大黄苦寒泻下，既可通热结，以推陈致新，又可挫其热势，以消除病因，为方中主药。芒硝咸寒泻下，尤能润燥软坚，使燥屎硬粪软化而下，枳实善理胸胃之气以消痞，并能破气导滞，可协硝黄以荡积。厚朴善理脘腹之气以除满，并能下气降逆，可协硝黄以开结。药虽只有四味，但每味的作用却很独特：枳实消痞，厚朴除满，以理无形之气滞；大黄泻实，芒硝润燥，以开有形之热结。而理气有助于通便，而通便又有利于理气，有相得益彰之妙，所以用此方有"痞、满、燥、实"之证即适宜，而腰椎压缩，骨折之后出现的不大便则是属于这 4 种情况，属于外伤初期，体壮邪实，自然符合使用条件，用之则效。（药理试验说明：大黄煎煮过久，蒽醌类物质遭到破坏，即泻下作用就会减弱。证明生者气锐而先行，熟者气钝而和缓，是有道理的。通过对本方的复方实验研究，初步说明本方具有增加胃肠道的蠕动，增加胃肠道的容积，改善胃肠道

的血液循环和降低毛细血管通透性，以及促进胆囊收缩，胆道口括约肌（即奥迪氏括约肌口）放松，胆汁分泌增加等作用。为下法的原理增添新的依据。《中医方剂临床手册·上海中医学院编》）。当然，在用此方时应注意：①一旦患者已排除大便即腑气已通，芒硝即不可再用，其他三味仍可用，即小承气汤。当然，还可以加一些护胃之药，如白术、砂仁、山药之类。②若年老体弱者，如骨质疏松引起的老年性胸腰椎压缩骨折患者，切不可使用大承气汤之类的峻下药，而只能用补中益气之类的培补剂。以培补正气，使之有气力推动糟粕下行，从而达到治疗大便困难的目的。而老年患者及骨质疏松引起骨折，在目前已有更好的办法治疗，即骨折部位用骨水泥填充（PKP），手术不大（微创），又可很快止痛，第二日即可下床活动。患者减轻痛苦，又便于护理，我科对90多岁的老人用此方法均取得了较好效果。

5. 四肢肿胀，五皮饮加减

肿胀病症常见，尤其是下肢肿胀多见，比如外伤、风水（肾炎）、心性水肿等都可见下肢水肿。当然要分清病因，用药才能精准见效。但肿胀消肿用五皮饮都可消肿。消肿以后，再根据病因进行针对性治疗，在此我们重点论述外伤以后引起的肿胀。

下肢外伤后，如肌肉挫伤，拉伤甚至骨折都可以引起肿胀，尤其是骨折出血多，肿胀较甚，早期应该以消肿为主。当然，可以急性手术消除血肿，但手术后也可以出血肿胀，用中医中药五皮饮消肿恢复更快。而对于那些肌肉挫伤、拉伤患者，消肿更是第一要务。如果小腿内出血越积越多，若不及时消肿，可引起"挤压综合征"。笔者遇一例右跖肌拉伤患者，开始只是小腿后侧肌肉稍有肿痛感，他认为热敷之类消肿快些（见病例），结果他将伤肢置于煤火炉上烤上一晚。第二日来就诊时伤肢肿甚难忍，查足背动脉搏动正常，急忙抬高患肢，用西药甘露醇之类静滴消肿，而用中药五皮饮：桑白皮10g，陈皮10g，茯苓皮10g，大腹皮10g，生姜皮10g，香附子10g，牛膝10g，白茅根20g，棕榈炭10g，甘草6g，7剂。第二日感觉右下肢舒服很多，连续7日肿消痛止，基本恢复正常。当然，其他肿胀者用此方法见效亦如此。五皮饮中，陈皮理气健脾，茯苓皮健脾渗湿，与陈皮相伍，使气行脾健，水湿自化，桑白皮肃降气，使水道通调，大腹皮化湿消胀，生姜皮辛散水气，五皮合用具有健脾理气，化湿消肿之功。当下只用牛膝、木瓜作为引经之药，上肢应加桑枝之类，加香附应理血中之气，通利三焦，合而用之，肿胀得消，病症可除。

三、根据病机用方

病机指的是病变过程中不同病变阶段的致病机制，需要对诊断材料进行详细分析，综合患者的病因、病变部位和病性等得出的治疗结论，骨伤科老年病患者，如股骨颈或粗隆间骨折患者行骨牵引治疗，久卧于床。久卧气虚则脾胃运化无权，难以推动糟粕下行，泄浊功能受限，更由于老年人多津血亏虚，肠内津少，大便易于停滞而不下。《伤寒论·辨阳明病脉证并治》第247条云："跌阳脉浮而涩，浮则胃气强，涩则小便数，浮数相搏，大便则硬，其脾为约，麻子仁丸主之。"田心义教授在老年患者卧床久者每日服此丸10~20g，润肠通便，缓下而不伤阴，另投以补中益气、强筋壮骨之药，身和骨愈，顺渡难关而无恙。

分辨时机和不同体质用药

我们在临床治病时应分辨因时，因地，因人制宜，尤其是时间不同而用药的变化，在四时（春、夏、秋、冬）的变化，对人体的生理功能、病理变化均产生一定的影响，根据不同的季节，气候特点，考虑治疗用药的原则，也就是我们临床所说的"因时制宜"，一般来说，春夏季节气温油油渐热，人的阳气升发，人体的腠理疏松开泄，此时若骨伤科疾病带有外感风寒，也不宜过用辛温发散之品，以免发散太过而耗伤气阴，而应用适当的扶正之药如黄芪之类，注意正气的培补，而发散之药只宜用紫苏叶、藿香之类的轻宣解表之品；而秋冬季节气候由凉变寒，阴盛阳弱，人体腠理致密，阳气敛藏于内，此时若有寒邪，可适当用峻猛之药如麻黄之属，这是我们常规用药的特点，但在此我们要特别指出的是现在的夏天（夏季大热天），尤其在城市使用的冷空调较多，有的年轻人在空调房里，亦是赤膊短袖，且空调又调得很低（18℃~20℃以下），贪图凉爽，甚至晚睡如是，殊不知这是"虚邪贼风"，寒气客扬上身，届时"颈痛不能动"或"腰痛不能弯"，临床诊断是"落枕"或"颈椎间盘突出"，或"腰扭伤或急性腰椎间盘突出"等，实则就是寒邪作祟，侵袭人体，中医中药却有较好的疗效，但此时若用一般的解表药是难以奏效的，必须用麻黄之类才能起作用，张仲景《伤寒论·辩太阳病脉证并治中》说："太阳病，项背强几几，无汗，恶风者，葛根汤主之。"这就是风寒伤及太阳经输的证候，因无汗，恶风，项背强几几，所以用葛根汤发汗以解表。葛根汤的组成，是葛根、麻黄、桂枝、生姜、甘草、芍药、大枣，张仲景在书中并没有讲此方只用于冬天，而讲的是只要有上述症状就适用，所以只要我们辨证正确，只要有这些症状，我们就可以借用，这就是灵活运用经典，当然，加入如荆防败毒散之类效果更佳。或加入麻黄、紫苏叶之类，才能祛除寒邪，止住颈、腰疼痛，当然在用药时，一定要注意患者的体质，年龄看其正气（阳气）是否可以承受麻黄之类的解表药，因此又关于"因人制宜"。年龄不同、生理机能和病变特点亦不同，尤其是老年人气血衰少，生机功能减退，患者多虚证或正虚邪实，治疗时，虚证宜补，而邪实须攻者亦应慎重，以免损伤正气，值得一提的是现代人们都很重视养生，且生活水平的提高，人的寿命的延长，"人生七十古来稀"这种说法已不适合今天，殊不知，现在平均寿命已达到76岁，而北京，上海等处已达到78岁，50~60岁还像小伙子一样，怎么能说"人生七十古来稀"？那是1 000多年前的老观点，所以在临床上，五六十岁的人，就诊也不要把人看得太老，男士在50岁左右还很强壮，而女士在50岁左右正是"更年期"，"七七四十九，天癸竭，地道不通"，那是2 000年前的《黄帝内经》的观点，现代人大多都推迟3年左右，我们在用药时应注意到这时代变化所带来的时宜变化。

总之，我们在治疗疾病时，不能只孤立地看病症，还要看到患者的整体和不同人的特点，来考虑治疗用药的原则，就是讲的"因人制宜"；在治疗时，不仅要看到人的整体及个人的差异，还要看到人与自然环境不可分割的关系，这就是讲的因时因地制宜。只有全面地看问题，具体情况具体分析，善于因时、因地、因人制宜，合理用药，辨证施治才能取得较好的治疗效果。

四、根据经脉用方

《伤寒论》的主要辨证纲领为六经辨证，临床上大部分骨伤科疾病为循经发病，因此根据临床症状所在的经络部位进行循经治疗，选择合适的经方治疗，同样能够保证临床治疗效果。腰痛的治疗可以依据经脉进行用方，腰部为足太阳经的循行部位，腰痛带有聚集不舒的患者多为太阳经气不利，可采用葛根汤进行治疗。坐骨神经痛带有下肢外侧疼痛的患者，下肢外侧为足少阳胆经循经的部位，若患者带有胀痛症状，辨证为少阳气郁，则为经气不通所导致，可采用小柴胡汤进行加减处方治疗。

总之，田老在临床治疗运用经方时，告诉我们需要良好地把握患者的主证，根据部位、循经和病机等进行处方治疗，熟练掌握经络循行的途径，根据主证相同可以进行适当的拓展治疗。中医骨伤科疾病在治疗中要不断总结患者的病症特点和经方运用，结合骨伤病的治疗特点，逐渐拓宽经方在中医骨伤科疾病的治疗范围。当然田老在治病处方过程中，也是常合经典之意，而不拘泥原方，田老常告诫我们，要活学经典，结合临床，切忌生搬硬套，人云亦云，胶柱鼓瑟，要能钻进去，还能跳出来。

第三章　注重"脾胃论治"的思想

　　《脾胃论》是李东垣创立脾胃学说的代表著作。李东垣提出"内伤脾胃，百病由生"的理论，倡导升阳除湿，滋阴降火的治则思想，形成了较为系统的脾胃内伤病辨证论治理论体系。田老认为脾胃学说在伤科临床中也很重要，尤其是术后恢复调理，认为手术疗法在中医骨伤中占有重要的地位，手术虽然去除了病灶，但也伤到脾阳，所以湿易聚、瘀易留、浊易生。提出脾胃学说对骨伤围手术期治疗的重要性。"久病为虚症，功伐勿太过"，他坚持对症施治，扶正祛邪，绝不过度攻伐。田心义教授提出骨折患者的中、后期治疗应以补脾胃为主，消化系统功能良好，患者的体质就增强，身体康复就快，因此在骨折患者中、后期的治疗中必须以补脾益气为主轴来组织治理。虽然中晚期补肝肾也是需要的，但他认为脾胃更重要。李东垣根据上述理论在临床上总结出"脾胃之虚，怠惰嗜卧，四肢不收……体重节痛，乃阳气不升故也，当升阳益胃"。（《脾胃论卷上·肺之脾胃论》）又说："形体劳役则脾寨，病脾则怠惰嗜卧，四肢不收大便泄泻，脾既病，则其胃不能独行津液，故亦从而病焉。"（《脾胃论·卷上·脾胃胜衰论》）。说明手足赖以活动的清阳之气源于胃中饮食，但必须经过脾的转输才能得以完成。津液由脾经吸收后，通过阳明经而输于三阳；脾同时运化全身水湿之气。促进水液的环流和排泄，以维持人体水液代谢的平衡，若是脾虚不能健运，以致水湿停留于四肢。在临床伤筋患者中，有不少病例出现膝关节肿，痛（但不红不热，如创伤后膝关节滑膜炎、类风湿关节炎等）之膝关节积液，积液多时能抽出，但抽之复发，少则难抽，连绵不愈，可有创伤史，也有无明显创伤史者，如果用祛风除湿之药，则愈燥愈甚。田老按东垣之说，从脾胃而治，用加减升阳益胃汤治之，往往能取得奇效。《脾胃论·

卷上·脾胃胜衰论》曰："大抵脾胃虚弱，阳气不能生长……则骨乏无力，是为骨痿，令人骨髓空虚，足不能履地。"在临床上，如果骨折患者食欲欠佳，消化系统功能差，不能增强营养，也就不可能使骨痂生长加快，反之若给予健脾之参、术、苓、草芪之类，强健脾胃，增强消化吸收功能，骨痂则生长快。所以田老在临床中调理脾胃应贯穿骨折治疗的始末，强调治疗损伤时，不要拘泥于三期辨证论治，应始终注意观察脾胃运化的功能，用药做到活血化瘀而攻伐不过，补益肝肾而不黏腻，治伤时三期辨证调理脾胃这一观点。并在几十年的临床实践中，取得令人满意的疗效。田老认为治骨伤疾病的过程中，对脾胃的治疗要注意三点：一为保护胃气，在治病时不仅不可克伐胃气，而且要刻刻顾其胃气。用攻泻药物是为了泻实去邪，如无实证而用攻泻，或即使有实证而攻泻过度，均会克伐脾胃，损伤胃气，所以有损胃气的方药，除非必要，不宜多用。此外，在治疗各种慢性脾胃病时，不论攻泻还是补益，如果要较长服用中药，必须加入和胃之品，以保护胃气。二为调节升降，气机升降出入是机体生理活动的基本形式，而脾胃又是气机升降出入的枢纽，所以调节升降也是治疗脾胃病的原则。三为调理阴阳：脾为脏属阴，胃为腑属阳，此乃就脏与腑的性质不同相对地划分的，但就其易感病邪的性质而言，湿为阴邪易伤脾阳，燥为阳邪易伤胃阴。所以在治法上，温脾与养胃、燥湿与清热均属调理阴阳之范畴。而补其不足，泻其有余，恢复阴阳的相对平衡，亦为脾胃病的治则。

田老对骨伤疾病诊治思想，源于湖湘张氏流派损伤病机以气血为先的学术思想，张氏正骨通过长期的临证实践，认为损伤的病机以气血为先，核心是气滞血瘀。伤科疾病不论在脏腑、经络，或在皮肉筋骨都离不开气血，故在治疗上以理气活血为治疗大法。血不活则瘀不能去，瘀不去则新血不生，瘀不去则骨不能接，以此为依据，临床组方中大多会以枳实、川芎、陈皮、木香、厚朴等药为主组成，意在理气治血、化滞散瘀，从而达到促进骨折愈合的作用。田老在对这些思想的继承后，认为如果一味的理气活血化瘀，势必攻伐太过，所以田老继承活血化瘀的治法，更是提出了脾胃论在损伤全程中的重要作用，就是补气血，养胃阴在创伤之后的重要性。

田心义教授50余年的临床经验，治疗慢性骨科疾病逐渐形成了从脾胃论治的特点，其对很多慢性疾病常常采用归脾汤、补中益气汤、当归补血汤加减治疗，取得极好的临床疗效，自创"胡颓子根汤"（后形成的克炎健骨汤已被录入《中西医结合骨伤科学》教材）治疗慢性骨髓炎、骨折延迟愈合、不愈合等，取得满意疗效。

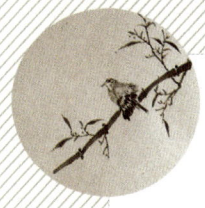

下篇：
医案精华

第一章 正骨篇

锁骨骨折

李某某，男，15 岁。2021 年 7 月 8 日初诊。

主诉：右肩关节疼痛、活动受限 2 小时。

病史：患者于 2 小时前摔伤右肩部，当即疼痛、肿胀、活动受限，遂就诊。伤后无昏迷、呕吐、呼吸困难等症状，一般情况良好。

查体：右肩部肿胀，左手托右肘被动体位，局部压痛明显，可扪及锁骨骨擦音及异常活动，右上肢末梢感觉及血运良好。舌淡红，苔薄白，脉弦。

X 线：右锁骨中 1/3 骨折。（图 1–1、图 1–2）

诊断：右锁骨骨折。

证型：气滞血瘀证。

治疗：①手法整复。压背挺胸法：患者取正坐位，医者站在患者外侧，一手从肩前穿过腋下，紧压患侧肩胛骨，并向前推挤，使患者挺胸，此时患者肘部应勾紧医者前臂，另一手拇指、示指端捏骨折远近端，使之平正，即可复位。②固定。在骨折处放一坡形垫，然后行单肩"8"字绷带固定，将右上肢屈肘 90°，用三角巾悬吊胸前，再用胸臂带固定防止上肢外展。③药物。局部外敷消炎散，内服伤科接骨片。④功能锻炼。初期可做腕、肘关节屈伸活动，中后期逐渐做肩部练功活动，重点是肩外展和旋转运动，防止创伤性肩周炎的发生。

【按语】锁骨骨折后由于丧失了支撑作用，因胸锁乳突肌的牵拉和肩部重力作用而内收、下垂，造成重叠移位，骨折重叠的长度与肩部内收的程度成正比，且近折端因胸锁乳突肌的牵拉向后上移位，形成隆凸畸形。因此，闭合治疗的关键，一是充分扩胸，使肩外展后伸，并能维持4周左右，才能纠正断端的重叠；二是要控制胸锁乳突肌的牵拉，才能纠正折端的向上移位，消除隆凸畸形。传统的"∞"字绷带固定方法，开始尚有一定的维持作用，但几经活动，绷带就会松动甚至拧成一股绳，不仅加重了对局部皮肤的压迫，而且失去了控制肩外展后伸的固定作用。双圈固定法，早期能将肩部固定在外展后伸位置，但因"双圈"呈绳索状，且着力点集中在肩的前内侧和腋窝，固定面积窄，压力集中，局部压力大，极易勒伤皮肤和压迫血管神经，患者难以耐受4周的扩胸固定，往往在固定的中途自行松解。同时，双圈固定是在背后上下用两根布带分别捆扎，极易滑动而失去固定作用，造成骨折的再重叠移位。锁骨骨折虽然手法整复容易，但固定的稳定性差，达到或接近解剖对位的极少，90%以上都是畸形愈合。畸形可致锁骨短缩和锁骨旋转轴的改变，导致肩部肌肉力学平衡失调，肩背酸痛，影响肘关节的正常功能。因此，锁骨骨折的治疗，有效的固定是关键，要及时复查X线片，以观骨折的稳定及移位情况。

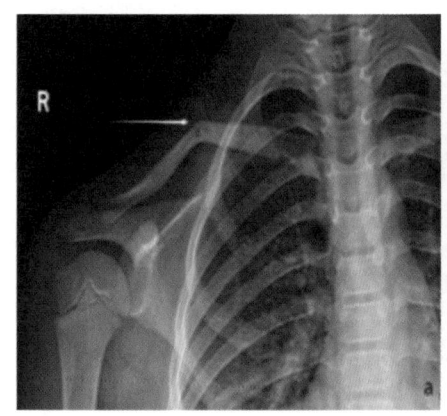
图1-1　复位前（一）

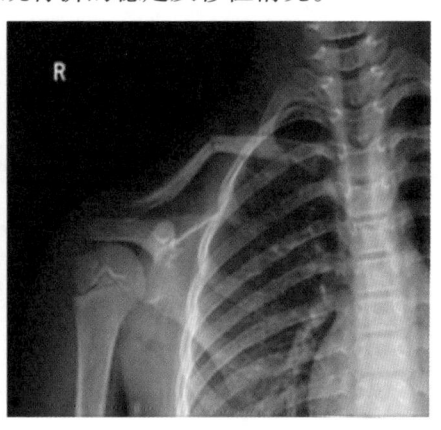
图1-2　复位前（二）

肱骨外科颈骨折

林某，男，78岁。

主诉：跌倒致右肩关节肿痛、活动受限2日。

病史：患者在家中滑倒，致右肩臂疼痛，活动受限。外用膏药、红花油等症状未见缓解，夜间疼痛难忍，遂前来医院诊治。有高血压、冠心病病史。

查体：右肩下垂，肩关节周围压痛，右上臂内侧及后方青紫瘀斑，肩关节活动受限，右上臂纵向叩痛（＋），可扪及骨擦感。舌质淡暗，苔白，脉弦紧。

X线： 右肱骨外科颈骨折，骨折端向内成角。（图1-3、图1-4）

诊断： 右肱骨外科颈骨折。

证型： 气滞血瘀。

治疗： ①手法整复。在臂丛麻醉下，患者取仰卧位，一助手用布带绕过患肩腋窝向上牵引，另一助手将患肢屈肘90°，握肘部向下对抗牵引，术者两拇指按于骨折近端的外侧，其他各指抱骨折远端的内侧向外端提，同时内收上臂即可，C臂透视复位满意（图1-5）。②固定。采用四合一夹板固定，其中，前侧、外侧、后侧超肩关节，内侧蘑菇头夹板，下达肱骨髁上部，用绷带缠绕骨折部，然后放置夹板，四条扎带固定，夹板近端用胶布固定，固定后用绷带悬吊前臂。③药物。内服伤科接骨片。④功能锻炼。术后即可开始肩关节耸肩功能锻炼，每周复查夹板松紧，2周后复查X线片示：骨折对位对线良好，4周后复查，骨折稳定，夹板固定下进行肩关节外展、内收及内外旋锻炼，6周后拆除夹板。2个月复查，功能完全恢复。

【按语】肱骨近端骨折是指累及肱骨上端部分的骨折，如肱骨头骨折、肱骨大结节骨折、肱骨解剖颈骨折、肱骨外科颈骨折等，属于临床常见骨折，约占全身骨折的5%。肱骨近端骨折保守治疗不愈合率较低，绝大部分骨折可通过手法复位夹板外固定治疗，配合早期功能锻炼，可获得满意疗效。手术适用于粉碎性骨折、手法复位困难或不满意、无法耐受保守治疗、对肩关节外形功能要求较高的患者。田老认为老年患者骨折运用药物治疗时，应按分期辨证施治。早期骨折，对于老年患者且素体脾胃虚弱者，因跌倒致伤，气滞血瘀，虚实夹杂，本虚标实，若攻伐太过，损伤正气，脾胃受损，可导致正气亏虚，气血不足则无以推动，瘀血留滞不去，不能濡养筋骨，因此需攻补兼施。

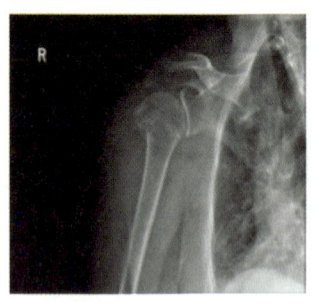 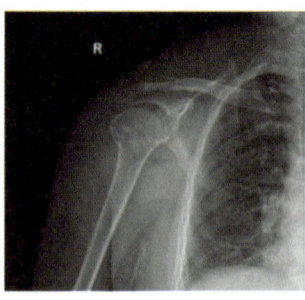 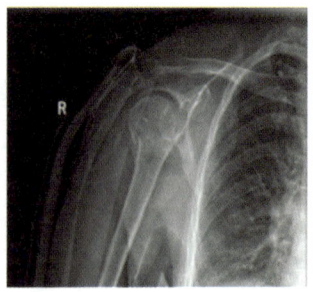

图1-3　复位前（一）　　　图1-4　复位前（二）　　　图1-5　复位后

肱骨外科颈骨折

佘某某，男，10 岁。1980 年 5 月 8 日初诊。

患儿于 1980 年 5 月 8 日跑步时不慎向前跌倒，以左手掌先撑地，只听到左肩部有响声，随后左肩部疼痛，不能活动，随即送医院检查，左前臂及手指可活动，且血运好，肘关节被动活动无痛感，左上臂和肩关节不能动，左肩部肿胀有压痛，而且皮下可见瘀斑，肩部有异常活动，可闻及骨擦音，即送放射科行左肩正位和侧位（穿胸位）片照片检查，诊断为左肱骨外科颈骨折，远折端向外向上侧移位（图 1-6）。舌淡、苔白、脉弦数。

诊断：左肱骨外科颈骨折（外展移位型）。

证型：气滞血瘀证。

治法：手法复位，塑形夹板固定并中药内服。

手法：准备夹板 4 块，量好患儿上臂周径（量没有受伤的上臂）的 4/5 作为小夹板的宽度，分成 4 块。再量长度：前、外、后夹板上端超过肩关节 3cm，下齐肘关节。内侧一块，上齐腋下，下齐肘关节内侧。4 块均用绷带缠好不露杉树皮，前、外、后 3 块上端用剪刀尖钻一眼，并用纱带穿过成套装打结，然后锤软塑形成肩部形状——弧形约 3cm（前、外、后 3 块均如此）备用，纱带要留得够长，要捆扎夹板够 2 圈（这种夹板制作法属原卫生部科教司中标课题向全国推广项目，已由原卫生部科教司制成 CAI 课件向全国推广，作者即田心义、吴官保等，2004 年），小夹板制作完备，准备手法复位。

分 4 步：患者取坐位。第一步牵引：近端先用一块小中单套在患者腋下，近端助手握住中单向上提拉，远端助手握住骨折远端之上臂向下内牵引 1~2 分钟。第二步：术者将移位的远折端向内推挤。第三步纵向叩击：即术者在肘部将远端向上轻轻叩击 2~3 下，使两断端稍嵌插稳定一点。第四步归位：固定小夹板之前，伤处先敷活血祛瘀的特质的自制的皮肤不过敏的膏药，再用绷带缠绕患肢 1~2 层，然后放压垫，再放置小夹板，先放外侧，再前侧，再后侧，后放内侧即腋下夹板。再用纱带捆扎 3~4 根，检查扎带松紧度，可上下活动 1 厘米且患肢血运好。术毕，将肩部内外后三块小夹板的纱套用纱带或绷带串起来牵引至对侧腋下打结，再用三角巾托住患肢前臂于中立位。照 X 线片示：骨折对位尚可，约 3/5 左右对线良好。

处方：桃红四物汤合五皮饮。

用药：生地黄 10g，当归 5g，桃仁 5g，红花 5g，赤芍 5g，川芎 5g，陈皮

5g，茯苓皮 5g，生姜皮 5g，桑白皮 5g，大腹皮 5g，甘草 5g。服用 7 付药后患儿肿已基本消退，痛减，患肢血运好，手指、肘关节均能动，再用参苓白术散收尾：党参 5g，白术 5g，扁豆 5g，陈皮 5g，山药 5g，砂仁 5g，薏苡仁 10g，厚朴 5g，鸡内金 5g，甘草 5g，固定 1 个月。患儿左肩前后活动均好，可轻度外展，拆除小夹板，加强功能锻炼 2 个月，外展活动正常。照 X 线片复查对位尚可，对线同前约 3/5 左右，外观活动均正常，到 18 岁时已参军。（图 1-7、图 1-8）

【按语】肱骨外科颈骨折在临床上较常见，不管小儿或成年人均可见到，且骨折分内收型和外展型，其复位方法略有不同，但小夹板的固定方法都是一样的，小夹板都应该塑形，尤其是肩部，应该塑形成弧形超肩关节固定，这样才能有效固定，且一定要在肩部串起来牵向对侧腋下，才不至于小夹板往下滑。关于复位问题，上肢骨折不要强求解剖对位，只要力线好，不影响功能和外观就可以了（注意小儿肱骨髁上骨折则不同，虽不影响功能，但易形成肘内翻或外翻，尤其是肘内翻外观很不好看，所以最好是解剖对位。有时骨折后向尺侧移位者就算手术切开复位达到解剖对位，亦有可能形成肘内翻，不可不防）。本病例外科颈骨折没有达到解剖对位，但数年后可以参军，说明骨折处已塑形至正常，从外观到功能都没有受影响。关于四肢骨折的用药问题，早期不仅要活血祛瘀，更要注意消肿，当然活血可以消肿，但消肿以利水为快。因而不仅用桃红四物汤，更加用五皮饮利水消肿，肿消得快，骨折才稳定，小夹板才能有效固定。

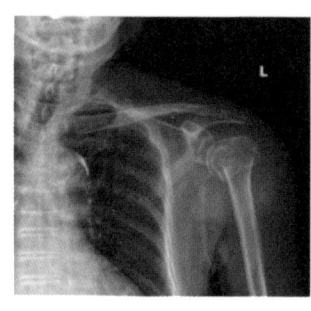 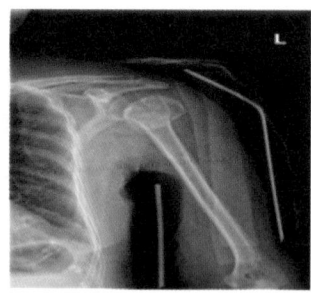 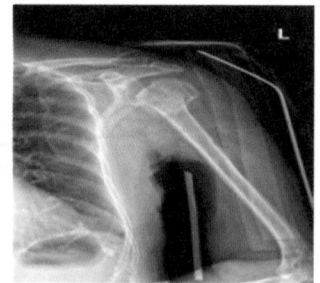

图 1-6　复位前　　　　图 1-7　复位后（一）　　　　图 1-8　复位后（二）

肱骨外科颈骨折并大结节撕脱性骨折

刘某，女，67 岁。

主诉：外伤致右肩关节肿痛、活动受限 2 日。

病史：2 日前在家上厕所时摔倒，右肩部着地，即感右肩部疼痛，不能活动。

查体：右肩部肿胀，大结节处压痛（+），腋窝及外侧胸壁可见瘀斑，肩关节活动受限，肢端血运感觉正常，一般情况可。舌暗红，苔白，脉弦细。

X 线片：右肱骨外科颈骨折并大结节撕脱，骨折端向内侧成角，两断端略有嵌插。（图 1-9、图 1-10）

诊断：右肱骨外科颈骨折并大结节撕脱性骨折。

证型：气滞血瘀证。

治疗：①手法复位，自制弹性塑性夹板外固定。②内服中药，以活血化瘀、行气止痛为主，方以桃红四物汤加减：当归 10g，川芎 10g，赤芍 10g，生地黄 10g，鸡血藤 10g，桑枝 10g，片姜黄 10g，续断 10g，三七 6g，桃仁 6g，红花 6g，甘草 6g。水煎，每日 1 剂，分早、晚 2 次服。连服 7 剂。③定期复诊，4 周后可拆除外固定。④加强功能锻炼，从固定之日起，即可行肌肉舒缩、耸肩、抓拳及肘关节屈伸等活动，逐渐加强。（图 1-11）

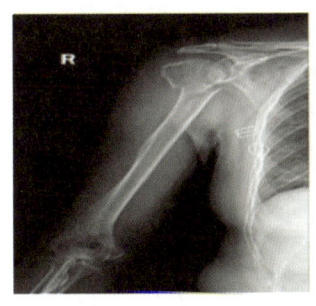 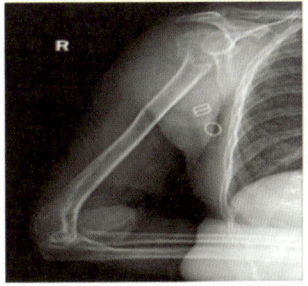 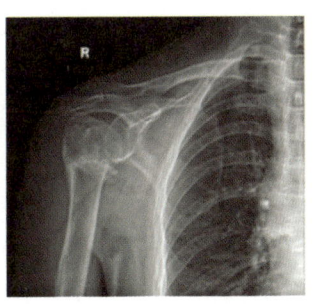

图 1-9　复位前（一）　　图 1-10　复位前（二）　　图 1-11　复位后

【按语】临床上将骨折愈合分为三期：瘀去、新生、骨合，故国内医家均遵从三期辨证施治。田老遵从"筋骨并重，局部与整体兼顾"的理论，结合三期辨治，根据病情，早期在活血化瘀、行气止痛的基础上，使用续断、骨碎补、黄芪、白术等接骨、补气类药物，临床应用贵在知常达变。本病多发于老年人，对于此类人群，田老以为对老年人肱骨外科颈骨折应重视两点：①肩关节活动度大，灵活性高，所以代偿功能亦好，骨折位于松密质骨交界处，血运丰富，故骨折愈合快。②患者为老年人，故对日后活动度要求不高，一般而言可满足穿衣、饮食、日常生活即可。这正是其治疗骨折重视功能的一大理念。针对上述特点，治疗老年性肱骨外科颈骨折时，不追求骨折解剖对位，只要达到功能复位即可，重视鼓励患者早期功能锻炼。早期治疗中药给予活血化瘀、行气止痛为主，以改善症状，有利于康复。

肱骨干骨折

欧某，女，67 岁。

主诉：跌倒致右上臂肿痛、活动受限 3 小时。

病史：患者 3 小时前骑电动车摔伤，致右上臂疼痛，活动受限，由救护车送至我院。伤时无昏迷、呕吐等症状，否认头部及胸腹部外伤史。

查体：右上臂肿胀，局部压痛，上臂不能抬举，右上臂纵向叩痛（+），可扪及骨擦感。右上肢末梢感觉及血运良好。舌质淡暗，苔白，脉弦紧。

X 线：右肱骨中段骨折，骨折断端向前、向外成角。

诊断：右肱骨干骨折。

证型：气滞血瘀证。

治疗：①手法整复。患者取卧位，右上肢外展，两助手分别握住患侧肩部和肘部对抗牵引，术者双手置于骨折处，前后、内外对挤纠正成角移位。②固定。在骨折处前外侧放置压垫，采用前、后、内、外 4 块小夹板固定上臂，肘关节屈曲 90°，用前臂吊带固定于中立位 4~6 周。③药物。采用骨折三期辨证用药，去除夹板后采用中药熏洗以疏通经络。④功能锻炼。早期可做屈伸指、掌、腕关节活动，上肢肌肉舒缩运动；中期除上述功能锻炼外，逐渐做肩、肘关节运动；后期加大活动范围。前 3 周每周复查 1 次，3 周后每 2~3 周复查，直至骨折愈合。

【按语】肱骨干骨折是临床常见骨折之一，中医又称"折肱""胳膊骨伤折"。由直接暴力或间接暴力所致。《医宗金鉴·正骨心法要旨》曰："或坠车马跌碎，或打断，或斜裂，或截断，打断者有碎骨，跌断者则无碎骨。"肱骨干粉碎性骨折因受骨折端附着肌肉的牵拉，复位多较复杂，若骨折块较大，可通过挤压法矫正较大骨块的移位。若软组织嵌入骨折断端，可用摇晃或回旋手法，使嵌入的软组织脱出。若骨折粉碎、移位较多，手法整复很难一次成功者，可采用分步手法复位及小夹板固定，及时复查，随时调整骨折移位直至满意。

肱骨髁上骨折

高某，男，10岁。

主诉： 右肘部肿胀、疼痛、畸形2日。

病史： 患儿于2日前不慎跌倒，伤后右肘部肿胀、疼痛、靴状畸形，曾就诊于乡村医院，给予复位，固定，但局部肿痛未减，故转来我院。

查体： 患儿面色红，痛苦哭叫。右肘部畸形，呈半伸肘位，前臂变短，鹰嘴部突出，局部明显肿胀、发红，皮下有广泛青紫瘀斑，肘前可见散在小水疱。右肘活动障碍，但右手指感觉、运动正常。舌红、苔白、右侧脉沉细弱，左侧浮洪。

X线片： 右肱骨髁上骨折，近端向前下，远端向后上并向内侧移位。（图1-12）

诊断： 右肱骨髁上骨折，尺偏型。

治疗： 以肱骨髁上骨折整复手法给予复位。复位后右肘部畸形消失，右侧脉转为浮洪，将肘部置屈曲90°位，在骨折近端外侧和远端内侧分别置压骨垫1个，骨折远端后侧置坡形垫1个，以髁上夹板固定，局部外敷消炎散，内服消炎退肿汤，练伸掌握拳动作。5日后复诊，肘部肿痛明显减轻，改敷接骨散，服跌打养营汤，练托手屈曲动作。7日后再复诊，肘部仅有轻度肿痛，继续按上法用药、练功。10日后右肘不肿。X线片示：骨折处有多量连续性骨痂生长。仍继续使用上药，练滑车拉绳、手摇纺纱、小云手、大云手等动作。解除外固定，但右肘活动轻度受限，以舒筋止痛水外涂，5周后患儿右肘活动自如。（图1-13）

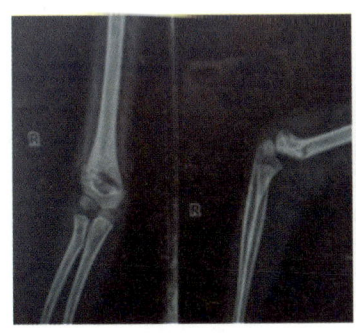 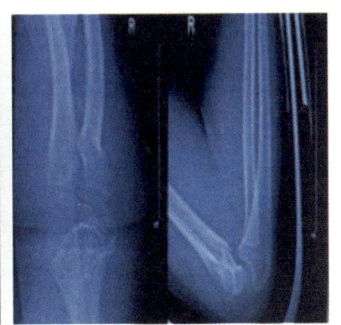

图1-12 复位前　　　　　图1-13 复位后

【按语】肱骨髁上骨折是小儿的常见骨折，占上肢骨折的第3位，占肘部骨折的60%。严重移位的骨折局部肿胀很明显，且有合并血管神经损伤的可能。肱骨髁上骨折确诊后，必须予以及时、准确的复位，防止肘部畸形及神经血管严重并发症的发生，尽早恢复患肢的功能。无移位或仅有前倾角稍变小的肱骨髁上骨折，无须手法复位，只需行塑形夹板或石膏托固定，否则会加重骨折移位。对移位严重的肱骨髁上骨折，判断肱动脉有无损伤是处理过程中应重点注意的问题。肱骨髁上骨折复位要求较高，必须获得准确复位。儿童骨折侧方移位和旋转移位必须纠正。尺偏型骨折容易后遗肘内翻畸形，因此复位时应特别注意矫正尺偏移位。纠正尺偏移位时甚至宁可有轻度桡偏，不可有尺偏，尤其是倾斜，一定要纠正，并有一定程度的桡倾，同时使骨折远端呈外旋位，以防止发生肘内翻。一般不主张采用切开复位方法，若手法复位对位对线仍不满意，影响日后肘关节功能及骨折合并血管神经损伤者，或陈旧性骨折畸形愈合者，主张切开复位内固定。

肱骨外髁骨折

娄某，女，9 岁。2015 年 1 月 24 日初诊。

主诉： 跌倒后右肘部疼痛 1 小时。

病史： 2015 年 1 月 24 日因与同伴玩闹时摔伤右肘部，当即感右肘部疼痛，伴活动受限，无头晕、头痛等不适。经我院 X 线检查，被诊断为"右肱骨外髁骨折Ⅱ型"，现右肘部肿胀严重，局部压痛，可扪及骨擦感及反常活动，活动受限，指端血运好，感觉稍麻木，余肢体无异常。舌红苔薄白腻，脉涩。（图 1-14、图 1-15）

诊断： 右侧肱骨外髁骨折。

证型： 气滞血瘀证。

治疗： 患者取坐位，右上肢外展、肘关节半伸屈位、掌心朝内，两助手把持固定患肢两端，术者立于患侧前方面对患者，摸准肱骨外髁骨折块的位置并用笔标记，双手环抱患肢肘部，拇指扪压在骨折面的尺侧角，上下摆动过度内翻加大患肢肘关节外侧关节间隙，将肱骨外髁骨折面内角向内旋转推挤，术者右手拇指按压住骨折块的外髁光滑部，将骨折块向上推挤，右手握住患肢手腕部屈伸其肘关节，复位骨折，患肢屈肘 90° 前臂旋后位，先放置上臂前侧直角夹板，远端超腕至掌心，肱骨外髁骨折处加压垫，分别放置内外后侧塑形夹板，绷带环绕固定。摄片复查发现骨折复位不满意，再次手法调整。复位后患肢肘关节伸直前臂旋后腕关节背伸位，骨折处后方加压垫，超肘腕关节塑形夹板外固定。复查 X 线片示：对位对线良好。中药以活血化瘀、行气止痛为法，予以桃红四物汤加减：白茅根 15g，茯苓皮 15g，桃仁 10g，红花 10g，当归 10g，生地黄 10g，赤芍 10g，大腹皮 10g，川芎 6g，乳香 6g，没药 6g，甘草 6g。水煎，每日 1 剂，分早、晚 2 次服。连服 7 剂后，右侧肘关节肿胀、疼痛明显减轻，活动改善。（图 1–16、图 1–17）

【按语】儿童肱骨外髁骨折，临床分型对治疗有一定的指导意义。其共分为三型：骨折无明显移位为Ⅰ型，可以保守治疗；骨折中度移位为Ⅱ型，主张闭合复位外固定或者经皮克氏针固定；骨折翻转移位为Ⅲ型，需切开复位克氏针固定。本例骨折为Ⅲ型损伤，如果能手法闭合复位将其转变为Ⅱ型或者Ⅰ型损伤，就有非手术治疗的机会。儿童肱骨外髁骨折一般包括肱骨外上髁、肱骨髁间骨骺和肱骨小头，骨折块向外翻转可以达到 180°，两骨折面相背，骨折块的折面翻转向外，肱桡关节不匹配，闭合复位的首要目标是纠正肱骨外髁的翻转移位。

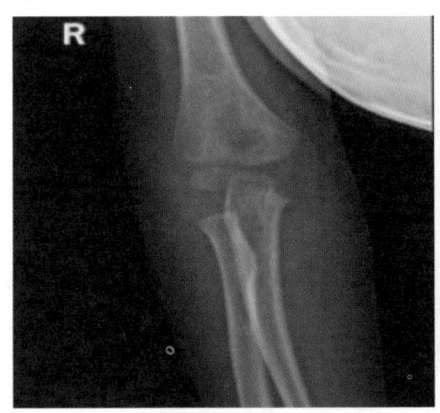

图 1–14　复位前（一）

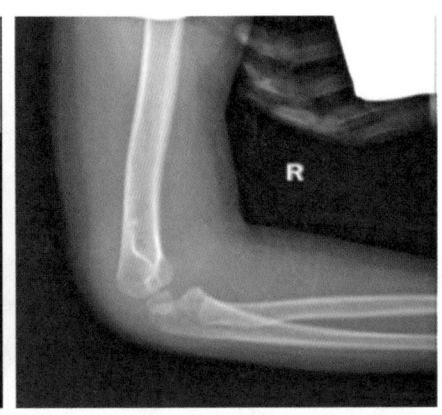

图 1–15　复位前（二）

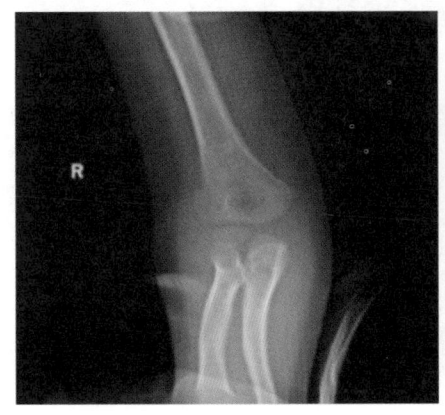

图 1–16　复位后（一）

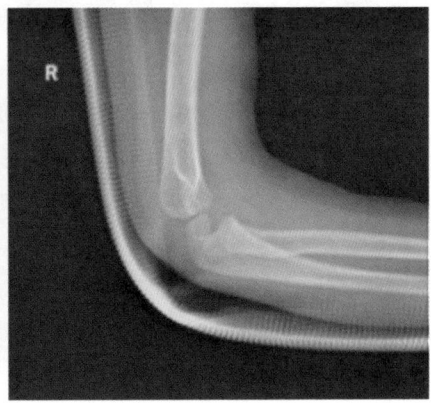

图 1–17　复位后（二）

尺骨鹰嘴骨折

李某，男，55岁。2018年8月2日初诊。

主诉： 摔伤致右肘部肿痛伴活动受限11小时余。

病史： 在外游玩时摔倒，右肘部着地，导致右肘部肿痛伴活动障碍，未引起重视，当时未做任何治疗及处理，晚饭后患者觉上述症状加重，外院完善右肘关节正侧位片：右尺骨鹰嘴撕脱骨折。

查体： 右肘肿胀畸形，尺骨鹰嘴处压痛明显，可扪及骨擦感，右肘关节屈伸活动受限，右肩部、右腕部无明显疼痛及活动障碍，右上肢肢端血运及感觉尚可。舌淡、苔白腻、脉弦。（图1-18、图1-19）

诊断： 右侧尺骨鹰嘴骨折。

治疗： 完善检查后，排除手术禁忌证，行右尺骨鹰嘴骨折切开复位内固定术，术后予以活血祛瘀、行气止痛。药用白茅根15g，煅自然铜12g，桑枝12g，生地黄12g，当归9g，防风9g，苏木9g，泽兰叶9g，王不留行9g，桃仁6g，红花6g，甘草6g。水煎，每日1剂，分早、晚2次服。连服7剂。复查右肘关节正侧位片：右尺骨鹰嘴粉碎性骨折内固定术后改变，内固定位置良好，未见明显松动及断裂征象，骨折线模糊不清，石膏托外固定中，右桡骨小头骨皮质欠光整，余无特殊。（图1-20、图1-21、图1-22、图1-23）

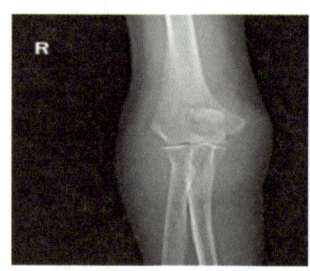
图1-18 手术前（一）

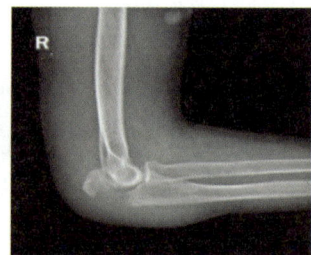
图1-19 手术前（二）

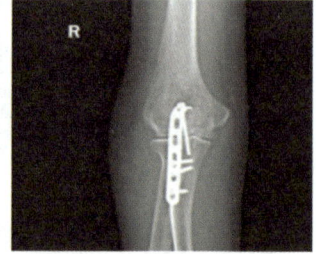
图1-20 手术后（一）

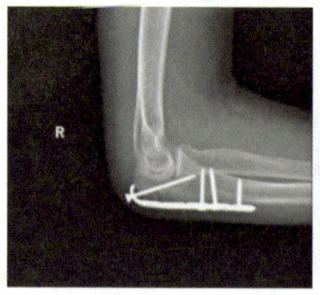
图1-21 手术后（二）

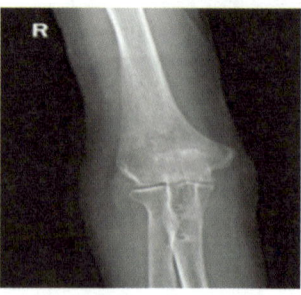
图1-22 内固定取出后（一）　图1-23 内固定取出后（二）

【按语】尺骨鹰嘴是肘关节的重要组成部分，具有稳定肘关节的作用。尺骨鹰嘴骨折是上肢常见骨折，多见于成年人，约占肘关节周围骨折的 10%，全身骨折的 1%。除小块撕脱骨折外，多数尺骨鹰嘴骨折波及半月状切迹关节面，任何残留的关节面不平整都会引起活动受限、恢复延迟和创伤性关节炎，因此准确复位和坚强固定是防止关节不稳及预防骨关节炎发生的有效措施。

盖氏骨折

周某某，男，36 岁。2011 年 12 月 24 日初诊。

主诉：跌倒后左前臂疼痛 2 小时。

病史：2011 年 12 月 24 日因工作时摔伤当即感左前臂疼痛，伴活动受限并逐渐加重。经我院 X 线检查，被诊断为"左侧桡骨中下 1/3 骨折合并下尺桡关节脱位"，现左前臂肿胀畸形，活动受限，可触及骨折端，明显骨擦音，左前臂广泛压痛，肢端感觉、血运正常，其余肢体活动范围及感觉无异常。舌红、苔薄白腻，脉涩。（图 1-24、图 1-25）

诊断：左侧盖氏骨折。

证型：气滞血瘀证。

治疗：立即施以手法复位，患者仰卧位，肩关节外展 90°，助手一手握住上臂，另一手握住前臂，沿前臂纵轴方向持续牵引，纠正重叠及侧方移位，两手拇指并列置于骨折近端的背侧，其他四指环抱骨折远端的掌侧，在牵引下，两手拇指用力推压骨折处，其他四指将下尺桡关节向尺侧推挤，使骨折复位，使用分骨垫和合骨垫及夹板固定治疗。术后复查 X 线片可见骨折对位良好。中药内服：黄芪 30g，独活 10g，桑寄生 10g，杜仲 10g，牛膝 10g，细辛 3g，秦艽 10g，茯苓 10g，防风 10g，甘草 10g，水蛭 3g，骨碎补 10g。7 剂，每日 1 剂，水煎，温服，每日 2 次。（图 1-26、图 1-27）

二诊（2012 年 1 月 2 日）：左前臂疼痛减轻，无明显肿胀畸形，X 线检查所示骨折对位良好，嘱患者适当活动，减少患肢负重，饮食禁生冷辛辣之品。

【按语】盖氏骨折指桡骨中下 1/3 骨折合并下尺桡关节脱位的一种损伤，占前臂骨折的 5%~6%，经保守治疗大部分可痊愈。如诊治不当，可遗留前臂旋转功能受限等问题，盖氏骨折的手法复位比较简单，但复位后容易移位，因此需要维持有效的固定，避免过早活动。需要注意的是，手法复位并非适用于所有盖氏骨折的患者，对于手法复位困难，复位后难以维持或复位后会造成软组织损伤的患者，可考虑手术切开复位，并进行钢板或钢针内固定。

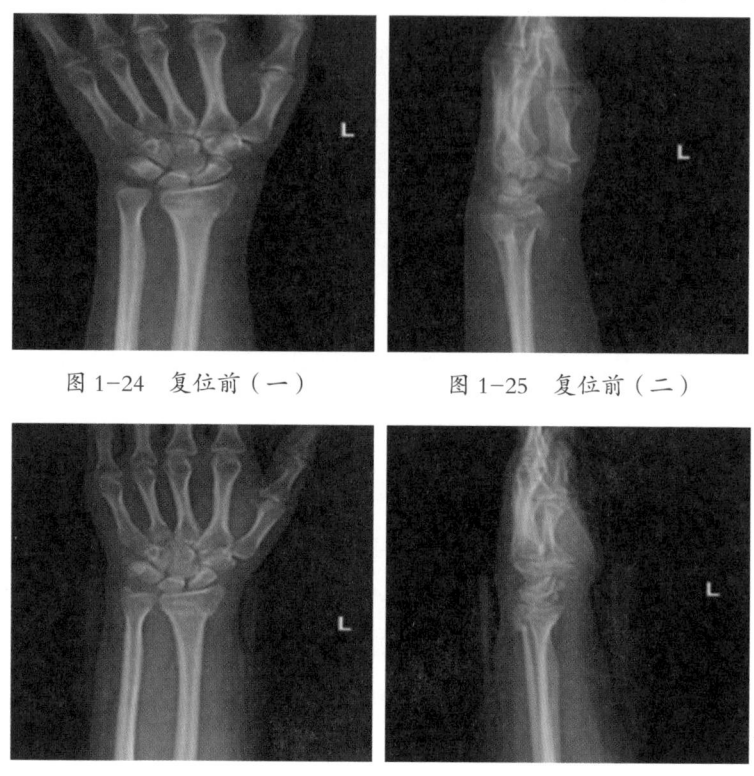

图 1-24　复位前（一）　　　　　图 1-25　复位前（二）

图 1-26　复位后（一）　　　　　图 1-27　复位后（二）

桡骨头骨折

季某某，男，37 岁。2019 年 1 月 17 日初诊。

主诉：摔伤致左肘部肿痛伴活动受限 3 日余。

病史：患者 3 日余前晚上 10 点左右在办公室挂窗帘时不慎摔倒，左肘部及右腕部撑地，当即感左肘部及右腕部疼痛，左肘部活动受限，当时未引起重视，自行回家休息。第二日患者感左肘部及右腕部疼痛较前加重，左肘部肿胀活动受限，遂至浏阳河社区卫生服务中心就诊，完善左肘关节正侧位片：左桡骨小头骨折。右腕关节正侧位片：右腕关节骨质未见外伤性异常。左肘部肿胀疼痛，左桡骨小头压痛明显，可扪及骨擦感，左肘关节屈伸活动受限，左大拇指及腕关节屈伸活动无异常，左上肢肢端血运及感觉正常。舌淡红，苔白，脉涩。

诊断：左桡骨头骨折。

证型：气滞血瘀证。

治疗：治疗予以左上肢石膏外固定。内服活络止痛方：薏苡仁 30g，骨碎补 15g，桑枝 12g，当归 12g，鸡血藤 12g，五加皮 10g，茯苓 10g，白术 10g，延胡索 10g，续断 10g，桃仁 10g，羌活 10g，桂枝 10g，红花 6g，甘草 6g。水煎，每日 1 剂，分早、晚 2 次服，连服 7 剂。活血祛瘀，消肿止痛，舒筋活络，促进骨折愈合。

【按语】桡骨头骨折约占全身骨折的 3%，占肘部骨折的 1/3~1/2。大部分桡骨头骨折是因摔倒后手先撑地，外力通过桡骨轴线上传至肘关节，桡骨头与肱骨小头撞击而导致，是一种典型的轴向传导损伤。此外，后外旋损伤也会造成桡骨头骨折。如果同时合并冠突骨折、尺骨鹰嘴骨折、肘关节脱位等，则提示损伤更为复杂严重。文献报道，单纯的桡骨头骨折仅约占 5%，而绝大多数均伴有其他损伤。治疗桡骨头骨折应以恢复肘关节的屈伸功能及前臂的旋转功能为目的，同时应注意保持肘关节的稳定性，以减少后期创伤性关节炎的发生率。

尺桡骨双骨折

王某，男，63 岁。2017 年 2 月 14 日初诊。

主诉：被砸伤后左前臂肿痛、畸形伴活动受限 3 小时。

病史：不慎被重物砸伤左前臂，出现左前臂畸形、肿痛，活动疼痛加重，休息不能缓解，由家属送来我院急诊求治。

查体：左前臂明显畸形，肿胀，广泛压痛，左前臂纵叩痛，骨擦感（+），手指屈伸活动可，末端血运、感觉、活动尚可。舌淡红，苔白，脉弱。

辅助检查：左侧尺桡骨双骨折，其中桡骨为多段骨折，位线尚可；尺骨骨折远端向下移位，向桡侧成角。（图 1-28、图 1-29）

诊断：左侧尺桡骨双骨折。

治疗：患者取坐位，患侧肩膀自然下垂，一助手双手把住患肢上臂远端。术者一手端住患肢前臂，另一手握住腕部，轻柔地将患肢摆放至肘关节屈曲 90°、前臂旋后 90° 位，然后与助手同时沿前臂纵轴方向缓慢持续牵引患肢，在维持牵引的状态下于掌背侧对向挤压骨折端纠正整体力线，后调整相应夹板及棉垫位置固定。复查 X 线片提示骨折端位置良好。3 日后复查 X 线片见尺骨移位，调整后加石膏托固定，复查 X 线片示骨折端位线较前改善。1 周后复查 X 线示骨折稳定。维持石膏、夹板固定，继续复查换药，指导患者适当功能锻炼。6 周后，可见轻微骨痂生长。2个月后骨折线部分模糊，2个半月后复查X线片示骨痂生长增多，骨折端稳定，拆除外固定，指导患者循序渐进进行功能康复锻炼。3个月后，患者功能恢复正常。1年后复查X线片示骨性愈合。（图1-30、图1-31）

【按语】成人前臂双骨折临床相对少见，多为高强度暴力外伤引起，对于不稳定骨折，多行手术治疗。本病例为成人桡尺骨双骨折，且桡骨为多段骨折，手法复位难度大，早期出现骨折再移位，经手法调整后加石膏托以加强固定效果，有效避免骨折再移位。成人尺桡骨骨折生长愈合慢，保守治疗时间长，容易出现皮肤过敏、瘙痒问题，须加强骨折换药，注重医患沟通，获得患者理解及配合。采用正骨手法进行徒手复位，须根据前臂骨折移位情况来判定使用方法，纠正前臂旋转畸形、侧方移位和成角畸形。治疗方法如下。①摸认、辨认：摸清楚骨折端移位情况；②拔伸牵引：拔伸牵引要做回旋、旋转、旋转复位、回旋复位；③折顶、捺正；④分骨手法；⑤理筋手法：用于复位完成之后。

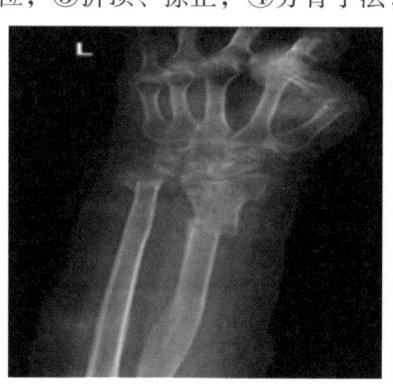 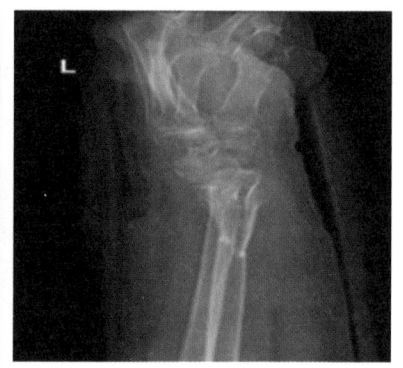

图1-28　复位前（一）　　　　　　图1-29　复位前（二）

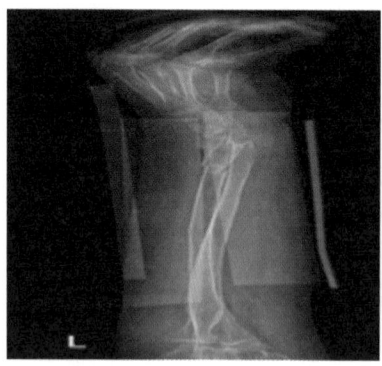 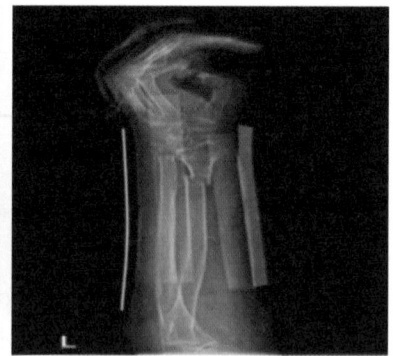

图1-30　复位后（一）　　　　　　图1-31　复位后（二）

小儿前臂双骨折

林某某，男，4 岁。2001 年 5 月 4 日初诊。

病史：患儿于 4 日前从高处约 1m 处摔下，当即感右手肿痛，手活动困难。即到医院照片检查，为右前臂桡尺骨中 1/3 段双骨折，远端向背侧、桡侧移位，随即在当地医院由骨科医生行手法复位，小夹板固定，照 X 线片复查对位、对线均不满意，仍有移位，而后在附近医院先后又行多次手法复位，位置均不理想，遂于 2001 年 5 月 3 日来院求诊，再行右前臂正侧位照片：右桡尺骨中 1/3 段骨折，远端仍向桡侧、背侧移位。（图 1-32、图 1-33）

查体：右前臂，肿胀明显、畸形、压痛、活动受限、手指颜色（血运）及活动均可。

诊断：右桡尺骨下段骨折。

治法：手法复位，加四合一小夹板外固定。

手法：六步对向折顶法。

术前准备：根据患儿前臂周径大小、长短精心临时制作一副小夹板及两只含金属的柔纸制作的长条形分骨垫（不要太粗，直径约 5mm），再准备纱绷布和扎带 3 根。

手法复位步骤：第 1 步"手握两端"。术者双手分别握住患儿患肢近端和远端的背侧（右手最好在远端，因为右手拇指力量比左手大，且比较灵活）。第 2 步"双手摸骨"。双手拇指均捏住患肢的桡骨远近两端近骨折处。第 3 步"对向折顶"。在第 2 步双手拇指摸住两断端桡骨的基础上，双手拇指行对向折顶，此动作是能否对位准确的关键，要双手拇指背对背折顶到 90°（注意：只要拇指指甲相对碰了桡骨两骨折端肯定也对位了）。第 4 步"两端复平"。在双手拇指对折 90° 时，两骨折端已经触碰了那么此时两拇指缓缓放平至 180° 位置。第 5 步"对向挤压"。在手指完全放平后，双手再微微对向挤压，使断端能相互嵌插而更稳。第 6 步"反向折顶"。在双侧断端放平并对向挤压的同时再将两断端微微向背侧折顶约 20°，然后再复平。此手法的作用在于将没有完全嵌插对位的残余移位得到完全纠正，至此手法结束。但双手仍微用力，行对向挤压的情况下，由助手循序增进此法，先用纱质绷带缠绕患肢 3~4 层后放置背侧和掌侧的分骨垫，再按背侧→掌侧→桡侧→尺侧顺序放置小夹板。每放一块小夹板后，均用绷带固定两圈，达到夹板固定稳固的目的，最后再用纱带捆扎 3 根。特别注意到绷带的松紧度和扎带的松紧度，观察血运情况，血运良好，术毕。术后即照 X 线片复查，达到解剖对位。也可在透视下复位，这样使复位更准确更直观，缩短了手法复位时间。术后 3~4 天再照 X 线片是否再移位（如果 4 日未移位，复位成功不会再移位了）。（图 1-34、图 1-35）

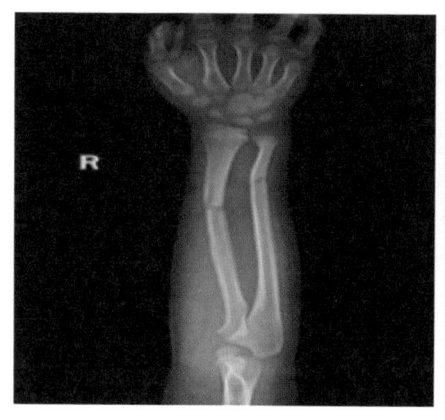

图 1-32 复位前（一）

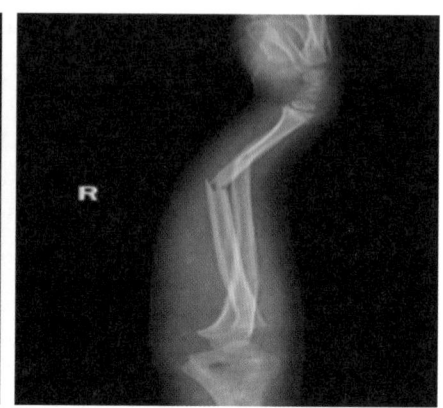

图 1-33 复位前（二）

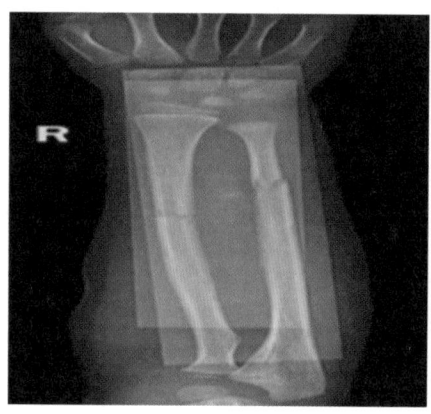

图 1-34 复位后（一）

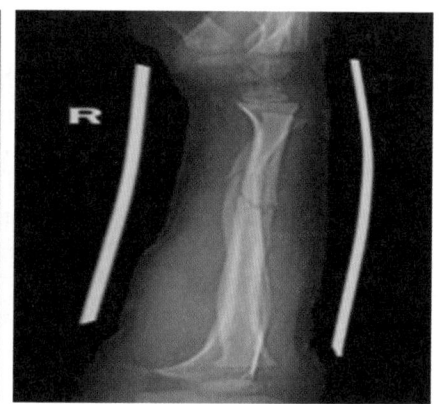

图 1-35 复位后（二）

【按语】小儿桡尺骨双骨折，在临床上常见而且多是摔伤后跌倒一手撑地所致的直接暴力所致的骨折，常见的是前臂的中 1/3 段，多半都是向背侧移位和尺侧位，而小儿骨折不能按教科书上的先对向牵引矫正重叠移位，再矫正旋转移位及成角移位，再对位。此法对于成人或骨折还没有进行手法复位的也许可以，但本病例则不行。这个小儿已在他处行 4~5 次手法整复，已经将骨折两断端的锯齿状（本来就不多）已整平，且又是 4 日以后才来，两断端的血肿已机化（孙林江教授观察），小儿 24 小时即可长骨痂，所以对抗牵引再对位，即使对得上也不能稳定，稍一松手即移位。所以必须"折顶"将机化物去除（90°折顶），再将两断端以双手拇指对位放平再对向挤压方可稳定，而且不能松手，在对向挤压的情况下由助手缠纱布→放分骨垫→放背侧小夹板→再掌侧→桡侧→尺侧依次放置，且每放一块都用纱布缠两圈，起固定夹板作用，最后还要用 3 根纱带扎带固定，置中立位置放才能术毕。注意一定要注意纱布和扎带的松紧度，一定要上下可移动 1cm，太紧则影响血液循环，太松则复位后又会骨折移位。

桡骨远端骨折

曹某某，男，28 岁，长沙人。

病史： 患者于 1980 年 3 月 19 日不慎跌倒，以右手撑地，当即感有响声，随即站起后右手腕不能动，且逐渐肿大，疼痛越来越重，随后到医院就诊，经 X 线片检查为右桡骨远端粉碎性伸直型骨折，且桡骨远端关节面亦粉碎，骨折向背侧和尺侧移位，尺骨茎突撕脱骨折，其他腕骨无异常。

查体： 右手腕肿胀压痛，手腕完全不能活动，但手指功能正常，屈伸均可，向背侧和尺侧移位畸形。舌暗，苔白，脉弦数。（图 1-36、图 1-37）

诊断： 右桡骨远端粉碎性伸直型骨折。

证型： 气滞血瘀证。

治法： 手法复位加四合一小夹板固定。

手法： 四步复位手法。

术前准备： 根据人的高矮手的粗细准备一副大小合适的四合一夹板，一副纱布绷带和纱布扎带，复位助手两名。

复位步骤： 最好在局部麻醉下进行。第 1 步：两助手分别握住骨折近端和远端行对抗牵引约三分钟将重叠移位牵开。第 2 步：远侧牵引者行左右上下摇摆，将粉碎的骨折块由周围向中间靠拢。第 3 步：远端助手在牵引的情况下轻轻向掌侧折顶，以便将向背侧移位的骨折远端纠正，注意不要像没有粉碎骨折的桡骨远端骨折那样折顶 90° 那样用力，因为这是粉碎型，只是纠正残余向背位移位。第 4 步：术者再用拇指和其余四指在骨折周围行对向挤压，将向周围移位的骨折块向中间靠拢（继续牵引的情况下进行靠拢手法）。术毕，先用消肿止痛的药水外擦一次，再用绷带缠绕一圈，依次用小夹板固定，先放背侧夹板，缠绕绷带一圈，再掌侧夹板再缠绕一圈，依次桡侧，最后尺侧，将夹板用绷带全部固定完，再用 4 根纱带先中间两根后远近端两根固定，注意扎带的松紧度，一定要能够上下活动 1cm 左右，用绷带缠绕夹板时也不宜太紧，否则影响前臂血液循环，会造成前臂缺血而手指挛缩（伏克曼氏挛缩）畸形。再照 X

线片检查，骨折对位对线均达到解剖对位，嘱 4 日复查一次，骨折没有移位，调整扎带，再 6 日复查，照片，保持原位。

选方：桃红四物汤合五皮饮加减。

用药：生地黄 15g，当归 10g，赤芍 10g，川芎 10g，陈皮 10g，茯苓皮 10g，大腹皮 10g，桑白皮 10g，生姜皮 10g，桃仁 10g，红花 10g，香附 10g，甘草 10g，三七 5g，10 剂，肿消痛止，手指可活动，血运好。再用四物汤合六味地黄丸加减。熟地黄 20g，当归 10g，白芍 20g，川芎 10g，茯苓 10g，牡丹皮 15g，泽泻 10g，枣皮 10g，山药 15g，桑枝 10g，香附 10g，甘草 10g，10 剂。不再服药，加强功能锻炼，40 日拆除外固定夹板，再行功能锻炼，最后完全恢复，没有一点后遗症。（图 1-38、图 1-39）

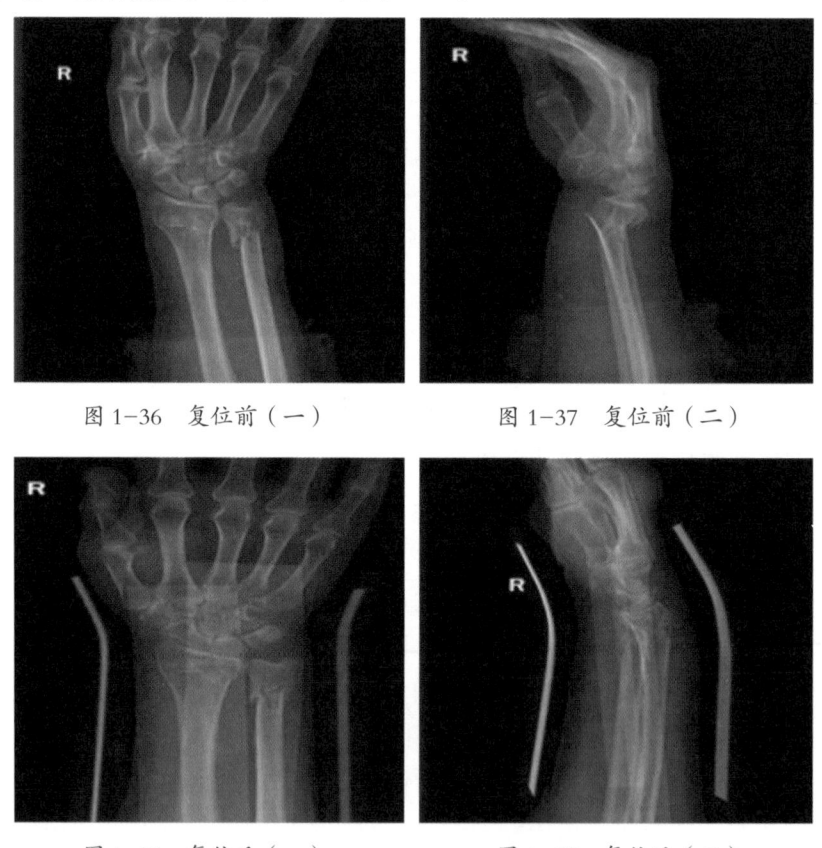

图 1-36　复位前（一）　　　　　图 1-37　复位前（二）

图 1-38　复位后（一）　　　　　图 1-39　复位后（二）

【按语】桡骨远端伸直型骨折是常见的骨折，多见于老人，女士比男士多，但本病例是属于青壮年暴力较大，所以属粉碎型，且骨折深入关节面。此种情况做手术开放复位内固定的效果不太好，不容易行内固定。容易形成创伤性关节炎，而且有的行内固定后还容易不被吸收，因而最好行手法复位小夹板固定。此种骨折在手法复位时不仅要牵引，还要行摇摆手法，才能更好地将分散移位的骨折片用骨膜和肌肉的力量将其挤拢，还要用手法将移位的骨折片理顺后才能更好地对位。注意：①为了减少其创伤性关节炎的发生，要尽早进行功能锻炼，早期2~3周即行手指腕关节的有痛感运动，腕关节要行背伸、掌屈活动，3~4周要加大活动量，5~6周要接近正常的活动功能，这样才能将深入关节面的骨折线的出血形成的软骨磨掉而不形成骨痂，从而塑造出一个适应生理功能的新的关节面（凡是关节内骨折，都应如此，即早期就行有痛感的功能锻炼）。②此患者没有加压垫，是因为骨折本身就粉碎，挤拢后再加压垫，反倒会向掌侧移位。③早期用桃红四物汤合五皮饮加香附、三七，不仅活血祛瘀，还可健脾化湿，理气消肿。正如从《成方便读》所说："治水病肿满，上气喘急，或腰以下肿，此亦肺之治节不行，以致水溢皮肤……放以桑皮以泻肺降气，肺气清肃，则水自下趋。而以茯苓之从上导下，大腹之宜胸引水，姜皮之辛凉、解散，陈皮理气行痰……是以陈皮、茯苓两味，本为脾药，其功能用皆行中带补、匡正除邪，一举而两治之，则上下之邪，患皆涣散耳。"

桡骨远端骨折

王某，男，57岁。

主诉：外伤致左腕部肿痛、活动受限2日。

病史：患者于2日前跌倒，左手掌着地，感左腕关节肿胀、疼痛、活动受限，活动后疼痛加剧，由家人送往外院求治，X线片示：左桡骨远端骨折，给予复位、石膏外固定后回家。因左腕部肿胀、疼痛不减，今来我院求治，复查X线片示骨折再移位。

查体：左腕部肿胀、桡骨远端压痛，骨擦音，纵向挤压痛，左腕关节呈"餐叉样"畸形。舌质淡红，苔薄白，脉弦。（图1-40、图1-41）

诊断：左桡骨远端骨折。

证型：气滞血瘀型。

治疗：患者因跌倒致伤，骨断筋伤，气滞血瘀，不通则痛。给予手法整复，予"二次屈腕折顶"，超腕关节夹板固定，消炎散外敷。复查X线片示：对位对线良好。中药以活血化瘀、行气止痛为法，予以桃红四物汤加减：白茅根15g，茯苓皮15g，桃仁10g，红花10g，当归10g，生地黄10g，赤芍10g，大

腹皮 10g，川芎 6g，乳香 6g，没药 6g，甘草 6g。水煎，每日 1 剂，分早、晚 2
次服。连服 7 剂后，左腕关节肿胀、疼痛明显减轻，活动改善，舌质淡红，苔
薄白，脉弦。复查 X 线片示：对位对线良好。调整夹板松紧度，继续夹板固定。
继用上方，加骨碎补 20g，续断 15g，每日 1 剂，水煎服。服 5 剂后，诉左腕
关节肿胀消退、疼痛轻，活动明显改善，局部压痛轻微，无骨擦音，无纵向挤
压痛，复查 X 线片示：有明显骨痂生长。骨折达临床愈合，拆除外固定夹板，
加强腕关节功能锻炼。（图 1-42、图 1-43）

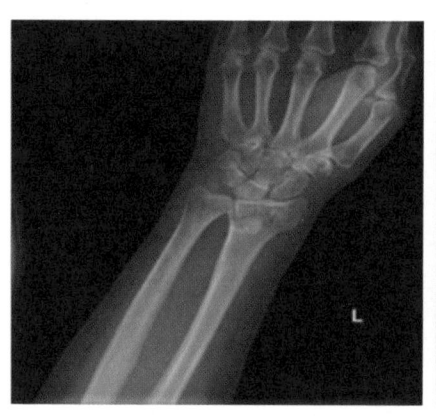
图 1-40　复位前（一）

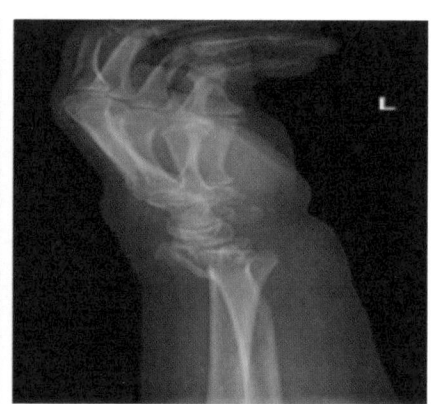
图 1-41　复位前（二）

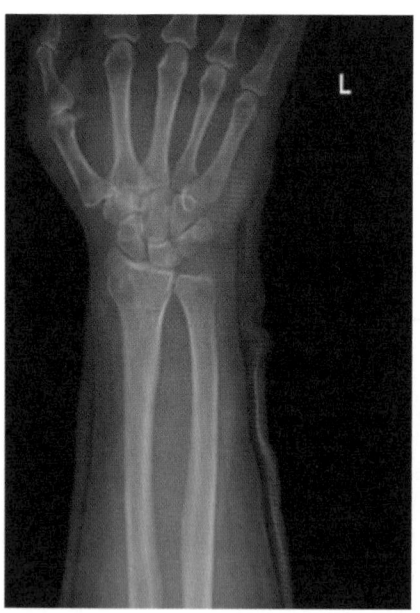
图 1-42　复位后（一）

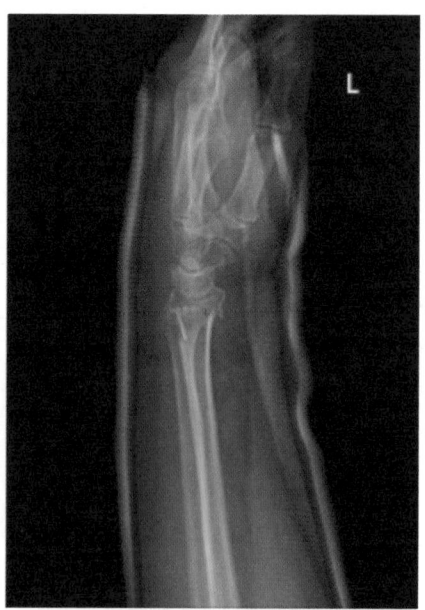
图 1-43　复位后（二）

【按语】田老采用"二次屈腕折顶"手法，取得较满意的效果，"二次屈腕折顶"手法的优点：一是桡骨远端骨折多见于老年人，避免一次用力屈腕太过，老年患者难以承受，从而诱发心脑血管疾病。二是二次屈腕折顶，掌屈充分，不但骨折得到整复，掌倾角也得到完全纠正，有利于屈腕功能的恢复。三是屈腕时，利用背侧伸肌腱的张力使背侧骨性肌腱沟的残余移位得以纠正，有利于手指功能的恢复。

桡骨远端骨折，创伤后急性骨萎缩

黄某，女，53岁。

主诉：右腕关节外伤后疼痛1个月。

病史：患者1个月前走路跌倒时右手撑地致右腕关节疼痛肿胀变形，至社区医院经X线诊断为右桡骨远端骨折，予手法复位加小夹板固定。治疗后近1个月患肢疼痛、肿胀未见缓解，故前来就诊。

查体：右腕关节疼痛拒按，夜间痛甚，手部关节僵硬，局部皮肤仍有瘀斑，皮肤干涩甲错，皮温降低，舌质淡，苔薄白，脉弦涩。

X线片示：右桡骨远端骨折对位对线尚可，断端有骨痂形成，右腕关节诸骨可见轻度斑点状骨质疏松。（图1-44、图1-45）

诊断：右桡骨远端骨折，创伤后急性骨萎缩。

证型：气滞血瘀、水饮内停证。

治疗：活血化瘀，舒筋健骨。①内服自拟活络止痛方：薏苡仁30g，骨碎补15g，桑枝12g，当归12g，鸡血藤12g，五加皮10g，茯苓10g，白术10g，延胡索10g，续断10g，桃仁10g，羌活10g，桂枝10g，红花6g，甘草6g。水煎，每日1剂，分早、晚2次服，连服7剂。②外洗：海桐皮汤加减。当归20g，透骨草20g，海桐皮20g，五加皮20g，钻地风20g，威灵仙20g，徐长卿20g，伸筋草20g，刘寄奴15g，红花15g，羌活15g，独活15g，木瓜15g，川芎15g，海风藤15g，花椒15g，甘草15g。又服7剂。外洗，每次20分钟，每日1剂，分2次洗。7日后复诊诉右腕关节疼痛明显好转，关节可自主活动，皮肤色泽恢复正常，舌质淡，苔薄白，脉弦滑。拟原方再内服加外洗1周以巩固疗效。（图1-46、图1-47）

【按语】本病可归属于中医学的"痹证"。损伤后气滞血瘀，血瘀水滞，久则脾气亏虚，脾虚则水无以化，致水湿内停。故治宜活血舒筋止痛，利湿补肾健骨。中药内服方中桃仁、红花、当归活血行气止痛；五加皮、杜仲、续断、桑寄生、骨碎补续筋接骨；薏苡仁、茯苓、白术、防己利水健脾。中药外洗方乃为海桐皮汤加减而来，具有活血化瘀、利水消肿、透利关节的作用，内服外洗相结合，共奏活血化瘀、舒筋健骨之功，促进肢体功能的恢复。

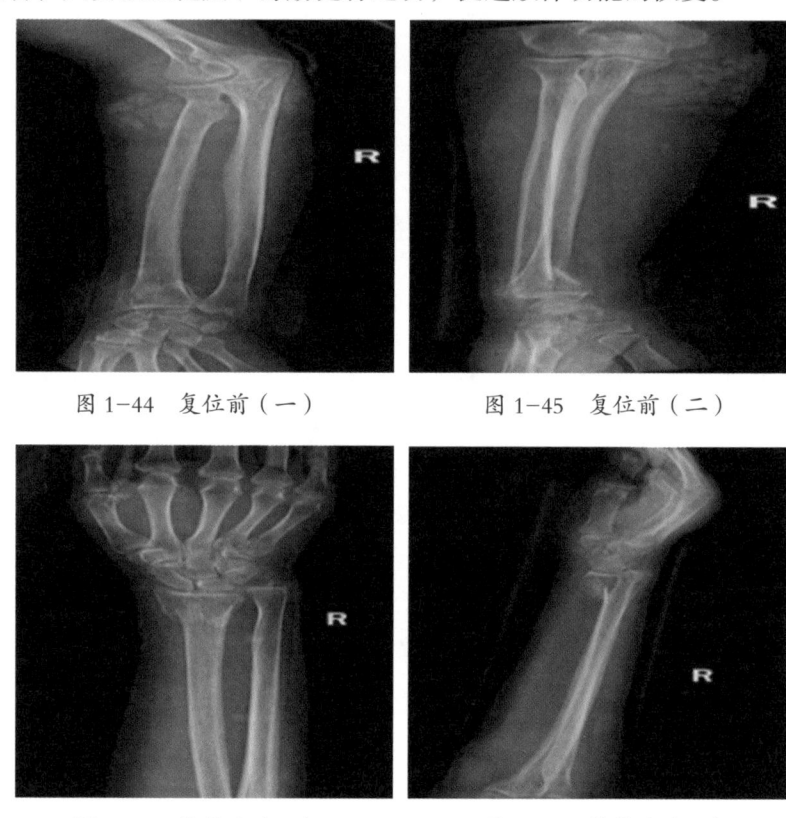

图 1-44　复位前（一）　　　　　图 1-45　复位前（二）

图 1-46　复位后（一）　　　　　图 1-47　复位后（二）

舟状骨骨折

谢某某，男，17 岁。2017 年 5 月 12 日初诊。

主诉：扭伤右手腕部疼痛伴活动受限半年。

病史：6 个月前因体育训练扭伤右腕关节，当即肿痛、活动受限，就诊于附近诊所，给予消肿止痛膏贴敷。后持续疼痛不适，2 个月前于外院行 X 线检查发现：舟骨骨折，门诊医生建议患者护腕固定。后患者一直参与体育训练，未制动固定，休息，腕部持续疼痛不适，遂来我院复查、行磁共振检查，磁共振示：考虑舟骨坏死。

诊断：右舟骨陈旧性骨折不愈合。

治疗：桡骨茎突骨瓣植骨 +Herbert 钉内固定。暴露后见舟骨骨折不愈合，断端内肉芽组织填塞，骨折端内骨吸收，断端硬化，彻底清除肉芽组织硬化骨，打磨至骨质出血，设计桡骨茎突骨瓣，保护骨膜上血管，保护桡神经浅支，凿取骨瓣，旋转点设计在腕关节关节 1.5cm，切取带蒂的桡骨茎突骨瓣，同时取桡骨茎突内适量松质骨，复位舟骨后克氏针导针固定，透视见复位满意，舟骨形态良好，松质骨骨块填塞骨缺损区，通过导针置入 Herbert 钉，沿舟骨长轴开槽，将骨瓣翻转，修整，置于舟骨背侧的骨槽内，缝合周围关节囊，韧带。术后复查正位，双斜位 X 线，骨折复位良好，舟骨形态良好，内固定位置良好，次月复查，术后 34 日骨折愈合良好，舟骨形态良好，腕关节活动良好，无痛，局部无压痛，嘱患者继续佩戴石膏 2 周后，拆掉石膏自由活动。

【按语】舟状骨在腕骨中最易发生骨折，约占所有腕骨骨折的 70% 最常见于年轻人（15~30 岁）。急性舟状骨骨折容易被误诊成腕部扭伤，因为最开始时 X 线片可为骨折（－），然而延迟处理可造成畸形愈合、骨不连、缺血性坏死和腕关节炎，因此了解舟状骨骨折的诊断和治疗很重要。

掌骨骨折

黄某某，女，20 岁。2021 年 3 月 21 日初诊。

主诉：外伤致左手掌肿痛 2 日。

病史：运动时不慎受伤致左手掌肿痛，自行冰敷后肿胀未见缓解；完善左手正侧位，提示"左手第 4 掌骨骨折"。患者左手掌肿痛，左手第 4 掌指关节活动受限，未见明显畸形及皮下瘀血，左上肢其余关节活动良好，左手指感觉及血运良好，纳可，无口干口苦，寐一般，大便正常，小便正常。

查体：左手掌肿胀，未见明显畸形及皮下瘀血，肤色不红，肤温不高，左手肢端感觉及血运良好。（图 1-48、图 1-49）

诊断：左手第 4 掌骨骨折。

治疗：完善相关检查及术前准备后，在臂丛神经阻滞下行左手第 4 掌骨骨折切开复位内固定术。术后拟方如下：续断 12g，骨碎补 12g，生地黄 12g，泽兰叶 9g，丹参 9g，当归 9g，桑枝 9g，川芎 9g，赤芍 9g，三七粉 6g，红花 6g，桃仁各 g。水煎，每日 1 剂，分早、晚 2 次服。连服 7 剂。术后 7 日后疼痛，肿胀，活动受限情况好转，出院，1 个月后复查，骨折对位良好。（图 1-50、

图 1-51、图 1-52、图 1-53）

【按语】掌指骨骨折是手外伤时常见的骨折，约占手外伤患者的 1/4。由于手部结构细微复杂、活动功能精细，手部骨折处理的重要性和技术性远较其他长管骨骨折治疗复杂。保证骨折复位后的稳定性是掌指骨骨折治疗成功与否的关键所在。为了恢复手部的功能，骨折常需适当的固定，过去常用石膏外固定或克氏针内固定，但常因固定不确切或固定时间长，不利于术后关节早期康复训练，对手指关节功能恢复影响较大，给手的功能康复带来了一定困难。现代治疗方法越来越多地采用较坚强的内固定，如微型钢板螺钉固定等。

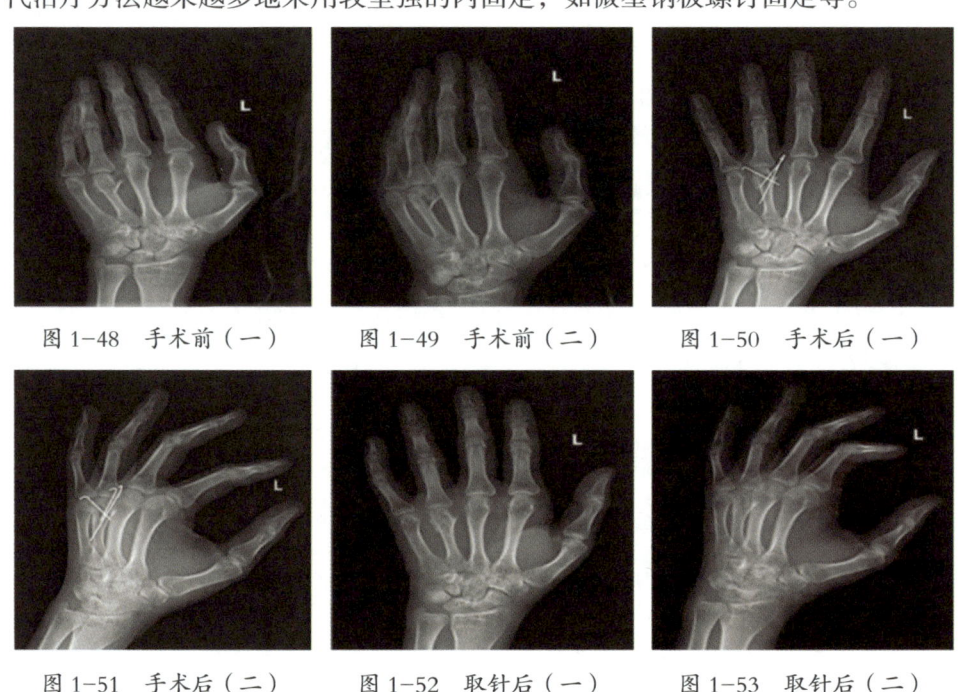

图 1-48　手术前（一）　　　图 1-49　手术前（二）　　　图 1-50　手术后（一）

图 1-51　手术后（二）　　　图 1-52　取针后（一）　　　图 1-53　取针后（二）

指骨骨折

孙某，男，29 岁。

病史：患者于 1 周前，左中指被冲床压伤，外院骨伤科诊断为左中指开放性骨折，伴伸指肌腱断裂，做清创缝合术，克氏针内固定。换药时发现伤口感染，经抗生素及伤口多次换药仍不见好转，遂建议截指，因患者不愿接受，故来我院门诊治疗。就诊时，左中指中节掌、背侧伤口腐脓板滞，指骨暴露，脓水淋漓，色黄带红，腥秽不堪，肿延及肘，毛背尤甚。

X 线片示：左中指近、中、末节骨折，中节远端骨节缺损，克氏针内固定。

脓液培养：金黄色葡萄球菌（凝固酶阳性）。舌质红，苔黄腻、脉细数。

诊断：左中指开放性骨折。

中医辨证：湿热阻滞，毒火炽盛。

治疗：①内治。治以清热化湿，解毒消肿。生地黄 15g，连翘 15g，金银花 15g，天花粉 15g，蒲公英 15g，茯苓 15g，赤芍 9g，当归 9g，荆芥 9g，浙贝母 9g，陈皮 6g，甘草 6g。水煎，每日 1 剂，分早、晚 2 次服。②外治。伤口以九华膏换药 1 次。肿胀处用消炎散，蜜水调敷，每日换药 1 次。上方药连服 5 日后，左中指伤口腐肉已脱，脓水亦少，创面红活，肘臂肿势退净，手背肿胀亦减，但按之有脓液从创口流出，脉弦细、苔薄白、质红。湿热已化，气血两亏，阴液耗伤。再拟养阴清热、益气养血，佐以解毒，内服药：党参 12g，黄芪 12g，当归 12g，赤芍 12g，生地黄 12g，天花粉 12g，蒲公英 12g，浙贝母 12g，连翘 12g，金银花 12g，赤茯苓 12g，白芷 6g，陈皮 6g，甘草各 6g。外治继续用九华膏换药。经内外兼治，新肉虽生，未能结痂，手背因引流不畅，红肿高凸，遂切开排脓，药线引流，治疗 2 周，手背伤口愈合，手指创口范围缩小，暴露之指骨色黑，死骨已成，断端无法连接。复查 X 线片示：左中指无骨痂生长。遂拔去克氏针，摘除死骨，继续换药，内服十全大补汤加减。创口愈合。随访，左中指缩短，掌指关节活动正常，左中指之间关节强直，对指尚可，能持物。

【按语】指骨骨折是手部最常见骨折，多见于成人，多由直接暴力所致，且多为开放性骨折，其中以粉碎骨折较多见。手指开放性骨折感染后，湿热蒸酿，肉腐为脓。由于阴血耗散、毒火炽盛、正不胜邪，故投以养阴清热之剂，5 日后即腐脱肿退，继以益气养阴调理，理应及早结痂，但由于死骨在内，加之手背脓腔引流不畅，故月余未能结。经摘除死骨，切开手背排脓引流后，很快疮口愈合，保存了手指，虽然指间关节偏直，但指活动功能存在，不无小利。本案中采用的消炎散、九华膏等皆为田老经验方制药。前者消肿化瘀止痛，后者生肌祛腐除脓，再配合内服辨证用药，故顽疾自除。

双手爆炸伤

罗某，男，34 岁，湖南新化人。2017 年 3 月 23 日初诊。

病史：患者于 2016 年 12 月 12 日施工时不慎炸伤双手，致右手拇指骨外露，

第 3 指末节被炸飞，第 2、第 4、第 5 指震伤及左手各手指震伤，当即进行清创缝合第三指残端。右手拇指行皮瓣移植，现 100 余日拇指皮瓣仍未愈，且中指残端仍有分泌物，手指冷痛，且右手第 2、第 4、第 5 指及左手各指指向关节僵硬，但稍可活动，却不能握拳和伸直。触觉可，食欲好，二便调，舌淡，苔薄白，脉弦。

诊断：双手爆炸伤后遗症。

证型：瘀血阻滞，经络不通。

治法：活血祛瘀，通经活络。

选方：桃红四物汤合黄芪桂枝五物汤加减。

用药：当归 10g，赤芍 10g，川芎 10g，生地黄 15g，桃仁 10g，红花 10g，黄芪 20g，桂枝 10g，桑枝 10g，胡颓子根 50g，黑豆子 50g，忍冬藤 50g，蜈蚣 2 条，土鳖 10g，地龙 10g，生姜 10g，大枣 5 枚，甘草 10g，15 剂。嘱一、二次煎服后，第 3 次再煎水，先熏后洗，同时轻柔各指活动，配合手法按摩，15 剂后，手指湿度增加，各关节活动改善。续用上方，赤芍易为白芍 20g，生地黄 10g 易为熟地黄 15g，加香附子 10g，再 50 余剂，如上法，内服外熏，手指伤口已基本愈合，手指活动基本正常，再用理疗月余，促进手指功能完全康复。

【按语】手指外伤在工业、生产中常见，一般清创治疗后手指外伤愈合即可。现此病例如此复杂外伤且并发症又较重者确实不常见，在这个时候加中医中药治疗肯定可以加快手指各种功能的康复。所以将桃红四物汤中"熟四物"改为"生四物"，即熟地黄改生地黄、白芍改赤芍以增强活血力量，再加桃仁、红花加强活血祛瘀，再用黄芪桂枝五物汤益气理经、和营通痹，重用黄芪振奋阳气，温运手指血液循环，桂枝、桑枝引药入上肢，加四虫（全蝎、蜈蚣、土鳖虫、地龙）增强通经活络的作用。用胡颓子根、忍冬藤、黑豆一方面加强清热解毒作用，另一方面健脾入肾，固本扶阴，不使太凉，所以 15 剂后手指活动情况即有改善，手温增加，患者亦增强信心。再用上方，方中赤芍至少改白芍、生地黄改熟地黄，以增强补血作用，加香附子引领血气，再用 50 余剂内服外熏洗，还配合物理疗法，患者植皮皮瓣完全愈合，手指再无分泌物，各手指活动已恢复正常。

左手掌机器挤压伤

邹某，男，54 岁，湖南新化人。2018 年 6 月 26 日初诊。

病史：患者于5月10日不幸被机器绞伤，左手掌背当即血肉模糊，破皮流血，皮肤有缺损，素来我院行清创植皮，现已46日，皮肤已成活，但左手胀痛难忍，日夜不停，难以入睡，且左手第4、第5指不能活动，食欲可二便调。

查体：左手掌背均肿，有压痛，左手第1、第2、第3指末节可活动，第4、第5指不能动，手指血运尚可，舌质淡，苔白微腻，脉弦稍数。

诊断：左手掌被机器挤压伤。

证型：湿热蕴结，瘀血阻络证。

治法：清热祛湿，活血通络。

选方：当归抗痛汤合黄芪桂枝五物汤加减。

用药：黄芪20g，当归10g，羌活10g，防风10g，升麻10g，猪苓10g，泽泻10g，茵陈10g，蔷根20g，苍术10g，白术10g，桂枝10g，桑枝10g，香附10g，三七15g，黑豆50g，忍冬藤50g，甘草10g，胡颓子根50g。10剂后，肿已消散大部分，手指活动有改善，痛以明显减轻，夜能入睡。上方再进10剂，肿已基本消退，睡眠已明显好转。但左手第4、第5指仍麻木，活动不灵活，此时当温经通痹，实卫养营为主。上方改为补中益气汤与黄芪桂枝五物汤合用，即黄芪20g，白芍20g，桂枝10g，白术10g，陈皮10g，升麻10g，柴胡10g，当归10g，党参10g，桑枝10g，甘草6g，生姜20g，大枣7枚，再进10剂。左手第4、第5指麻木好转，活动不灵活有改善，尔后此方随症加减。再进30剂兼加强功能锻炼，手指麻木基本改善，活动亦灵活。

【按语】手部外伤临床常见，破皮流血肌肉损伤临床亦较多见，这从外伤治疗的角度讲，清创植皮预防感染，用现代医学治疗无疑是非常必要的，是很及时的，但如何促进患者减少痛苦，早日康复是临床医生应该考虑的重要事情。该患者已术后46日，手部外伤感染已控制，植的皮易已成活，这说明先前对于手部外伤的治疗是很成功的，但现在手部仍胀痛难忍，且日夜不停，不能入睡（现在医学解释可能为瘢痕内结，血液循环受阻所致），结合舌苔脉络辨证为湿热蕴结、瘀血阻络所致，自然是清热祛湿、活血通络，而方用当归抗痛汤合黄芪桂枝五物汤，方中用羌活辛散祛风、苦燥胜湿、通痹止痛。茵陈清热利湿、通关节、祛湿热，此两药合用共成清热止痛、祛湿疏风之功；猪苓、泽泻利水渗湿，防风、升麻、葛根解表疏风，再以白术、苍术燥湿健脾，以运化水湿之气，上药祛风除湿较多，因而不用黄芩、苦参，而用党参、当归益气养血，再用黄芪入脾肺补气，而能升气于表，作用于肌肤，温分肉，活血脉，实卫合营在此为肌肤麻木之要药。再用桂枝温经活血，桑枝引络入上肢。三七加强活血作用，且活血而不伤正气，再用胡颓子根入肺、脾、胃经能健脾消食，忍冬藤能清热解表，性温和而不伤正，黑豆补脾入肾，三药合用，既可清热解毒又可健脾补肾，是我院治疗急慢性骨髓炎的传统用药，用则毕效。后期再用黄芪桂枝五物汤合补中益气汤，重点在扶正祛邪、温经通络，补气补血，因患者受伤日久且伤势较重，确需芍药、大枣益气养营，且桂枝与生姜相伍，既可调营卫又可为黄芪实卫之助，诸药合用，疏散肌肤风寒，以祛致痹之因；温养营养气血，以成通痹之功，故该患者手指麻木不仁，活动不灵活，用之而效。

股骨颈骨折

易某，男，65 岁。

主诉：患者不慎摔倒后右髋部疼痛、肿胀，活动受限 1 日。

现病史：患者于 1 日前不慎摔倒，右髋部着地，当即感右髋疼痛，活动受限，不能站立行走。遂由家人送至当地医院就诊，经 X 线检查诊断为右股骨颈骨折。患者自诉伤后疼痛持续，夜不能寐，伴见食欲减退，大便秘结。

查体：右髋部肿胀，腹股沟压痛，右下肢轻度外旋畸形，纵向叩击痛阳性，右髋关节活动受限。舌淡苔白，脉弦紧。

检查结果：X 线片示右股骨颈骨折。（图 1-54、图 1-55）

诊断：右股骨颈骨折。

证型：气滞血瘀证。

治疗方案：

一诊：予以骨牵引维持患肢固定。中药方剂选用：桃红四物汤加减。组成：桃仁 10g，红花 10g，当归 15g，熟地黄 15g，川芎 10g，白芍 10g，大黄 6g，厚朴 10g，甘草 6g。7 剂，每日 1 剂，水煎服，分早、晚 2 次服。局部予以消炎散中药外敷，每日更换 1 次。嘱患者卧床休息，避免下地活动。饮食清淡易消化，忌辛辣油腻。

二诊：患者右髋部疼痛减轻，肿胀消退，大便通畅，夜寐可，舌淡苔薄白，脉弦，复查 X 线片见骨折位置良好。治疗方案调整：患者目前疼痛肿胀已有明显减轻，调整中药内服方剂为接骨续筋汤，以加强接骨续筋之力；同时更换外敷药膏为续筋活血膏，以增强活血化瘀、续筋接骨之效。中药组成：当归 15g，续断 15g，骨碎补 12g，自然铜（煅）10g，乳香 10g，没药 10g，茯苓 10g，熟地黄 10g，甘草 6g。14 剂，每日 1 剂，水煎服，分早、晚 2 次服。嘱积极进行床上踝泵训练，股四头肌等长收缩，注意饮食调养。

三诊：患者右髋部疼痛基本消失，肿胀完全消退，舌淡苔薄白，脉和缓。治疗方案调整：补肾壮骨汤。组成：熟地黄 20g，山茱萸 15g，山药 15g，茯苓 10g，泽泻 10g，牡丹皮 10g，续断 15g，骨碎补 12g，甘草 5g。继续积极功能锻炼，加强护理，避免血栓、压疮等并发症。（图 1-56、图 1-57）

【按语】经过 8 周连续治疗复查，患者股骨颈骨折已基本愈合，疼痛肿胀消失，关节功能逐渐恢复。田老认为在该患者的治疗过程中体现了中医治疗骨折的整体观念和辨证论治特色，通过牵引、内服中药、外敷药膏及功能锻炼等综合措施，三期辨证施治有效促进了骨折愈合和功能恢复。患者可能会有一些兼症，应针对不同的患者提供个性化的治疗方案，不拘泥于骨折的治疗。同时股骨颈骨折的股骨头坏死率较高，后期也要跟进患者的随访。

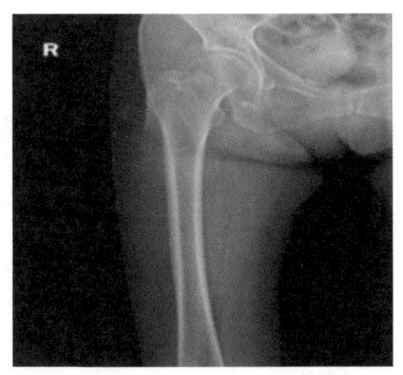

图 1-54　治疗前（一）

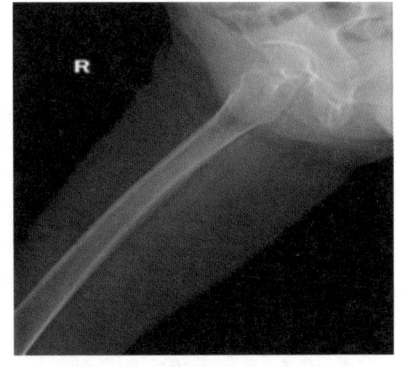

图 1-55　治疗前（二）

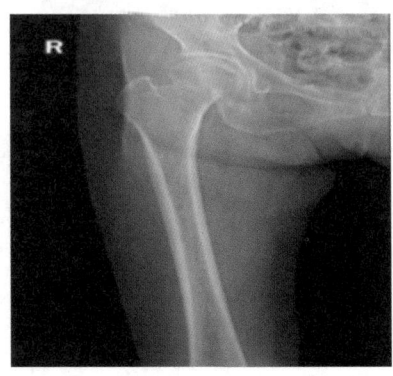

图 1-56　治疗后（一）

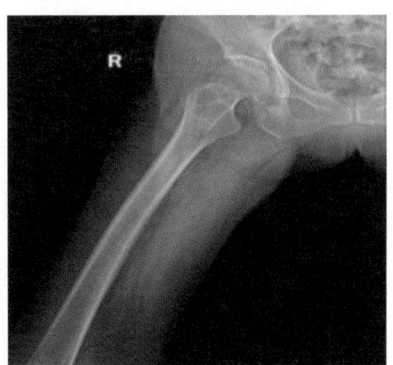

图 1-57　治疗后（二）

股骨粗隆间骨折

谢某，男，51岁。2023年1月20日住院。

主诉：摔伤致左髋部疼痛活动受限14小时。

病史：患者及家属诉患者14小时前走路时不慎摔倒，当即感到左髋部疼痛难忍，无法站立及行走。遂被家人送至湖南省湘潭市第一人民医院，查X线、CT示：左股骨粗隆间骨折。患者为求进一步治疗，遂就诊。

查体：患者神清，精神一般，左髋部疼痛活动受限，纳一般，无口干口苦，寐差，二便正常，左髋部肿胀、压痛，以腹股沟韧带中点压痛明显，左大转子叩击痛（＋），左下肢纵轴叩击痛（＋），呈外旋短缩畸形，短缩约1cm，左下肢血运尚正常。舌淡红，苔薄白，脉涩弦。

诊断：左股骨粗隆间骨折。（图1-58、图1-59）

中医辨证：患者因外伤以致气血受损，血离经脉，恶血流滞壅塞于经络，则见局部肿胀筋骨经络气血不通，不通则痛，发为本病。

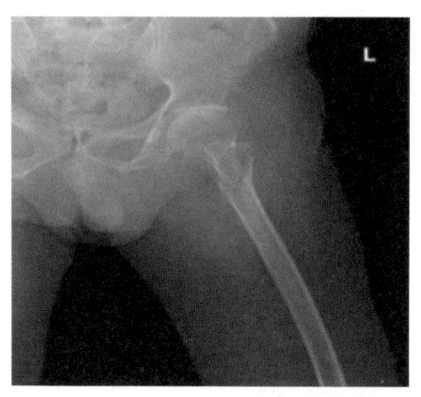 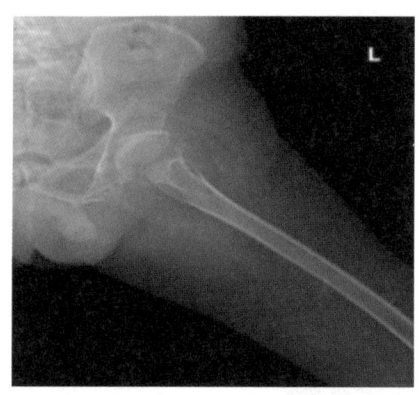

图1-58　手术前正位　　　　　图1-59　手术前侧位

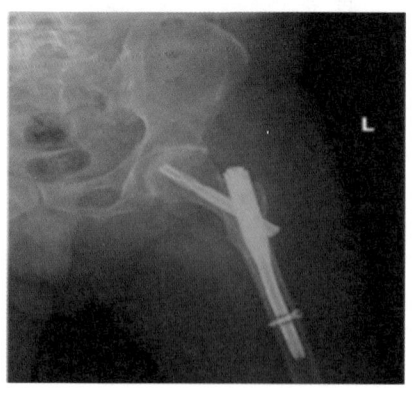 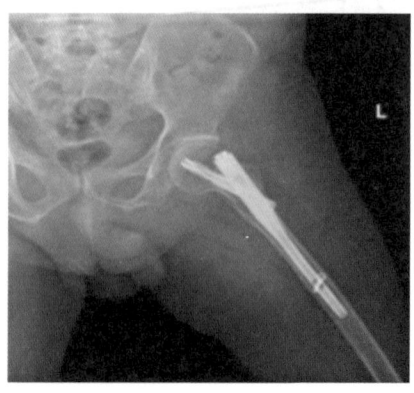

图1-60　手术后正位　　　　　图1-61　手术后侧位

治疗：完善相关检查，于蛛网膜下腔阻滞麻醉行左股骨粗隆间骨折切开复位内固定术，术后平卧，加强床上踝泵运动、直腿抬高等锻炼，骨折早期气滞血瘀，宜活血化瘀，消肿止痛，方选桃红四物汤加减：燀桃仁 10g，当归 10g，白术 10g，盐泽泻 10g，猪苓 10g，红花 5g，生地黄 20g，川牛膝 20g，茯苓 20g，川芎 15g，白芍 15g，5 剂，每日 1 剂，水煎 400mL，分早、晚 2 次服。服用 1 周后，肿胀疼痛较前明显减轻，复查 X 线：左侧股骨粗隆间骨折内固定术后复查：左侧股骨粗隆间骨折断端对位对线良好，骨折线清晰，小粗隆撕脱游离，内固定无明显松动及断裂征象。（图 1-60、图 1-61）

【按语】股骨转子间骨折多发于老年人，治疗的原则与目的是恢复或保持正常颈干角及前倾角，防止髋内翻畸形，内固定手术治疗方法多成为首选。外伤跌扑致气血受损，血离经脉，恶血流滞壅塞于经络故而肢体肿胀，血瘀气滞不通则痛。用药宜根据骨折三期辨证用药，早期宜活血化瘀，消肿止痛；后期气血耗伤，宜补气血、壮筋骨，可内服八珍汤、健步虎潜丸等；对于不稳定型骨折，手法复位不理想应尽快选择手术内固定治疗，术后应尽快加强功能锻炼，减少并发症发生。

股骨干骨折

医案 1：唐某，男，42 岁。2013 年 4 月 1 日初诊。

主诉：撞伤致右大腿肿痛、畸形伴活动障碍 5 日。

病史：患者于 5 日前被车撞伤右大腿处，当即感右大腿疼痛剧烈、活动受限，由家人扶送外院求治，经 X 线片示：右股骨干中 1/3 骨折，两骨折端向外成角，给予石膏外固定，要求其手术治疗，患者考虑经济情况，拒绝手术，并来我院诊治。

诊见：右大腿肿胀，可见少许张力性水疱，右下肢纵轴叩击痛（+），骨擦音（+），纵向挤压痛（+），右下肢石膏固定在位，肢体远端血运及感觉可。舌红，苔黄，脉弦数。

诊断：右股骨干骨折。

治疗：①予手法复位及夹板固定。患者仰卧位，一助手固定骨盆，另一助手用双手握右小腿上段顺势拔伸，术者将患肢外展，同时用手自断端外侧向内推挤，再以双手在断端前后、内外夹挤，矫正成角畸形。复位后予四块夹板固定：

将平垫放在断端的外侧和前方，然后放置夹板。固定后 X 线片示：骨折对位对线可。②中药以行气活血、祛瘀止痛为法，予以肢伤 I 号方加减：当归 12g，赤芍 12g，桃仁 10g，红花 10g，黄柏 10g，防风 10g，木通 10g，乳香 6g，没药 6g，甘草 6g。水煎，每日 1 剂，分早、晚 2 次服。连服 7 剂，并配合消炎散外敷。X 线片复查骨折端无移位，予以出院，嘱继续夹板固定，可逐渐进行扶床练习站立，并可行走，但是气少，乏力。舌淡红，少苔，脉细。患者伤后近 3 个月，以补益气血为法，予以肢伤 III 号方加减：骨碎补 20g，续断 15g，黄芪 15g，熟地黄 15g，鸡血藤 15g，当归 12g，白芍 12g，威灵仙 12g，木瓜 12g，天花粉 12g，石菖蒲 6g。再服 7 剂，患者来院复查，X 线片示：骨折已愈合，予去除夹板固定，配合海桐皮汤煎水外洗。

【按语】股骨干骨折多见于青壮年及 10 岁以下的儿童，常发生于摩托车或汽车的交通伤，火器伤或从高处坠落伤等高能量的损伤，可引起 1 000ml 血量丢失。由于股骨干骨折可威胁患者的生命和肢体的功能，因此中医的手法复位和夹板固定得到了很好的应用。

医案 2：
患者张某，男，38 岁，建筑工人。2013 年 6 月 15 日初诊。

主诉： 右大腿外伤后疼痛、肿胀、活动受限 2 小时。

病史： 患者 2 小时前在建筑工地工作时，不慎被重物砸伤右大腿，当即感到剧烈疼痛，迅速出现肿胀，无法站立行走。工友紧急将其送至我院急诊。经 X 线检查，诊断为"右股骨干骨折"。患者平素体健，否认慢性病史及药物过敏史。

查体： 右大腿肿胀明显，皮肤青紫，压痛阳性，可触及骨擦感，右下肢短缩、外旋畸形，足背动脉搏动正常，足趾活动可。

辅助检查： X 线片示右股骨干骨折，骨折端移位明显。（图 1-62、图 1-63）

中医诊断： 右股骨干骨折（早期气滞血瘀证，中期筋骨不和证，晚期肝肾亏损证）。

治疗： 外固定支架。患者骨折移位明显，采用外固定支架进行固定。通过安装支架和连接杆，稳定骨折端，保持骨折对位对线。（图 1-64、图 1-65）

中医分期治疗：

早期（气滞血瘀证）：治以活血化瘀、消肿止痛。予桃红四物汤加减。

中期（筋骨不和证）：治以和营生新、接骨续筋。予和营止痛汤加减。

晚期（肝肾亏损证）：治以补益肝肾、强壮筋骨。予壮筋养血汤加减。

处方：

早期（桃红四物汤加减）：桃仁 10g，红花 10g，赤芍 15g，当归 15g，生地黄 15g，川芎 10g，丹参 20g，延胡索 15g，甘草 6g。

中期（和营止痛汤加减）：赤芍 15g，当归 15g，川芎 10g，苏木 10g，陈皮 6g，桃仁 10g，续断 15g，乌药 10g，乳香 6g，没药 6g，甘草 6g。

晚期（壮筋养血汤加减）：当归 15g，赤芍 10g，生地黄 15g，川芎 10g，续断 15g，五加皮 10g，骨碎补 15g，桂枝 6g，黄芪 20g，茯苓 15g，甘草 6g。

用法：水煎服，每日 1 剂，分早、晚服。

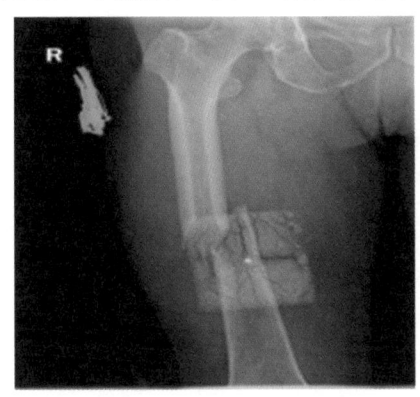

图 1-62 手术前（一）

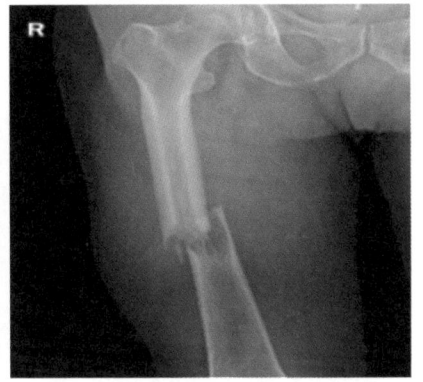

图 1-63 手术前（二）

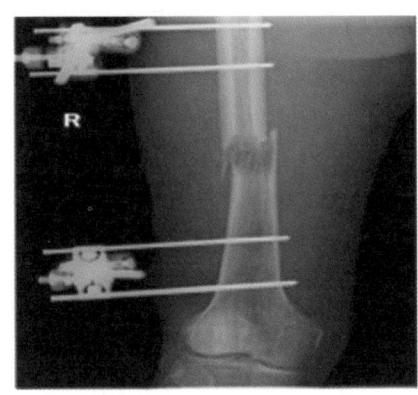

图 1-64 外固定术后（一）

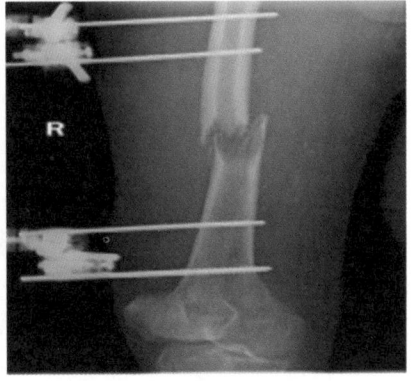

图 1-65 外固定术后（二）

【按语】桃红四物汤：出自《医宗金鉴》，为活血化瘀的经典方剂，主治跌打损伤、瘀血肿痛。和营止痛汤：出自《伤科补要》，旨在调和营卫、舒筋止痛，适用于骨折中期，筋骨不和之证。壮筋养血汤：出自《伤科补要》，以补益肝肾、强壮筋骨为功，适用于骨折后期，肝肾亏损之证。股骨干骨折是临床常见的严重骨折之一，治疗难度大，恢复时间长。中医保守治疗通过外固定支架稳定骨折端，同时结合中医分期治疗的理念，根据骨折的不同阶段选用相应的中药方剂，旨在活血化瘀、接骨续筋、补益肝肾，促进骨折的愈合和功能的恢复。在整个治疗过程中，我们密切关注患者的病情变化，及时调整治疗方案，以期达到最佳的治疗效果。通过本例患者的治疗，我们深刻体会到中医保守治疗骨折的独特优势和良好效果，也进一步坚定了我们继承和发扬中医传统的决心。

股骨髁上骨折

王某，男，36 岁。

主诉：撞伤致左大腿、左膝肿痛，活动障碍 3 小时。

病史：患者今日骑摩托车与小汽车相撞，被甩出 4m 多远。

查体：神志清，颜面皮肤多处擦伤、裂伤；左大腿下端和膝关节高度肿胀，浮髌试验（＋），股骨髁上骨擦音阳性，皮肤有 3 处 3cm 长伤口，足背动脉搏动正常；左前臂轻度肿胀，触痛阳性。

X 线片示：左股骨髁上嵌插骨折、髌骨骨折、左尺骨中 1/3 斜形骨折。

治疗：缝合皮肤伤口，左前臂小夹板固定，左膝积血抽取干净，左股骨髁部骨牵引后行手法复位，然后用夹板固定，前侧板下端至髌骨上缘，后侧板的下端至腘窝中部，两侧板以带轴活动夹板超膝关节固定，小腿部的固定方法与小腿骨折相同，膝上以 4 根布带固定，膝下亦以 4 根布带固定。6 周解除牵引，改用超膝关节夹板固定，直至骨折愈合。

【按语】股骨髁上骨折多由高处跌下，足部或膝部着地，间接暴力所引起，也可因直接暴力打击所造成，多见于屈曲型骨折：骨折远端向后侧移位，骨折呈横断或斜形，骨折线由后上斜向前下方，骨折远端因受腓肠肌的牵拉和关节囊的紧缩，而向后移位，容易压迫或损伤腘动、静脉和神经。因此，此骨折类型应注意观察患肢末端血运及感觉，若合并神经血管等损伤和压迫，应尽快手术切开探查、复位，术后应尽早行股四头肌操练及关节屈伸功能锻炼。

髌骨骨折

江某，男，35 岁，文员。2010 年 3 月 24 日初诊。

主诉：不慎摔倒后右膝部剧烈疼痛、肿胀，活动受限 2 小时。

现病史：患者自诉当 2 小时前因地面湿滑，不慎摔倒跪地，右膝部着地，当即感到剧烈疼痛，无法站立。随后出现右膝部肿胀，活动受限。

查体：患者右膝部肿胀明显，压痛阳性，髌骨活动异常，可触及骨擦感，膝关节屈伸活动受限。余肢体未见明显异常。

X 线片示：右髌骨骨折，骨折端移位。（图 1-66、图 1-67）

诊断：右髌骨骨折（气滞血瘀）。

治疗：①手法复位与固定。在局部麻醉下，行右髌骨骨折手法复位，石膏固定，局部予以药膏外敷。②中药治疗：活血祛瘀，消肿止痛，予以化瘀方：生地黄 15g，红花 12g，当归 10g，赤芍 10g，栀子 10g，桃仁 10g，泽兰 10g，三七末（冲）适量。水煎服，每日 1 剂。外用消瘀止痛药膏：大黄 150g，木瓜 60g，栀子 30g，蒲公英 60g，土龟 30g，乳香 30g，没药 30g。分为细末，加入凡士林调和。功能锻炼：在中药治疗的同时，指导患者进行股四头肌等长收缩等功能锻炼，防止关节僵硬，促进关节功能恢复。

复诊：患者经综合治疗后，疼痛明显减轻，肿胀逐渐消退。二诊予以接骨续筋，通利关节，壮筋养血汤：续断 12g，当归 9g，川芎 6g，白芷 9g，红花 5g，生地黄 12g，牛膝 9g，牡丹皮 9g，杜仲 6g。后期调整加入熟地黄、当归、山茱萸等补肾强骨之品，增强患者体质，促进骨折完全愈合。石膏固定结合中药治疗 1 个月后复查，X 线片示骨折端对位对线良好，骨折线模糊。随后拆除石膏，继续进行功能锻炼和中药治疗。3 个月后复查，患者右膝关节活动度接近正常，无明显疼痛及不适，骨折愈合良好。

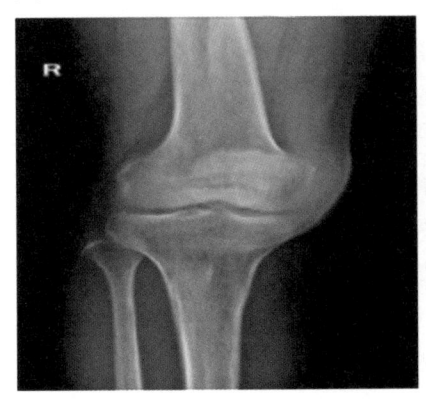
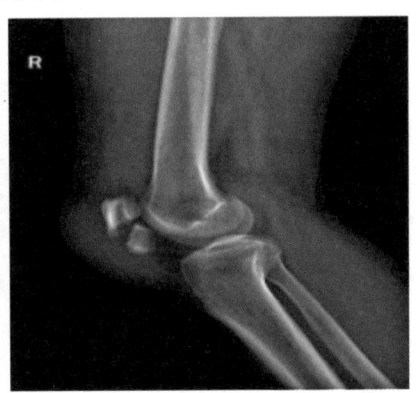

图 1-66 髌骨骨折（一）　　　　图 1-67 髌骨骨折（二）

【按语】本医案中，患者的髌骨骨折治疗结合了手法复位、石膏固定和中药治疗。中药治疗在骨折的不同阶段发挥了重要作用，从初期的活血化瘀、消肿止痛，到中期的接骨续筋、和营止痛，再到后期的补气血、肝肾、壮筋骨，都为骨折的愈合和功能的恢复提供了有力的支持。同时，功能锻炼也是不可或缺的一部分，有助于防止关节僵硬，促进关节功能的恢复。通过本医案，我们可以看到中药治疗在髌骨骨折康复中的重要作用。在临床实践中，应根据患者的具体情况，结合传统医学和现代医学的理念，制订个性化的治疗方案，以达到最佳的治疗效果。

胫骨平台骨折

李某某，男，50岁。2023年6月29日初诊。

主诉：外伤致右膝关节肿痛、活动受限9小时。

病史：患者因踢腿时突感右膝关节剧烈疼痛，不能活动，后关节迅速肿胀，肿痛程度不易耐受，休息未见缓解，急诊就医后完善影像学检查后考虑右胫骨平台骨折、右膝关节积液，急诊予右膝关节穿刺抽取约66ml血性液体后肿痛有所消退，一般情况可。否认肝炎、结核病史，无药物过敏史，无创伤手术史。无吸烟、饮酒史。

查体：右膝关节痛性强直位，有肿胀，皮色不红，肤温稍高，右膝髌上及内侧压痛，右膝关节浮髌试验（±），麦氏征、抽屉试验因疼痛未查及，右髌骨研磨试验（+），双下肢肌力正常；趾端血运感觉正常。舌淡红，苔薄白，脉涩弦。右膝关节正侧位示：右侧胫骨平台骨折，骨折线累及关节面并向下延伸，无明显分离移位；余右膝关节诸骨未见明显骨折征象，关节间隙正常。

诊断：右胫骨平台骨折。（图1-68、图1-69）

中医辨证：伤及右胫骨致骨断筋离，脉络受损，气滞血瘀，血瘀则痛，舌红，苔薄白、脉涩为气血瘀滞之象，结合四诊资料，中医辨证为气滞血瘀证。辨病属胫骨骨折范畴，辨证为气滞血瘀。本病病位在右胫骨，病性属实，预后一般。

治疗：益气活血、化瘀通络。①自拟消栓饮：黄芪20g，当归10g，川牛膝15g，麸炒枳壳9g，桂枝6g，盐泽泻10g，丹参15g，川芎15g，大腹皮10g，醋延胡索15g，茯苓10g，千年健10g，白术10g，炒酸枣仁15g，郁金10g，炙甘草6g。10剂，每日1剂，水煎400ml，分早、晚2次服。10日后复诊再拟方。②嘱患者佩戴右下肢支具固定，呈屈膝25°，多卧床休息，饮食禁生冷辛辣之品。

【按语】胫骨平台骨折属关节内骨折，占全身骨折的0.38%，主要表现为胫骨平台关节面因暴力方向及性质不同而见劈裂、塌陷、粉碎或合并损伤，临床以外翻伤多见占70%，内翻伤占18.2%，垂直伤占11.8%，合并关节韧带伤较少，约占10%。治疗目的：尽量恢复平台关节面平整，达到解剖对位或最大限度达到解剖对位，早期活动，降低或避免发生晚期并发症。理想结果应是患者膝关节坚强有力、稳定、活动正常或近于正常、无疼痛、无畸形、无关节松弛。

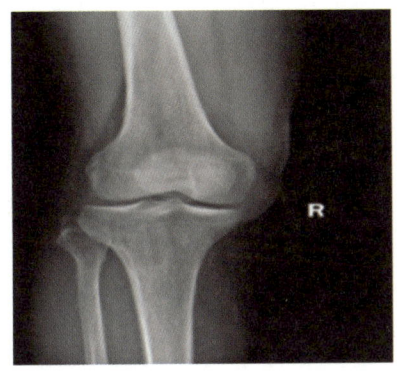 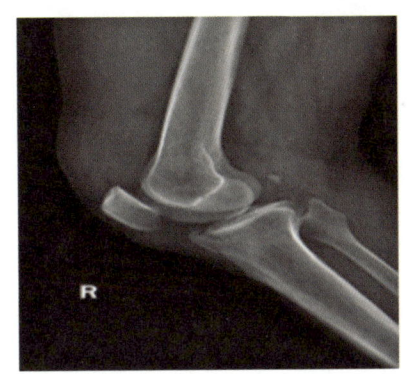

图 1-68　胫骨平台骨折正位　　　图 1-69　胫骨平台骨折侧位

右胫骨平台骨折术后

侯某某，女，58岁，湖南攸县人。2017年7月25日初诊。

病史：患者于2017年7月11日骑摩托车摔伤致右胫骨平台骨折，并右腓骨头骨折，右膝肿痛，右小腿大面积青紫瘀斑，经对症处理，支持疗法，于7月17日行开放复位钢板内固定，术后右膝仍肿，小腿仍青紫不退，且痛夜甚，食欲可，大便解，小便调。2年前因外伤致腰椎外伤骨折行内固定手术，于去年已拆除腰椎内固定钢板，现腰部尚好，现只能平卧，无力坐起，查面容消瘦，精神欠佳，右膝仍稍肿，内侧呈条索状，有压痛，右小腿青紫，伤口干燥，舌淡苔薄白，脉细。

诊断：右胫骨平台骨折并右腓骨头骨折内固定术后。（图1-70、图1-71）

辨证：气虚血瘀。

治法：补气活血。

选方：补中益气汤加味。

用药：黄芪20g，白术10g，陈皮10g，升麻10g，柴胡10g，党参10g，当归10g，桃仁10g，红花10g，黑豆50g，忍冬藤50g，木瓜10g，茯苓10g，三七 5g，香附 10g，甘草 10g，10 剂后精神恢复，右膝及右小腿肿消瘀退，伤口愈合良好。食欲二便调，再用前方去桃仁、红花加狗脊 10g，骨碎补 10g，川芎 10g，熟地黄 15g，再进 10 剂，下地扶拐杖行走有力，体力及精神恢复如常。

【按语】骨折在中医骨伤科常见，且有很大一部分骨折在现代医学条件下都主张手术内固定，其优点是骨折可达解剖复位，从 X 线片分析患者内心感觉满意，当然对愈合亦有好处，再者便于护理，患者亦可早日下床活动，减轻家人负担。当然手术风险是存在的，最常见是创口感染，但若再予以中医中药治疗，其感染的风险可降至最低，患者手术后康复亦快，该患者在 2 年内行 3 次手术治疗，其正气自然不强，伤后已 2 周，术后 1 周，仍无力坐起，伤处仍肿痛，瘀斑不退，中医辨证为气虚血瘀，用补中益气汤扶正祛邪，方中黄芪、党参、白术、甘草益气补脾，以充气血生化之源、升麻、柴胡、升阳散热，当归补血与黄芪配伍为当归补血汤，患者多次手术失血而补，陈皮理气行滞，以助诸药之运布加桃仁、红花活血祛瘀，使瘀斑尽快消散，免瘀陈而积（血肿机化），黑色入肾补脾，忍冬藤清热而不伤正，再用香附、茯苓、木瓜、三七，理血气而湿邪散，诸药合用，益气散血，扶正祛邪，故而很快奏效。再诊时一鼓作气在上方中加入狗脊、骨碎补、熟地黄、川芎，强壮筋骨，补血补骨，更用川芎行气活血，使补而不治，行而不伤，故术后不过两旬，全康复体健。

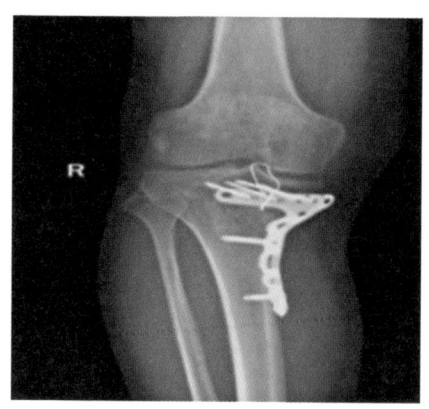
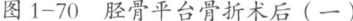
图 1-70　胫骨平台骨折术后（一）

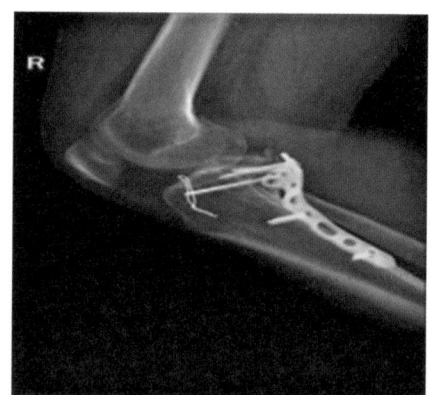
图 1-71　胫骨平台骨折术后（二）

胫骨干骨折

刘某某，女，61 岁。2024 年 3 月 20 日入院。

主诉：高处坠落致左小腿肿痛畸形 1 日。

病史：患者 1 日前不慎从 2 楼高处跌落后感左小腿肿痛，活动障碍，当时未昏迷，遂至当地医院行相关检查后诊断为"左胫骨干骨折"。一般情况可。否认肝炎、结核病史，无药物过敏史。

查体：左小腿肿胀明显，未见明显皮肤擦伤及皮下瘀血，小腿中段环形压痛，纵向叩击痛（＋），局部可扪及骨擦感，左膝关节、左踝关节主被动活动无明显受限，末梢血运感觉可。舌脉象：舌暗红，苔薄白，舌下脉络瘀曲，脉细涩。

诊断：左胫骨干骨折。

辨证：气滞血瘀，气血不通，筋骨失荣。

治疗：活血散瘀、消肿止痛。①自拟化瘀通痹汤加减：当归 20g，丹参 10g，鸡血藤 10g，竹节参 3g，凤仙透骨草 10g，川牛膝 20g，醋香附 10g，醋延胡索 20g，醋乳香 6g，醋没药 6g，陈皮 10g，14 剂，每日 1 剂，水煎 400ml，分早、晚 2 次服。10 日后复诊再拟方。②嘱患者佩戴下肢支具，适应功能锻炼，饮食禁生冷辛辣之品。

【按语】胫骨骨折在临床中是较常见的下肢创伤之一，胫骨是承重的重要骨骼，位于皮下，由于胫骨表浅，易遭受直接暴力损伤，导致骨折，最常见的为胫骨干骨折，此类骨折常见于重物打击、踢伤、撞击或车轮碾压等，巨大暴力或交通事故多见粉碎性骨折。无移位骨折可仅用夹板固定，直至骨折愈合。有移位的稳定骨折，可用手法整复、夹板固定。不稳定骨折可用手法整复、夹板固定，并配合跟骨牵引。开放骨折应进行彻底清创，同时整复骨折，利用跟骨牵引维持骨折对位，伤口愈合后则加夹板固定。陈旧骨折畸形愈合者，可用手法折骨整复、夹板固定或配合牵引。合并骨筋膜室综合征者，应切开深筋膜彻底减压。

胫腓骨骨折

杨某，男，35 岁。2023 年 7 月 27 日入院。

主诉：高空坠落致右小腿下段肿痛畸形活动障碍伴流血 1 小时。

病史：患者及家属诉患者 1 小时前因高空坠落致右小腿肿胀畸形伴流血，活动障碍，急诊就诊后完善影像学检查提示右胫腓骨下段粉碎性骨折。一般情况可。否认肝炎、结核病史，无药物过敏史，无创伤手术史。

诊见：右小腿下段前内侧可见大小约 10cm×3cm 弧形开放性创口，活动性渗血，创缘欠整齐，轻度污染，创口内可见脂肪、筋膜、肌肉组织、胫骨骨折断端外露，周围皮肤部分剥脱，局部肿胀畸形明显，可扪及骨擦感及异常活动，纵轴叩击痛阳性，踝关节活动明显受限，足背动脉搏动正常，踝关节后内侧未扪及动脉搏动，足底麻木，肢端血运可。舌脉象：舌淡红，苔薄白，脉象：弦。

X 线片：右胫腓骨下段粉碎性骨折。建议复查。

CT：①右胫腓骨下段粉碎性骨折，周围软组织肿胀，局部积气。建议复查或结合 DR 检查。②右膝关节构成诸骨未见明显错位骨折，必要时复查。

诊断：右胫腓骨开放性骨折。（图 1-72、图 1-73）

辨证：气滞血瘀，气血不通，筋骨失荣。

治疗：活血散瘀、消肿止痛。①自拟消栓饮加减：黄芪 50g，泽兰 10g，赤小豆 10g，甘草片 6g，白芍 30g，桂枝 6g，当归 10g，川牛膝 10g，丹参 30g，大腹皮 15g，陈皮 10g，竹节参（白三七）5g，麸炒枳壳 10g，盐泽泻 10g，茯苓 10g，猪苓 10g，10 剂，每日 1 剂，水煎 400mL，分早、晚 2 次服。10 日后复诊再拟方。②嘱患者佩戴下肢支具，减少负重，多卧床休息，饮食禁生冷辛辣之品。

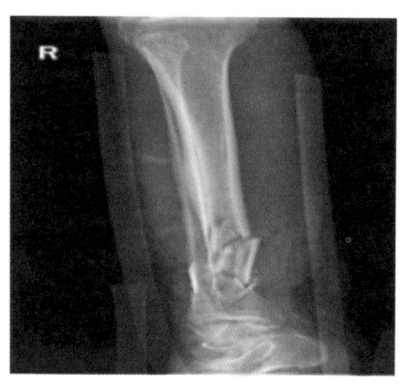 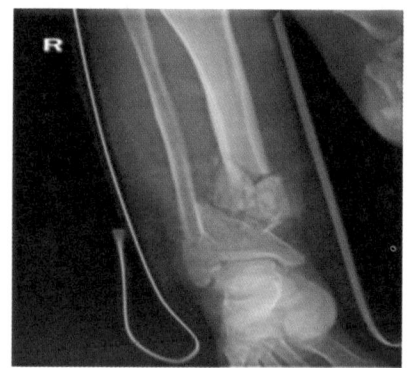

图 1-72　胫腓骨骨折（一）　　　图 1-73　胫腓骨骨折（二）

【按语】胫腓骨干骨折在长管状骨骨折中最常见，成人以胫腓骨干双骨折多见，儿童的骨折以胫骨骨折最多，胫腓骨干骨折次之，腓骨干骨折少见，儿童多于成人。直接暴力或间接暴力均可造成胫腓骨干骨折，如高处坠下、足部先着地、小腿旋转或受重物直接打击、挤压等引起。可分成上 1/3 骨折、中 1/3 骨折、下 1/3 骨折。本案属于下段骨折。孙氏认为药物治疗早期宜活血化瘀、消肿止痛，可用肢伤Ⅰ号方或新伤续断汤或消栓饮（院经验方），中期宜接骨续损，内服肢伤Ⅰ号方或接骨丹；后期宜补益肝肾、强壮筋骨，用肢伤Ⅲ号方或健步虎潜丸，配合海桐皮煎水外洗。整复固定后，即可做踝足部关节屈伸活动及股四头肌舒缩活动。

胫腓骨干骨折

李某某，男，45岁，工人。

主诉：左小腿外伤后疼痛、肿胀、活动受限 1 小时。

现病史：患者 1 小时前在工地上不慎摔倒，左小腿着地，当即感到左小腿剧烈疼痛，迅速出现肿胀，无法站立行走。被工友送至我院急诊，经 X 线检查诊断为"左胫腓骨干骨折"。患者平素体健，否认慢性病史及药物过敏史。

查体：左小腿肿胀明显，皮肤青紫，压痛阳性，可触及骨擦感，足背动脉搏动正常，足趾活动可。

X 线片示：左胫腓骨干骨折，骨折端移位明显。（图 1-74、图 1-75）

诊断：左胫腓骨干骨折（气滞血瘀证）。

治疗：①手法复位。患者取仰卧位，左下肢伸直，助手固定患肢近端，医者双手握住患肢远端，在牵引下缓慢旋转、屈伸、内外翻，使骨折端逐渐复位。复位后可见小腿外观恢复正常，骨擦感消失，X 线片示骨折端对位对线良好。②夹板固定。复位后，用四块夹板分别固定小腿的前、后、内、外侧，夹板上缘超过膝关节，下缘超过踝关节，用绷带固定。每周复查 X 线片，根据骨折愈合情况调整夹板松紧度。③中药治疗。患者气滞血瘀症状明显，治以活血化瘀、消肿止痛。

选方：予桃红四物汤加减。

用药：桃仁 10g，红花 10g，赤芍 15g，当归 15g，生地黄 15g，川芎 10g，丹参 20g，延胡索 15g，甘草 6g。14 剂，水煎服，每日 1 剂，分早、晚服。2 周后复诊：复查 X 线片显示骨折端对位对线良好，患者诉饮食不佳，胃口较差，原方加减予以桃仁 10g，红花 10g，赤芍 15g，当归 15g，生地黄 15g，川芎 10g，丹参 20g，延胡索 15g，神曲 10g，山楂 10g，陈皮 10g，骨碎补 10g，续断 10g，甘草 6g。14 剂，水煎服，每日 1 剂，分早、晚服。

【按语】胫腓骨干骨折是常见的下肢骨折之一，中医保守治疗通过手法复位、夹板固定及中药治疗，能够达到良好的治疗效果。桃红四物汤出自清代汪昂的《医方集解》，是经典的活血化瘀方剂。方中以桃仁、红花活血化瘀为主药；

赤芍、当归、生地黄、川芎为辅药，其中赤芍、当归活血化瘀，生地黄、川芎养血活血，共助主药之力；甘草为使药，调和诸药。诸药合用，共奏活血化瘀、消肿止痛之功。本方加减用于治疗胫腓骨干骨折的气滞血瘀证，可迅速改善患者的肿胀、疼痛等症状，促进骨折愈合。中期患者饮食不佳，予以神曲、山楂加味消食，陈皮理气健脾，骨碎补、续断续筋接骨，在治疗过程中，根据患者的具体情况选择合适的方剂进行加减化裁，以达到最佳的治疗效果。5周后患者因家事回老家，电话回访，患者诉肿胀消退，疼痛减轻，当地复查X线片显示骨折端对位对线良好，患者已经拆除夹板，开始进行功能锻炼。随访半年月，患者骨折已完全愈合，步态正常，无疼痛及功能障碍。

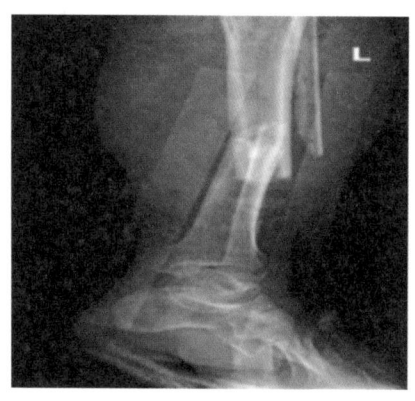 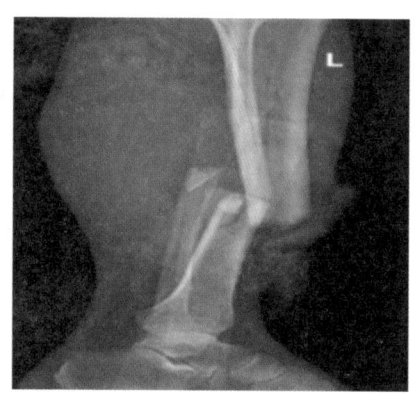

图 1-74　胫腓骨骨折（一）　　　　　图 1-75　胫腓骨骨折（二）

右胫腓骨开放性粉碎性骨折

胡辉，男，42岁，湖南湘潭人。2016年12月15日初诊。

病史：患者于2016年11月15日车祸至右小腿胫腓骨开放性粉碎性骨折，入院后即行清创内固定，但月余右小腿内侧创面不愈合，且不长骨痂。

查体：右小腿内侧有约20cm×10cm创面，有少许分泌物，足趾活动正常，血运好，食欲可，二便调，舌淡苔薄白，脉弦。

辨病：右胫腓骨开放性粉碎性骨折内固定术后。（图1-76、图1-77）

辨证：气滞血瘀，余邪内泻。

治法：补气活血，清理余邪。

选方：补中益气汤合五味消毒饮加减。

用药：黄芪20g，白术10g，陈皮10g，升麻10g，柴胡10g，党参10g，当归 10g，忍冬藤 50g，野菊花 15g，黑豆 50g，胡颓子根 50g，牛膝 10g，木瓜 10g，蒲公英 10g，甘草 10g，10 剂，创面用生肌玉红膏 2 日 1 次。二诊 2017 年 1 月 5 日，查创面分泌物明显减少，创面肉芽组织生长新鲜，食欲可，二便调，舌质淡，苔薄白，脉缓，继续用上方去蒲公英、野菊花加骨碎补 10g，狗脊 10g，继续服用 10 剂，创口基本愈合，骨折处已有骨痂生长，随后继续用上方加减调理 10 余剂，骨折处骨痂生长较多，扶拐杖行去满意。

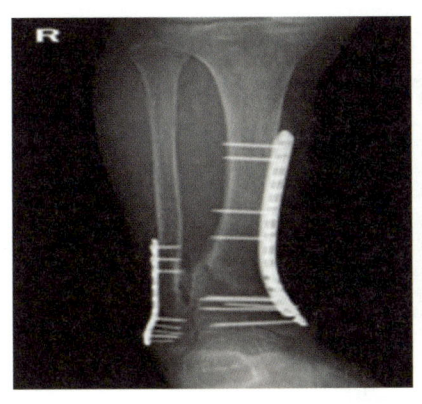
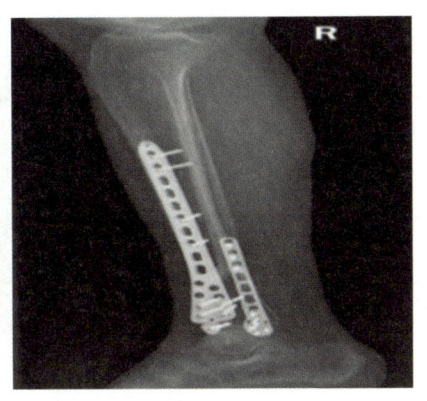

图 1-76　胫腓骨骨折术后（一）　　　图 1-77　胫腓骨骨折术后（二）

【按语】小腿开放性粉碎性骨折常见，清创后顺势行骨折内固定，使其骨折对位对线良好，并使其尽快愈合，这是非常必要的，但清创后伤口不愈合且骨折处不长骨痂者亦不在少数，最后形成开放性骨折并发骨髓炎者亦不少。该患者清创内固定后 1 个月余创面仍不愈合，应该是外伤损伤严重，流血太多，气血亏虚，所以用补中益气汤主之。黄芪、党参、白术、甘草益气补脾使脾气之运化功能加强，以充气血生化之源，黄芪并能升阳以收敛，为方中之主药，升麻、柴胡气味轻薄，可协同甘温之品升阳补气并散热，当归补血调血，与黄芪相伍为当归补血汤，可治血虚发热之症，用陈皮理气行滞，以组诸药之运布，再用五味消毒饮之野菊花、蒲公英、金银花、忍冬藤清热解毒，因为开放性骨折，毒邪容易侵入伤口，毒邪留内，侵害机体，所以清热解毒尤为必要。且忍冬藤、胡颓根子、黑豆本就是我院治疗骨感染（附骨疽）之传统用药，忍冬藤清热解毒，比金银花力弱，治疗慢性创面不能也不需要过猛，否则太寒凉则损伤先天之本脾胃，再用黑豆之入脾肾，则用后天之本脾胃养先天之本肾，且又肾主骨长骨则有赖于肾，所以一药两用，甚为稳妥，再用胡颓子根入脾祛湿，木瓜引药下行且祛湿消肿，诸药合用，10 剂即效，即长出新鲜的肉芽组织，炎性分泌物亦自然减少，此时需要去除蒲公英、野菊花之寒凉之品加骨碎补、狗脊之类补肾强腰，接骨续筋，使骨痂长得更快更好，所以用 10 剂则骨痂有明显生长，创面基本愈合，而后继续用上方加减调理 10 余剂，骨折处骨痂生长较多，X 线片证实可扶拐杖行走，满意出院。

胫骨多段骨折并小腿皮肤挫裂伤

张志强，男，52 岁，湖南涟源人。2017 年 12 月 12 日初诊。

病史：患者于 2017 年 11 月 17 日施工时被机器绞伤右小腿，致右胫骨多段骨折并跟骨骨折及右小腿大片皮肤挫裂入院，清创后行石膏托固定，并每日创面换药，现已 25 日，挫伤前外侧小腿皮肤大片逐渐发黑坏死并行剪除，且骨折对位欠佳，于 12 月 15 日从前内侧行骨折支架外固定，并将骨折复位至满意位置便于创面换药，查皮损处肉芽欠新鲜，生长较缓慢，达不到植皮要求，患者又诉右小腿流脓，冷痛难忍，夜盛难眠，面容憔悴，痛苦不堪，食欲差，二便调，舌淡，苔黄腻，脉弦。

辨病：右胫骨多段骨折并皮肤挫裂伤坏死感染。

辨证：气滞血瘀，湿热内蕴。

治法：补气行血，清热利湿。

选方：补中益气汤合三仁汤加减。

用药：黄芪 30g，白术 10g，陈皮 10g，生麻 10g，柴胡 10g，党参 10g，当归 10g，首乌藤 30g，杏仁 10g，白蔻仁 10g，薏苡仁 10g，厚朴 10g，法半夏 10g，牛膝 10g，香附子 10g，鸡内金 10g，地龙 10g，甘草 10g。10 剂后患者食欲大增，右小腿疼痛已基本解除，睡眠改善，创面肉芽生长加快且较新鲜。随即行皮瓣移植手术，患者精神面貌好，舌质淡，苔薄白，脉弦，继续行中药上方去鸡内金 50g，白蔻仁 50g，杏仁 50g，薏苡仁 50g，加胡颓子根 50g，黑豆 50g，忍冬藤 50g，续进 20 剂，皮瓣成活满意，骨折对位良好，已有骨痂生长，患者一般情况好转，已下地扶拐杖行走，1 周后出院。

【按语】机械损伤在临床上较常见，一般创伤都比较严重，骨折粉碎多段，软组织挫伤挤压断裂，局部感染，治疗往往难以满意速效，而只能分阶段处理治疗，该患者虽有胫骨多段粉碎性骨折、跟骨和趾骨骨折，但不属于开放性骨折，且外侧皮肤挫裂伤严重，在当时只能清创而不适合再进行开放性内固定，那样骨折感染的概率会更高，但骨折移位又不能等其创面愈合再处理，即将畸形愈合，因为创面皮肤感染，固骨折行外周固定支架复位，骨折对位满意，再进一步处理创面使其尽快愈合，但患者食欲差，患者疼痛不适，对修复创面及骨折愈合均不利，故用中医中药进行辨证论治，调理治疗对患者增强体质，提高抗病和修复能力是非常重要和有必要的。分析患者创伤卧床已 25 日且创伤较重（多段多处骨折），损伤气血较甚，又久卧病床不能活动，久卧伤气，湿邪突然停留，而皮肤坏死创面感染而生湿热，故患者感全身不适，患肢疼痛，不能进食，故舌苔黄而腻，辨证为气滞血瘀，湿热内蕴，故补气行血，清热利湿。方用补中益气汤合三仁汤加减，方中黄芪、党参、白术、炙甘草益气补脾，使脾之运化功能加强，而充气血生化之源，升麻升阳益气，柴胡疏肝中郁结之气，在此尤为重要，当归补血，陈皮理气行滞，使瘀得散，再用三仁汤中之杏仁开上位以宣通，薏苡仁导下焦以渗透利湿，白蔻仁、厚朴、半夏和畅中焦脾胃化除湿浊，再加香附子理气血，地龙通络除痹，鸡内金健脾，首乌藤补血安神，牛膝引药下行，诸药合用，相辅相成，补气行滞，清利湿热，故 10 剂而胃口大开，疼痛皆除，唯创面未愈，骨折未合，故上方去杏仁、薏苡仁、白蔻仁及鸡内金，加黑豆以补脾入肾，胡秃子根祛风活血，《本草拾遗》载："煎汤洗恶疮疥，并犬马祸疮。"忍冬藤，清热解毒，加此三味，加强补肾健脾，清热解毒之功效，与上方合用，亦补亦清生血而不留邪，清热而不伤正，故骨折和创面愈合，较宽而很快康复。此三味合上方补中益气汤为本院常用之"克炎健骨汤"经验方，主治急慢性骨髓炎、骨内固定后骨折延迟愈合以及硬化性骨髓炎均有很好的疗效。

踝关节骨折

易某，男，28 岁，湖南长沙人。2001 年 4 月 8 日初诊。

病史：患者于 2001 年 4 月 6 日晚，骑自行车途中不慎从 1m 多高处摔入一个土坑，当即感右足疼痛，行走困难。被人救起后，入院经 X 线照片检查，右踝内外后均有骨折，且距骨向外侧移位。诊断为三踝骨折。并距骨脱位。准备开放复位钢板内固定，患者及家属恐惧手术开放。遂第 3 日来我院治疗，查右踝肿胀，压痛，向外移位畸形，且踝关节不能活动。立即再照右踝 X 线正位和侧位片，证实右三踝骨折（内踝、外踝和后踝均有骨折）。距骨向外移位。（图1-78、图 1-79）

辨病：右三踝骨折，外翻Ⅲ度。

辨证：骨折脱位（距骨）气滞血瘀。

治法：手法复位＋塑形，杉皮小夹板外固定。

步骤：

（1）首先准备短宽合适的杉皮小夹板5块，即前侧2块窄的小夹板。再准备内外后3块宽的共5块。总的宽度为小腿最大地方的周径约4/5，长度为下端起过踝关节，上端齐膝关节腘窝（可量健肢）。再准备0.2cm左右粗细铁丝两根。准内、外侧杉皮小夹板行环形包住，并用胶布固定准备塑形。5块夹板外面均用纱布包好并不露夹板出来。塑形方法，将内外两块用铁丝在边缘里成形缠绕一圈，再将夹板用铁锤慢慢将远端锤软形成弯钩形，即锤成90°直角形状备用，并准备大小合适的平垫、梯形垫、空心垫等（均可用棉花做成）。准备纱带、胶布等，准备手法复位。

（2）手法复位前，先用1%的利多卡因5~10mL，行骨折内局部麻醉（注意无菌）。

（3）复位手法：①"拔伸牵引"两助手分别握住近端和远端两处，远近两端助手同时行对抗牵引，此时力度要够大，将重叠部分一定要牵开，维持两分钟左右。②远端助手在牵引的同时行内翻折顶手法要极度内翻，利用脱位的距骨将移位的内踝复位。③术者再将外踝和后踝的残余移位行"对向挤压"纠正最后一点移位。术毕先行绷带缠绕患肢1~2圈，再在骨折处或准备好的内、外、后夹板的塑形处放置好压垫（空心垫、梯形垫、平垫根据需要放置）。而按后侧、外侧、内侧前面即胫骨背两侧的顺序置放杉皮小夹板。将骨折的踝关节固定于内翻位，再用四根沙带捆扎。内、外两块塑形夹板的远端，再用宽胶布（与夹板一样宽）把夹板加牢固定，至此手法复位小夹板固定彻底完成。注意夹板扎带的松度，扎带一定要能上下活动1cm左右，注意患肢血液循环。

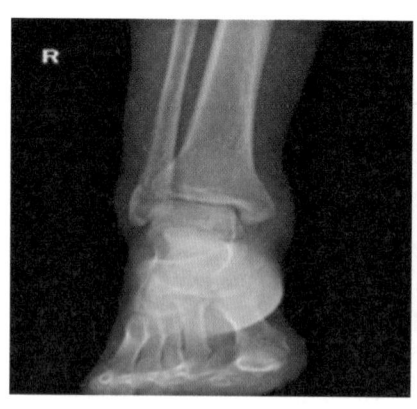 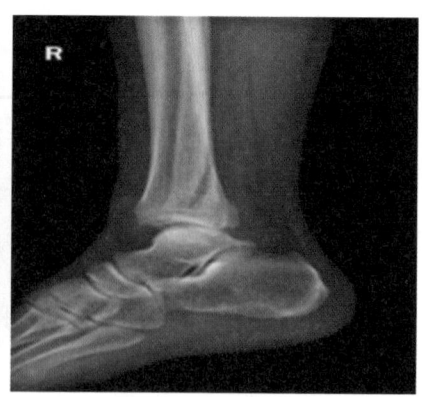

图1-78 踝关节骨折正位　　　　　图1-79 踝关节骨折侧位

选方：桃仁四物汤合五皮饮加减。

用药：生地黄 20g，当归 10g，赤芍 10g，川芎 10g，桃仁 10g，红花 10g，陈皮 10g，茯苓皮 10g，桑白皮 10g，大腹皮 10g，生姜皮 10g，香附 10g，牛膝 10g，木瓜 10g，甘草 10g，10 剂，肿消大半，再用补肾壮筋汤加减。内翻位固定 5 周（35 日）再用中立位固定 2 周，拆除小夹板，继续不负重运动。2 个月不负重行走（脚尖用一点力），3 个月平步负重约 20%（稍微用一点力），但不能内翻和外翻，此时骨痂尚不稳定、老化。4 个月负重 30% 左右，5 个月负重 40%，6 个月负重 50%，7~8 个月负重 80%，9 月可行走自如。现没有一点后遗症，气候变化亦无痛感及不适感。

【按语】踝部骨折、脱位是外伤中常见的损伤，通常踝骨折处理较简单，手法复位小夹板中立位固定即可。内外踝骨折双踝骨折并发距骨有脱位，既要行小夹板塑形，即行内、外翻固定，若三踝骨折（内、外、后踝骨折），肯定要行塑形小夹板外固定，即外翻骨折，内翻固定。内翻骨折，外翻固定。一定要内、外翻的弧度足够才行，有时还要矫枉过正一点，若有外旋式内旋小夹板固定时把夹板在塑形时稍外旋或内旋一点即可，亦可达到矫正旋转的目的，注意复位后一周内注意夹板松度，注意患者患肢血运，还有功能锻炼的问题。不能动患肢骨折处只可动脚趾。因为是关节内骨折，所以要进行早期功能锻炼。要模造出一个新的适应生理功能的关节。所以复位 2 周后要进行锻炼，有痛感运动。3 周后痛感加重，4 周后及复位 1 个月痛感还要加强。这样关节内的血肿才不会机化，才不会形成纤维骨痂而影响以后的关节活动，所以踝关节要背伸、跖屈一直不能停。但不能内外翻，因为骨折没有完全愈合之前，内外翻可以使骨折再移位。就是手术行钢板螺钉内固定的患者踝关节背伸、跖屈也应该早做，这样才不会形成或减少形成创伤性关节炎。另外对于不能配合小夹板扎带固定的患者，如精神有障碍患者，若有三踝骨折者，亦可用石膏（夹板加管型）行内翻或外翻的固定 40 日左右。笔者用此种方法治疗上述类患者亦取得较满意的效果。还有关于内踝愈合问题，只要不在关节内，内踝没有完全愈合也不要紧，不影响活动及功能，笔者曾观察到一例株洲的青年患者，内踝没有愈合还可以踢足球呢（原载《湖南中医杂志》，1979 年）。

用药问题：用桃红四物汤活血祛瘀，早期伤处瘀血较重，所以必须活血祛瘀，还要加五皮饮，这样瘀血消散较快。加香附理血中之气，还可以疏肝理气，患者受伤易心中郁闷。牛膝引药下行，活血通经。木瓜祛湿舒筋。诸药合用活血祛瘀，消肿止痛。肿消则固定更稳定。再用补肾壮筋汤加减：熟地黄 20g，当归 10g，牛膝 10g，山茱萸 15g，茯苓 10g，续断 10g，杜仲 20g，白芍 20g，陈皮 10g，五加皮 10g，骨碎补 10g，牛膝 10g，甘草 10g，连续 20 剂。以后食欲很好，则慢慢自行锻炼恢复，现已数年，无一点后遗症。

外踝骨折

董某，男，45 岁。2012 年 7 月 9 日初诊。

主诉：摔倒后左踝关节肿胀疼痛伴活动受限 3 小时。

病史：患者于 3 小时前不慎摔倒，当即感左踝部剧烈疼痛，不能站立行走，无头部着地，伤后无昏迷，无头痛头晕，无恶心呕吐，无二便失禁，无其他部位疼痛。

查体：左外踝肿胀明显，局部压痛阳性，可触及骨擦感，踝关节活动受限，左足呈外旋畸形，左足背动脉搏动良好，末梢血运感觉正常。X 线片示：左外踝骨折。（图 1-80、图 1-81）

诊断：左外踝骨折（血瘀气滞证）。

手法复位：患者仰卧位，助手固定患肢大腿及小腿，医者一手握住足跟，另一手握住足背，先将患足由外旋位纠正为中立位，然后使足背伸，同时外踝向下方推挤，复位成功后，用夹板固定，保持踝关节于功能位。

选方：血府逐瘀汤加减。

用药：桃仁 12g，红花 9g，当归 9g，生地黄 9g，川芎 5g，赤芍 6g，牛膝 9g，枳壳 6g，甘草 6g。14 剂，每日 1 剂，水煎服，分早、晚 2 次温服。

功能锻炼：在固定期间，鼓励患者进行足趾的主动屈伸活动，以促进血液循环，减轻肿胀。固定 4 周后，拆除固定，开始进行踝关节的屈伸和内外翻功能锻炼，逐渐增加活动范围，以恢复关节功能。同时，将多余的中药渣煎汤剂予以熏洗，加强关节活动度。

第一次复诊：左外踝疼痛减轻，但仍存在肿胀和活动受限。左外踝肿胀已有所消退，但仍存在轻度压痛。踝关节活动度有所改善。继续中药治疗，调整原方药方以加强续筋接骨予以"续骨活血汤"加减。用药如下：骨碎补 9g，川续断肉 9g，煅自然铜 9g，全当归 9g，杭白芍 9g，鲜生地黄 12g，落得打 9g，乳香 9g、没药 9g，土鳖虫（制）6g，甘草 6g。14 剂，每日 1 剂，水煎服，分早、晚 2 次温服。

第二次复诊：主诉：左外踝已无明显肿胀和压痛，踝关节活动度接近正常，无明显不适。嘱咐功能锻炼，增强踝关节活动度。予以经验方强筋健骨汤加减：骨折三期辨证后期方剂。续骨健愈汤。

方剂组成及用量：当归 15g，熟地黄 20g，骨碎补 12g，续断 10g，怀牛膝 10g，丹参 15g，白术 10g，茯苓 10g，炙甘草 6g。14 剂，每日 1 剂，水煎服，分早、晚 2 次温服。

随访：经过上述治疗，患者左外踝肿胀消退，疼痛减轻，踝关节活动逐渐恢复。随访半年，患者行走自如，无疼痛及不适感，X 线片示骨折愈合良好。

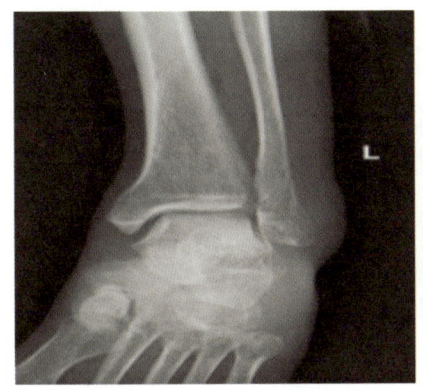
图 1-80　外踝骨折正位

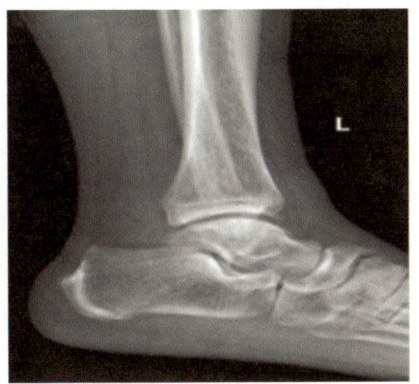
图 1-81　外踝骨折侧位

【按语】该患者早期选用血府逐瘀汤加减，该方出自《医林改错》，为治疗血瘀证的代表方剂。该方具有活血化瘀、行气止痛的双重功效。方中以桃仁、红花活血化瘀为主药；辅以当归、赤芍、川芎助桃仁、红花活血化瘀之力；牛膝祛瘀血，引瘀血下行；枳壳与川芎行气，使气行则血行；甘草调和诸药。诸药合用，共奏活血化瘀、行气止痛之功。中期拟用续骨活血汤加减，该方出自清代的《辨证录》，续骨活血汤的主要功效是长骨活血、祛瘀止痛。骨折的治疗需要首先活血祛瘀，因为血液不流通则瘀血不去，瘀血不去则骨头难以接合。本方剂遵循这一治疗原则，采用化瘀续骨的方法。方剂中的骨碎补、自然铜、土鳖虫被誉为"接骨三宝"，可以促进骨折愈合。落得打、当归、生地黄、白芍等药物则具有化瘀消肿、活血止痛的作用，可以疏化骨折断端的瘀血，为续骨创造条件。此外，方剂中的乳香、没药也具有活血止痛、消肿生肌的作用，可以帮助缓解疼痛和促进伤口愈合。骨折在后期主要面临的问题是骨痂的成熟和关节功能的恢复。续骨健愈汤的组方充分考虑了这两方面。当归和熟地黄是方中的君药，它们共同起到滋补肝肾、补血活血的作用。熟地黄能够补充骨髓，为骨折愈合提供充足的营养。当归则能促进血液循环，有助于骨折部位的血液供应，加速骨折愈合。骨碎补和续断是方剂中的臣药，它们的主要作用是补肾强骨、续伤止痛。骨碎补能够直接作用于骨折部位，促进骨痂的形成和成熟；续断则有助于关节功能的恢复，减轻疼痛和僵硬感。怀牛膝和丹参是方剂中的佐药，它们共同起到活血化瘀、舒筋止痛的作用。怀牛膝能够补肝肾、强筋骨，对于骨折后期的关节僵硬和疼痛有很好的缓解作用；丹参则能够活血化瘀，改善骨折部位的微循环，加速骨折愈合。白术、茯苓补益脾胃，增强后天之气，炙甘草是方剂中的使药，它起到调和诸药的作用，能够减轻药物对胃肠道的刺激，提高整体疗效。整个方剂共奏滋补肝肾、续骨健愈之功。

本例患者通过手法复位固定、中药治疗和功能锻炼相结合的方法，成功治愈了左外踝骨折。在复诊过程中，根据患者的具体情况及时调整治疗方案，确保了骨折的顺利愈合和关节功能的恢复。通过多次复诊和持续治疗，患者最终取得了满意的治疗效果。

跖骨骨折

王某，男，61岁。2010年8月10日初诊。

主诉：左足扭伤后疼痛1日。

病史：患者于1日前散步不慎扭伤，立即感到足部外侧疼痛，随即忍痛步行回家，休息后未见明显改善，今至我院就诊，X线检查提示第五跖骨基底部撕脱骨折，患者既往有体健，无高血压、心脏病、糖尿病等病史。

查体：初诊患者第五跖骨基底部局部肿胀，可见瘀斑，局部压痛明显，患肢感觉、血运尚可，饮食一般，小便可，大便，舌质淡，苔薄白，脉弦。

诊断：左第5跖骨基底部撕脱骨折。（图1-82、图1-83）

辨证：血瘀阻滞。

治法：活血化瘀，消肿止痛。

治疗：予以手法复位后局部予以化瘀散外敷并予以持续外固定。一诊予以活血止痛方加减：桃仁15g，红花15g，当归15g，白芍9g，生地黄9g，川牛膝9g，延胡索9g，川芎9g，鸡血藤9g，乳香6g，没药6g，甘草6g。7剂，每日1剂，水煎，温服，每日2次。

二诊：复查X线片见位置良好（图1-84、图1-85），患者足部肿胀疼痛明显减轻。方剂调整予以活血接骨汤加减，当归 15g，赤芍 9g，生地黄 9g，白术 9g，陈皮 9g，茯苓 9g，川牛膝 15g，川芎 9g，骨碎补 15g，鸡血藤 9g，续断 15g，三七 9g，延胡索 9g，甘草 6g。10 剂，每日 1 剂，水煎，温服，每日 2 次。

三诊：足部肿胀、疼痛消失，舌质红，苔薄白，脉弦。复查 X 线片示：骨折位置同前，未见明显移位。故再以补肾健骨汤加减，补益肝肾，强健筋骨：熟地黄 15g，山茱萸 15g，白术 15g，茯苓 10g，当归 15g，山药 15g，鸡血藤 10g，骨碎补 15g，续断 15g，牛膝 10g，五加皮 10g，炙甘草 6g。14 剂，每日 1 剂，水煎，温服，每日 2 次。

四诊：患者疼痛基本消失，嘱咐患者积极功能锻炼。

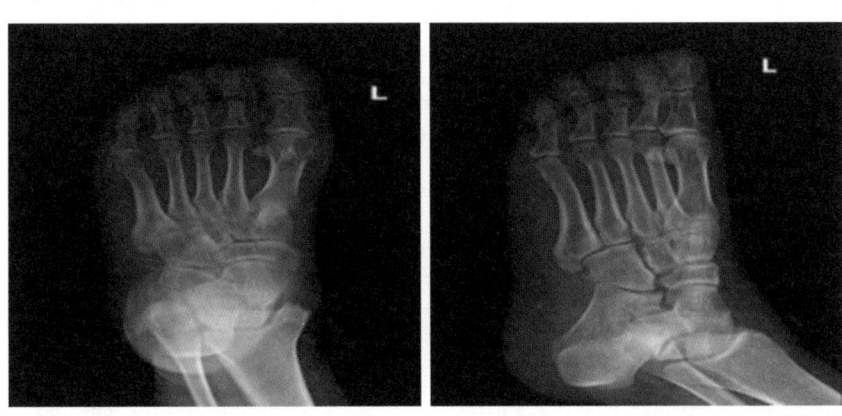

图 1-82 复位前（一）	图 1-83 复位前（二）

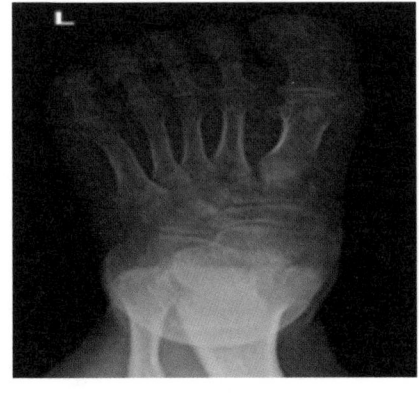 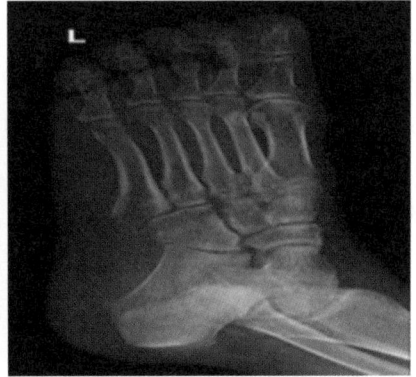

图 1-84 复位后（一）　　　　图 1-85 复位后（二）

【按语】跖骨骨折常常见于直接暴力如挤压、重物砸击等，也可见于扭伤等间接暴力，直接暴力常见于跖骨干骨折，多由于受到重物砸压所致。而间接暴力常常以第 5 跖骨基底部撕脱骨折为常见，本例患者就是在行走时不慎扭伤后发生撕脱骨折。而长途行走时发生的为疲劳骨折，又称行军骨折，该类型骨折常常以第2、第3跖骨多见。该患者受伤后X线示骨折位置良好，于是采用手法复位后局部固定，采用化瘀散局部外敷结合汤剂内服，患者恢复良好。

腰椎压缩性骨折

病案1

黄某某，女，68岁。2008年10月11日初诊。

主诉： 不慎摔倒后腰背部疼痛1日。

病史： 患者于1日前在家不慎滑倒，臀部着地，当即感到腰背部疼痛，活动加重，行走困难。经外院医院X线片检查，被诊断为"胸、腰椎压缩性骨折"，患者拒绝手术治疗，在家休息后未见明显缓解，遂于我院就诊，既往有高血压病史，规律用药，血压控制可。

查体： 初诊患者生命体征平稳，腰椎生理曲度存在，T12、L1节段压痛明显，腰部活动受限，直腿抬高试验（−），双下肢感觉、运动可，饮食如常，二便可，舌苔薄白，脉弦涩。

X线片示： T12~L1椎体上缘塌陷楔形改变，椎体压缩度1度，腰椎生理曲度存在。（图1-86、图1-87）

诊断： 屈曲型胸、腰椎压缩性骨折。

辨证： 气滞血瘀证。

治疗： 活血化瘀，行气止痛。予以手法整复后，嘱患者卧硬板床，腰部垫软垫。一诊予以桃红四物汤加减：桃仁15g，红花15g，当归15g，白芍9g，生地黄9g，陈皮5g，川牛膝9g，川芎9g，水蛭3g，鸡血藤9g，甘草6g。14剂，每日1剂，水煎，温服，每日2次。

二诊（2008年10月25日）：腰背部疼痛明显减轻，饮食一般，大便通畅，日行一次，苔薄脉细，仍拟以桃红四物汤为基础，加减予以续筋接骨，消食健胃。桃仁15g，红花15g，当归15g，白芍9g，生地黄9g，陈皮5g，茯苓9g，川牛膝15g，川芎9g，水蛭3g，骨碎补15g，鸡血藤9g，续断15g，神曲9g，甘草6g。14剂，每日1剂，水煎，温服，每日2次。

三诊（2008年11月10日）：复查X线片示T12~L1椎体高度基本恢复，未见显著丢失，腰椎压痛（−），双下肢感觉、运动可，佩戴腰围活动，患者年事较高。故再以补中益气汤合六味地黄汤，调中益气，补益肝肾：黄芪 30g，白术 15g，陈皮 10g，茯苓 10g，熟地黄 15g，当归 15g，山药 15g，牡丹皮 10g，泽泻 10g，鸡血藤 10g，骨碎补 15g，续断 15g，白芍 15g，炙甘草 6g。14 剂，每日 1 剂，水煎，温服，每日 2 次。

四诊（2008 年 11 月 24 日）：患者无明显腰部疼痛，饮食可，二便可，双下肢感觉运动可，嘱患者适当功能锻炼，避免重体力活动。

【按语】本案为腰椎压缩骨折案例，该疾病是骨科的常见病多发病，临床常见于年龄较高的患者，脊柱压缩骨折通常有外伤史，通过 X 线片可以了解骨折的相应节段及损伤程度，CT 及 MRI 是进一步更加全面的检查手段。中医治疗采用非手术的手法复位结合中药汤剂口服，配合练功，患者往往可以取得良好的疗效。元代《回回药方》记载："令患者仰卧，以一硬枕放脊梁下。"中医学在骨折的治疗中，遵循"动静结合，内外兼治，筋骨并用，医患合作"的治疗原则。在手法复位后采用硬板床仰卧及硬枕固定的方法，运用汤药依据三期辨证施治，功能锻炼祛瘀生新，一般均能够取得良好疗效。

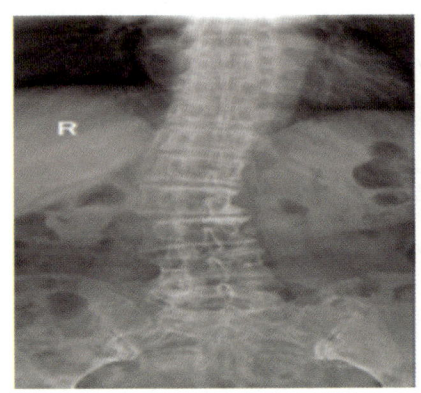
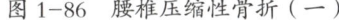

图 1-86　腰椎压缩性骨折（一）

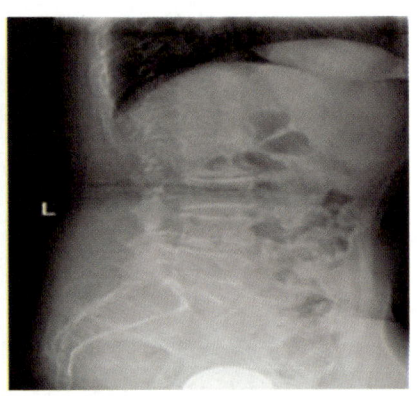

图 1-87　腰椎压缩性骨折（二）

病案 2

李某，男，73 岁。2011 年 6 月 3 日初诊。

主诉：摔倒后腰背部疼痛伴活动受限 1 日。

病史：患者于 1 日前在家拖地不慎滑倒，臀部着地，立即感到腰背部剧烈疼痛，活动加重，休息后未见明显改善，经家属用轮椅至我院就诊，患者既往有糖尿病史，规律用药，血糖控制可，无高血压、心脏病等病史。

查体：初诊患者精神可，生命体征平稳，腰椎生理曲度存在，L1 节段棘突压痛、叩击痛明显，腰椎旁肌肉压痛明显，腰部活动受限，翻身困难，双下肢感觉、运动尚可，饮食一般，小便可，大便未解，偶有腹胀，舌质暗，苔薄白，脉弦。

X 线片示：L1 椎体呈楔形改变，椎体压缩度 1 度。MRI 示：L1 椎体可见高信号水肿反应。（图 1-88、图 1-89）

诊断：腰椎压缩性骨折。

辨证：气滞血瘀，腑气不通。

治法：活血化瘀，行气理滞。

治疗：嘱患者卧硬板床，予以软垫置于腰部。一诊予以桃红四物汤合小承气汤加减：桃仁 15g，红花 15g，当归 15g，白芍 9g，生地黄 9g，陈皮 5g，大黄（后下）10g，枳实 10g，厚朴 10g，芒硝 10g，川牛膝 9g，川芎 9g，鸡血藤 9g，乳香 6g，没药 6g，甘草 6g。5 剂，每日 1 剂，水煎，温服，每日 2 次。

二诊（2010 年 6 月 8 日）：患者腰背部疼痛明显减轻，饮食可，无明显腹胀，小便正常，大便通畅，日行一次，舌质暗，苔薄白，脉弦。复诊 X 线片示：L1 椎体呈楔形变较前改善。拟以桃红四物汤为基础，去掉大黄、芒硝等通便药物，加减予以续筋接骨，滋养脾胃等药物。桃仁 15g，红花 15g，当归 15g，赤芍 9g，生地黄 9g，白术 9g，陈皮 9g，茯苓 9g，川牛膝 15g，川芎 9g，骨碎补 15g，鸡血藤 9g，续断 15g，三七 9g，乳香 6g，没药 6g，甘草 6g。14 剂，每日 1 剂，水煎，温服，每日 2 次。指导五点支撑法、飞燕点水练功加强腰背部锻炼。

三诊（2010 年 6 月 22 日）：腰部疼痛较前明显减轻，饮食尚可，无明显腹胀，小便正常，大便通畅，舌质暗，苔薄白，脉弦。复查 X 线片示：L1 椎体高度未见明显丢失。故再以补肾活血汤加减，补益肝肾，强健筋骨：熟地黄 15g，黄芪 30g，白术 15g，茯苓 10g，当归 15g，山药 15g，菟丝子 10g，鸡血藤 10g，骨碎补 15g，续断 15g，赤芍 15g，肉苁蓉 10g，乳香 6g，没药 6g，炙甘草 6g。14 剂，每日 1 剂，水煎，温服，每日 2 次。

四诊（2010 年 7 月 6 日）：患者腰部疼痛基本消失，饮食如常，二便可，双下肢感觉运动可，嘱患者继续功能锻炼，避免剧烈运动。原方去乳香、没药，继续服用 14 剂：熟地黄 15g，黄芪 30g，白术 15g，茯苓 10g，当归 15g，山药 15g，菟丝子 10g，鸡血藤 10g，骨碎补 15g，续断 15g，赤芍 15g，肉苁蓉 10g，炙甘草 6g。14 剂，每日 1 剂，水煎，温服，每日 2 次。

【按语】腰椎压缩骨折在中医骨伤科学中称为"腰骨损断"，该疾病是脊柱骨折中最常见的一种，临床多以 T11、T12 椎体及 L1、L2 椎体最为常见，通常有明显的外伤史。《素问》记载："有所堕坠，恶血留肉，腹中满胀，气机上逆，先饮利药。"骨折早期筋骨脉络损伤，血离筋脉，腹部胀满，气滞不通，当予以桃红四物汤合小承气汤加减，活血化瘀，行气理滞。二诊大便已通，腹胀消失，疼痛缓解，去大黄、芒硝等理气通便之药，加续筋接骨，滋养脾胃之力以促进新生。《素问·阴阳应象大论》记载："肾藏精，主骨生髓，其充在骨。"三诊腰部疼痛较前明显减轻，故治以补益肝肾，强健筋骨，以补肾活血汤加减。四诊疼痛基本消失，去乳香、没药，减轻活血力量，主补肾强骨，整体治疗过程遵循中医骨伤科三期辨证理论，使得达到"瘀去，新生，骨合"骨折修复过程。

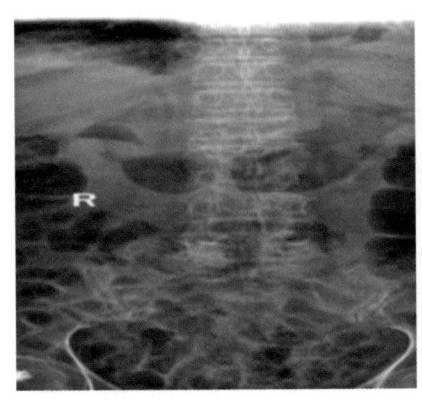 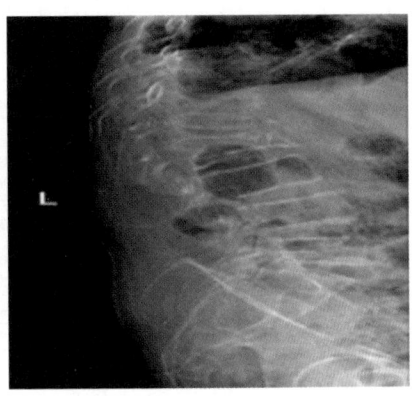

图 1-88　腰椎压缩性骨折（一）　　　图 1-89　腰椎压缩性骨折（二）

腰椎压缩性骨折

彭某某，女，41 岁，湖南郴州人。1985 年 4 月 16 日初诊。

病史：患者在 1985 年 4 月 15 日不慎从约 1m 高处坠下，当时以臀部着地，当即不能站起，腰痛，被人扶起后在床上休息，当晚腰痛加重，不打屁不大便，且有腹胀的感觉，第二日上症有所加重，遂来医院检查。

查体：痛苦面容，以手撑腰，有腹部膨隆，相当于 T12-L1 椎体的位置有压痛和叩击痛明显，且局部青紫肿胀，急照胸腰椎正侧位 X 线片，为 L1 椎体压缩骨折，压缩 1/3 左右，急收住院治疗。（图 1-90、图 1-91）

辨病：L1 椎体压缩骨折—腹胀。

辨证：气滞血瘀，腑气不通。

治法：破气通便，佐以活血祛瘀。

选方：大承气汤合桃红四物汤。

用药：生大黄（后下）10g，枳实10g，厚朴15g，芒硝（冲兑）10g，桃仁10g，桃花10g，红花10g，生地黄15g，川芎10g，当归10g，白芍30g，甘草6g，先下7剂，开始1剂不效，患者还有腹痛、腹胀加剧之势，用肛管从肛门排气，稍好些，继续服用第2剂，其他药先煎，再下大黄，芒硝冲兑服，第2剂服1次，气先通一点，服第2次，大便下，奇臭难闻，马上去除芒硝（不再冲兑芒硝），大黄亦和其他药同煮，继续服完以上5剂，再用参苓白术散合四物汤加减后，并坚持患者自身功能锻炼，半年骨折恢复80%以上，到现在无明显后遗症。

　　【按语】胸腰椎压缩骨折在外伤中常见，一般压缩骨折多数是由高处坠下足部着地或臀部着地引起，也有从高处坠落重物砸伤患者头、肩背部所致。当然也有车祸骨折一般以T12、L1多见，骨折压缩在1/2以下多数都是稳定性的。本病例腰1压缩1/3，应该是稳定型骨折，且受伤简单，是从1m高处臀部着地坠下引起，但骨折后的并发症还是较明显的，如腹胀、不打屁、不大便等，这是由于腰椎压缩骨折后，椎体出血引起后腹膜血肿，刺激后腹膜再刺激肠道引起肠道蠕动减弱或暂时性肠麻痹所致。如果此时开腹至后腹膜取出后腹膜的血肿也是减少刺激的一种方法。笔者早期曾参加此类手术。我们用张仲景伤寒论中的大承气汤，"……不恶寒者，其身必重，短气，腹满而喘……此大便已鞕也，大承气汤主之。"此说明肠胃燥结成实，正气郁滞不通，要用大承气汤承顺胃气下行，使塞者通，闭者畅，而大黄苦寒泻下，既可通其热结，以推陈致新，又可挫其热势，消除病因，因而为方中之主药；芒硝咸寒泻下，功同大黄，尤能润燥软坚，使燥结之，硬粪软化而易下，但泻下应即止，但泻下应即止，枳实善理胸胃之气以消痞。并能破气导滞，可协助硝、黄以荡积，厚朴善理脘腹之气已除满，并能下气降逆，可协助硝黄以开结，所以概言之，以上四味，枳实消痞，厚朴除满，大黄泻实，芒硝润燥，因而临床上应有痞满、燥实为依据，而胸、腰椎压缩骨折后，上述四证基本上都存在，所以用此方是合适的。而现代药理试验说明大黄煎煮过久，蒽醌类物质遭到破坏，其泻下作用就会减弱，证后生者气锐而生形，熟者气钝而和缓是有道理的。而通过对本方的复方实验研究，初步说明本方具有增加胃肠道的蠕动，增加胃肠道的容积，改善胃肠道的血液循环和降低毛细血管的通透性，以及促进胆囊收缩，胆道口括约肌放松，胆汁分泌增加的作用，为下法的原理增添新的论据。（《中医方剂临床手册》上海中医学院编）而桃红四物汤主要的四物汤加桃仁、红花重点是活血祛瘀，使瘀血不致停留，两方合用，对于腰椎骨折的早期效果是明显的。

当然还要患者坚持腰背肌功能锻炼，以"五点支撑"（头枕双肘双足着地，腰弓形撑起），到"三点支撑"（头枕顶部，双足着地，腰背均弓起，同时行飞燕点水，即双手后背，胸腹着地，头颈双腿均后跷），这样的动作应该在 2~3 周内达到此要求，开始每个动作 30~50 次，以后逐渐加多，在 1 个月之内要达到 300~500，加起要达到 1 000 次以上，这叫自身复位功能疗法，本法简便安全，效果可靠，其机制是发挥患者在复位和治疗中的主观能动性，以腰背的背伸肌为动力，增加前纵韧带及椎间盘前部纤维环的张力，使压缩的椎体逐渐张开，使骨折畸形逐渐得以矫正。同时背伸肌力的加强，形成一个有力的肌肉夹板，对脊柱的稳定起重要作用，这种方法既免除长期石膏类固定、手术的风险，又避免了骨质疏松。由于坚持腰背肌功能锻炼，骨折以后的后遗症也明显减少，此患者后来可以说没有后遗症，由于锻炼得好（坚持最少在 6 个以上），可以改善全身的血液循环，早期即消除全身症状，增加饮食，增加体力，早日康复，所以腰椎压缩骨折亦恢复到 80% 以上。

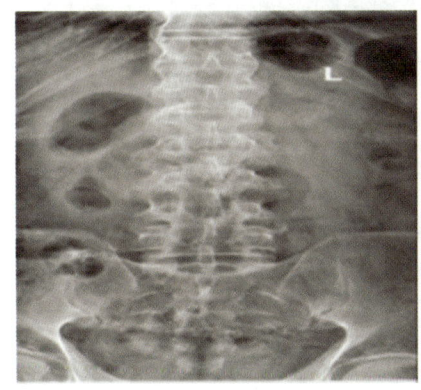 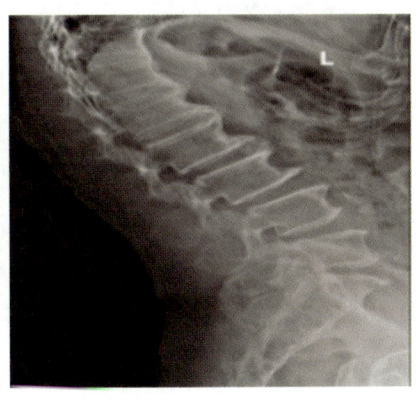

图 1-90　腰椎压缩骨折（一）　　　　图 1-91　腰椎压缩骨折（二）

尾骨骨折

杨某，女，51 岁。2011 年 8 月 5 日初诊。

主诉： 跌倒后骶尾部疼痛 2 日。

病史： 患者于 2 日前下楼梯不慎跌倒，跌倒时臀部着地，随即感到骶尾部疼痛，坐位及下蹲时自觉加重，站立时减轻，休息后疼痛稍缓解，遂于我院就诊，患者既往体健，无高血压、心脏病、肝炎、结核等传染病病史。

查体： 患者精神状态可，尾骨部可见少量瘀斑，软组织挫伤，尾椎部压痛、叩击痛明显，马鞍区无明显刺痛麻木感，感觉未见明显异常，双下肢感觉、运动尚可，饮食一般，小便可，大便通畅，舌质淡，苔薄白，脉弦。

X线片示：尾椎骨骨折，未见明显移位。（图1-92、图1-93）

诊断：尾椎骨骨折。

辨证：气滞血瘀。

治法：活血化瘀，行气止痛。

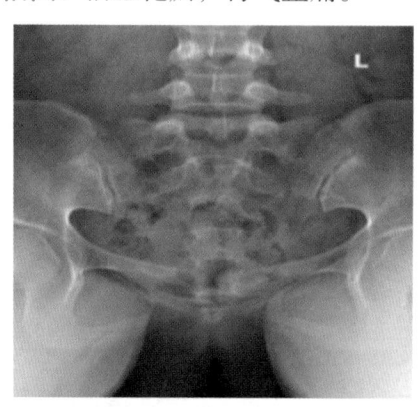
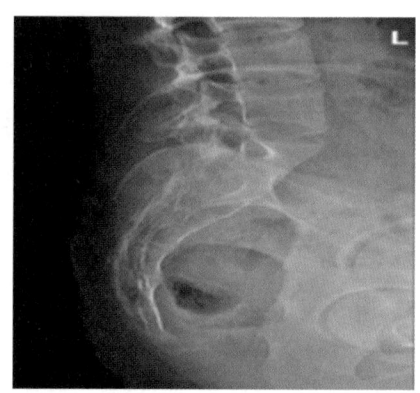

图1-92　尾骨骨折（一）　　　　图1-93　尾骨骨折（二）

治疗：嘱患者暂时避免坐位，睡觉时以侧卧位或者俯卧位，避免骶尾部受力。一诊予以血府逐瘀汤加减：桃仁12g，红花9g，当归9g，生地黄9g，牛膝9g，川芎9g，赤芍9g，枳壳9g，甘草6g。10剂，每日1剂，水煎，温服，每日2次。同时骶尾部以煎药后多余汤剂用热毛巾浸透局部热敷。

二诊：患者骶尾部疼痛明显减轻，尾骨部瘀斑减退，尾椎部压痛、叩击痛较前明显减轻，马鞍区未见明显感觉异常，饮食可，无明显腹胀，小便正常，大便通畅，日行一次，舌质淡，苔薄白，脉弦。复诊X线片示：尾椎骨骨折，骨折未见明显移位。以原方为基础调整，加减予以续筋接骨等药物。桃仁12g，红花9g，当归9g，生地黄9g，川牛膝9g，川芎9g，赤芍9g，枳壳9g，白术9g，陈皮9g，茯苓9g，骨碎补9g，鸡血藤9g，续断9g，三七9g，甘草6g。14剂，每日1剂，水煎，温服，每日2次。嘱其继续在骶尾部以煎药后多余汤剂用热毛巾浸透局部热敷，如需坐位时以气垫圈保护。

三诊：骶尾部肿胀、瘀斑消退，局部疼痛较前几乎消失。

【按语】骶尾骨位于脊椎的最下端，清代吴谦《医宗金鉴·正骨心法要旨》记载："尾骶骨，即尻骨也……若蹲垫臃肿，必连腰胯。"骶尾部骨折常见于跌倒后骶尾部受暴力导致的骨折，高能量损伤时常常与骨盆骨折同时发生。骨折后临床症状明显，局部疼痛、瘀斑、肿胀，严重时可导致直肠、肛门以及神经受损，给患者带来巨大的痛苦。一般无明显移位的患者无须复位，通过休息及中药治疗即可达到有效恢复，而有移位的患者可以通过肛门指诊手法复位后固定，情况复杂则需要开放手术治疗。该例患者的骨折位置良好无明显移位，未见明显并发症，在使得患者维持必要体位避免骨折端受力移位的基础上，予以中药汤剂辨证内服及局部外敷治疗，骶尾部局部热敷距离病灶近从而药力能有效抵达，因此内外兼治，充分彰显了中医药"简单、方便、廉价"的独特优势。

肋骨骨折

邓某某，男，49岁，湖南湘乡人。2017年3月7日初诊。

病史：患者于2017年3月1日从高处摔下硬伤左胸胁，当时疼痛难忍，呼吸时更痛，甚至不敢呼吸，急进院行照片及CT检查，为左胸第7、第8、第9肋腋中线骨折，且左胸肋膈角变钝，诊断有少量胸腔出血，住院给予对症治疗，输液、活血、止血等，并用肋骨带固定，疼痛有所减轻，仍痛且翻身活动困难，口无味，大便可，小便调，舌淡苔黄微腻，脉弦。

辨病：左胸第7、第8、第9肋骨骨折并少量血胸。

辨证：外伤骨折，瘀停胸胁。

治法：活血祛瘀，佐以止血。

选方：血府逐瘀汤合瓜蒌薤白汤合葶苈大枣泻肺汤。

用药：当归10g，生地炭15g，赤芍10g，红花10g，枳壳10g，柴胡10g，川芎10g，牛膝10g，桔梗10g，瓜壳10g，薤白12g，葶苈了10g，大枣7枚，白茅根20g，滇三七10g，甘草10g，10剂。后胸胁痛大减，呼吸时已舒适，已可自行起坐行走，但左胸仍痛，仍不能用力，左胸照片仍有少量积液，食欲好转，精神尚可，上方去葶苈加黄芪15g，升麻10g，再服10剂，病已清除，呼吸基本正常，但自身精神尚未完全恢复，容易疲劳，再用补中益气汤10余剂进行调理，伤愈康复。

【按语】肋骨骨折临床较常见，骨折常发生于较长的第4~9肋的前外侧，肋骨骨折在内刺破胸膜引起胸膜出血就会引起血胸。该患者是第7、第8、第9肋多根骨折且照片和CT均有肋膈角变钝，说明胸膜出血并发血胸，当然不是大量出血，不需要行胸腔引流等特殊治疗，但行中医中药内服治疗可以促进血胸及早吸收，减少愈后并发症是很有必要的。血府逐瘀汤是清代王清任先生专为胸部外伤而设，本方主要作用是活血祛瘀，行气宽胸。其中当归、川芎、赤芍、桃仁、红花活血祛瘀，生地养血活血，使祛瘀而不伤阴血，我用生地炭还有止血作用，牛膝祛瘀而通血脉，且引血下行，柴胡、桔梗、枳壳舒畅胸中之气，使气行则血行，甘草则调和诸药。加张仲景瓜蒌薤白汤，这里虽是骨折，但却和"胸痹之病，喘息咳唾，胸背痛，短气……"之症很是相符，且肋骨骨折亦有"胸痹不得外，心痛彻背"的症状，方中之瓜蒌可开胸中痰结，薤白有辛温通阳豁痰下气之功。而用葶苈大枣泻肺汤主治"肺痈，喘不得卧"，而肋骨骨折的血胸正是"喘不得卧"之症，用葶苈子正是利用其苦寒滑利，开泄肺气，泻水逐痰之功，能下气行水，用于水肿胀满之实证，而血在胸中，本就是实证，要及早清除才是。而白茅根、滇三七活血止血，诸药合用，10剂而效。须注意的是上方中葶苈不可长用，只要血胸大部分退去即停用，所以二方中内祛葶苈加黄芪、升麻以补气升阳，再投10剂，则瘀祛病除，但骨折仍未痊愈，再用补中益气汤恢复正气，使骨折早日愈合而康复。

肋骨骨折并血胸

陈某某，男，48岁，长沙县果园镇人。1989年6月14日初诊。

病史：患者于1989年6月13日下午在施工时不慎被重物击伤右胁肋部，当即右胁肋部痛，半天（几秒）不能出气，随后伤处逐渐肿胀，伤处青紫，咳嗽，打喷嚏、呼吸时均痛，转身时痛更加厉害，故急诊送医院就诊。查患者面色尚可，呈痛苦面容，右胁下部可见青紫块，有明显压痛，第6、第7、第8肋腋中线压痛明显，可扪及骨擦感，胸廓挤压试验前后、左右均为阴性，右颈部还有少许肿胀和捻发音。急查右侧胸部正位、侧位和斜位X线片，诊右第6、第7、第8肋腋中线骨折，且右侧肋膈角亦变钝，且积水（血）较多（接近中量），骨折无明显移位或移位不多。急用胶布条加胸带固定骨折处，稳定情绪，严密观察。

辨病：右第6、第7、第8肋腋中线骨折并血胸。

辨证：血瘀气滞。

选方：葶苈大枣泻肺汤合血府逐瘀汤加减。

用药：葶苈子10g，当归10g，生地黄15g，桃仁10g，红花10g，赤芍10g，枳壳10g，柴胡10g，川芎10g，桔梗10g，牛膝10g，瓜蒌10g，薤白12g，香附10g，甘草10g，大枣7枚，7剂。患者痛减，呼吸平稳，且右颈部捻发音已消失，但喷嚏时右胁肋仍痛，再照右胸正位、侧位和斜位 X 线片，右胸血胸已大部分被吸收，但肋膈角仍稍钝，上方去葶苈子加滇三七 5g，乳香 10g，没药 10g，茯苓 10g，再投 10 剂，疼痛基本消失。再照右胸 X 线片，肋膈角锐利，血胸完全消失，基本恢复正常。

【按语】肋骨骨折在外伤中常见，血胸属于肋骨骨折的并发症亦不少见，有的一根肋骨骨折亦可见血胸，如果多根骨折并发血、气胸更是常见。加快血胸的吸收是减少肋骨骨折并发血胸后的胸膜粘连、减少慢性胸膜炎形成的主要手段之一，所以我们在处理肋骨骨折的同时及时处理血胸是非常必要的治疗手段。血胸是胸腔内有积血，和张仲景所说"肺痈，喘不得外"的症状是一样的，患者亦呼吸不畅，须半卧位呼吸方适，这是胸腔内积水压迫肺不能呼吸造成，急需泻胸肺积水，但行胸腔引流又不需要，所以用葶苈大枣泻肺汤开肺逐邪。葶苈苦寒滑利，能开泻肺气，泻水逐瘀，治实证有卓效，但恐其猛泻而伤正气，故佐以大枣安中而调和药性。再用血府逐瘀汤血瘀胸中之证，更是针对其病证，用当归、川芎、赤芍、桃仁、红花活血祛瘀，生地黄养血活血，使祛瘀而不伤阴，牛膝引血下行祛瘀而通血脉，柴胡、枳壳、桔梗舒畅胸中之气滞，使气行则血行，甘草调和诸药，再加瓜蒌、薤白、香附使药气直达胸部达到宽胸开结，温中通阳的目的。所以一投即效，服之则中积血祛之大半，人也舒服多了，但病仍没有完全祛除，仍有积血，但葶苈子太过猛烈，恐伤正气，因而去除，加滇三七能去瘀血内阻，助肿定痛的作用，还可止血散瘀现用恰到好处，再加用乳香没药活血祛瘀、消肿止痛，茯苓利水，再投 10 剂，血胸便完全吸收，患者也得到康复。

第二章　脱位篇

一、上肢脱位

肩关节脱位

王某，男，48 岁。2009 年 1 月 9 日初诊。

主诉： 摔倒致右肩部疼痛、活动受限 3 小时。

病史： 患者于 3 小时前骑自行车时不慎摔倒，右手撑地，随即感右肩部疼痛，活动困难。诊见，痛苦面容，右肩部疼痛、活动受限，右前臂下垂，右肩峰下空虚，方肩畸形，肩关节弹性固定，搭肩试验阳性，直尺试验阳性。

X 线片示： 右肩关节脱位。（图 2-1）

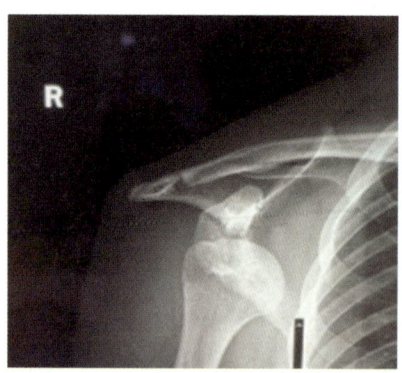

图 2-1　右肩关节脱位

诊断： 右肩关节脱位。

治疗： 手法整复。患者取坐位，一助手双臂从患侧腋下揽住患者斜向健侧固定，另一助手于伤侧握住前臂下端从轻到重用力顺势牵引。术者站在患侧，一手掌扣住肩峰向患者后侧推，另一手拇指置于腋前方向后下戳按，余四指托住腋下肱骨头向上端提，闻及入臼声响，肩峰下复原，肩关节活动自如，提示整复成功。复位后复查 X 线片（图 2-2）。

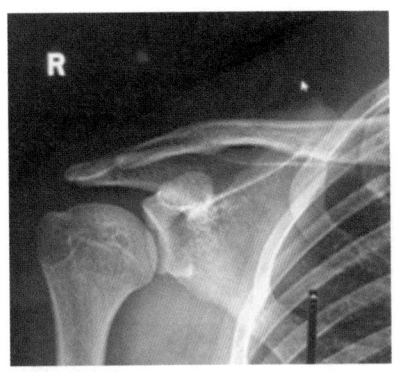

图 2-2　右肩关节脱位复位后

唐某，女，75 岁。2011 年 5 月 3 日初诊。

主诉：摔伤致左肩关节疼痛、活动受限 2 小时。

病史：患者于 2 小时前在家中不慎摔倒，左肩关节着地，致左肩关节疼痛、活动障碍。诊见患者神清、一般情况可，左肩关节下垂，健侧手托伤臂，肩峰下空虚、压痛，呈方肩畸形，肩关节前方微肿，肩关节活动受限，杜加（Dugas）征阳性。

X 线片示：左肩关节脱位。（图 2-3）

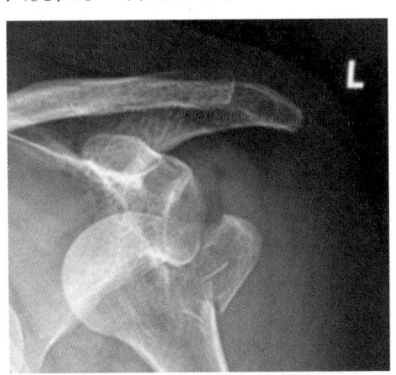

图 2-3　左肩关节脱位

诊断：左肩关节脱位。

治疗：①手法整复。患者取坐位，一助手于健侧以双手环抱伤肢腋下，另一助手于伤侧握伤肢前臂向前下方顺势牵拉，在逐步转为内收的同时，顺上肢纵轴轻轻左右旋动上肢；术者站于伤肩外侧，一手掌用力向内推肩峰，另一手四指从腋下扣住肱骨头向外上方扒托，手下有回内感时，即已复位，患者疼痛消失，肩关节活动自如。复位后复查左肩关节 X 线片（图 2-4）。②复位后处理。复位后前臂屈肘三角巾悬吊于胸前固定 2 周，给予活血止痛药物，配合后期功能锻炼。2011 年 5 月 24 日复查：左肩部疼痛消失，肩关节活动自如。

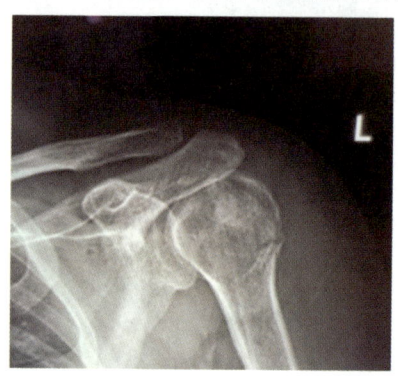

图 2-4　左肩关节脱位复位后

【按语】田心义教授认为肩关节脱位可以分为新鲜性和习惯性 2 种，治疗上各有差别。新鲜性脱位辨证属血瘀气滞之实证，脱位后肩关节周围经络、血道受损，经络受损，血溢脉外，形成有形之瘀血，阻滞气机，经络气血不通，血为气之母，气为血之帅，血瘀则气滞，气不行则血不行，不通则痛，形成血瘀气滞的病理特点，临床上多以活血祛瘀为治疗大法。习惯性脱位则多为肝肾亏虚之虚证，常因新鲜脱位久伤失治或久病体虚，气血不足，筋肉痿软不能束骨所致，因此治疗上应着重补肝肾，强筋骨。实证可因失治等原因变为虚证，因此辨明虚实，为用药之关键。

桡骨小头脱位

病案 1

李某，女，2 岁。2008 年 8 月 12 日初诊。

主诉：摔伤致左肘疼痛、活动受限 10 小时。

病史：患者于 10 小时前不慎摔伤致左肘疼痛、活动受限，诊见左肘部无明显肿胀，肘关节外侧轻度压痛，活动受限，不能上举患肢，左肘呈轻度屈曲位。

X 线片示：关节结构正常。（图 2-5）

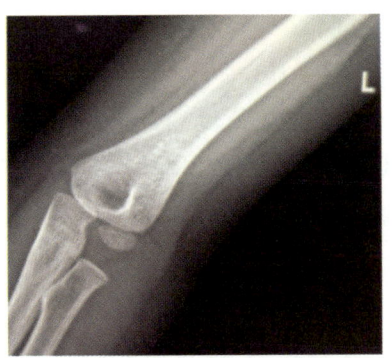

图 2-5　左桡骨小头半脱位

诊断：左桡骨小头半脱位。

治疗：①手法整复。家长抱患儿正坐，术者一手握患儿肘部，拇指置肘部外侧桡骨小头处，另一手旋后前臂，同时轻轻按压桡骨小头，指下有轻微的入臼感，然后屈伸肘关节数次。患儿情绪稳定过后，上肢可上举过肩，伤肢可旋后即表明桡骨小头已复位。②整复后处理。悬吊患肢 1 周。2008 年 8 月 20 日复诊：左肘无疼痛，关节活动正常。

病案2

何某，女，3 岁。2011 年 4 月 11 日初诊。

主诉：摔伤后右肘关节疼痛、活动受限 1 日。

病史：患者于 1 日前玩耍时不慎摔倒致右肘部疼痛、活动困难，诊见右肘局部轻微肿胀，活动受限，肘外侧压痛，前臂旋转、肘关节屈伸活动仍受限，桡骨小头处仍压痛，右上肢不能上举。

X 线片示：未见异常。（图 2-6）

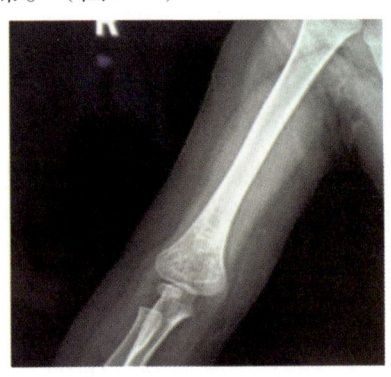

图 2-6　右桡骨小头脱位

诊断：桡骨小头脱位。

治疗：①手法整复。家长抱患儿正坐，术者右手握患儿腕部，左手拇指放在桡骨头的前外方，余指托在肘后，慢慢将患臂旋后，左手拇指则压桡骨头，然后屈曲肘关节，此时可明显听到清脆入臼声，即已复位，患儿能自由活动上肢。②整复后处理。颈腕带悬吊患肢1周。

病案3

李某，男，4岁。2009年10月22日初诊。

主诉：跌伤致左肘疼痛、活动受限3日。

病史：患儿于3日前从桌子上跌下致伤左上肢，在当地医院拍片示锁骨、肩关节、肱骨、肘关节及前臂均未见明显异常。诊断为软组织损伤，予中药外敷，但患儿一直不敢抬手、握物，故前来我院治疗。诊见患儿左肘微肿，呈半屈曲位，前臂旋后位，被迫旋转或屈伸肘关节则呼疼痛，左上肢不能上举。

X线片示：未见明显异常。（图2-7）

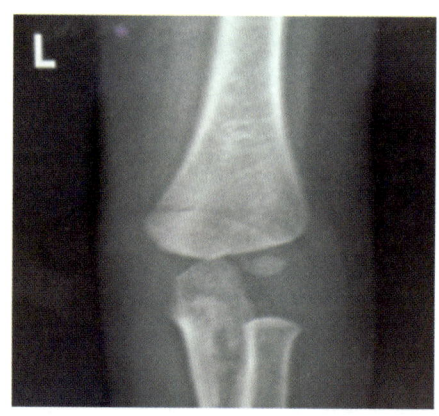

图2-7　左桡骨小头半脱位

诊断：桡骨小头半脱位。

治疗：①手法整复。先用旋后位复位方法未能成功，后改用前臂旋前复位方法复位后，患肢症状消失，并能举手握物，肘关节功能恢复正常。②整复后处理。复位后将患肢屈肘90°颈腕悬吊3日，恢复活动。

【按语】桡骨小头半脱位的发病，内因基于局部生理解剖特点，外因则是不当的旋转牵拉，详细询问其发病过程对病情的判断及鉴别诊断十分重要。治疗时应根据患儿的具体身体情况，采用适度的力量，手法应轻灵，充分利用其生理解剖特点，双手紧密配合，一次复位成功。如反复多次，患儿会产生抵抗，造成复位困难。患儿多在整复后即可自由活动患肢，不必固定处理。由于整复后患肢桡骨小头周围韧带较松弛，需注意避免再牵拉患肢，以防复发。

肘关节脱位（前脱位）

病案1

宋某，男，57岁。2009年3月26日初诊。

主诉：外伤致右肘关节肿痛、活动受限4小时。

病史：患者于4小时前被人拧伤右肘，致右肘部疼痛、肿胀，畸形，诊见神清、一般情况可，右肘关节疼痛、肿胀，畸形，查右肘呈半屈曲位，右肘及前臂瘀紫、肿胀明显，肘部皮温略高，功能障碍，可触及骨擦感。

X线片示：右尺骨鹰嘴骨折合并右肘关节前脱位。

诊断：右尺骨鹰嘴骨折合并右肘关节脱位。

治疗：手法整复。患者取坐位，一助手握患者右上臂固定，术者一手握患者右腕部顺势对抗牵引，另一手拇指向后下推按桡尺骨上端，在肘后端提肱骨下端向前，肘关节脱位复位。后进一步复位鹰嘴骨折，逐步屈曲右肘关节，弯曲肘部至功能位，超肘关节包扎固定。2009年4月6日复诊：患者情况较好，肿胀消退，X线片示复位良好。

病案2

汤某，女，44岁。2010年3月2日初诊。

主诉：跌伤致左肘肿痛、活动障碍4小时。

病史：患者于4小时前不慎跌伤至左肘关节疼痛、肿胀、活动受限，诊见左肘部压痛，肘后三角关系失常，畸形，左手指感觉麻木，患者年幼时肘部外伤后遗畸形，活动受限。

X线片示：左肘关节脱位，尺桡骨近端向前、内移位。（图2-8）

诊断：①左肘关节前脱位；②左肘陈旧外伤畸形。

治疗：手法整复。患者取仰卧位，一助手双手擒拿扶正患肢上臂，术者在患者松弛下"内外推端"纠正尺侧移位，解除尺神经牵拉，在拔伸牵引下，将肘关节先伸后屈，同时将前臂上端推按向后下方，可扣及入臼感。触摸辨认肘后三角关系正常，复位完毕，屈肘"8"字绷带固定。4周后解除外固定，进行功能锻炼。

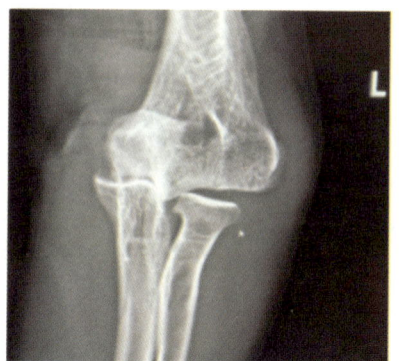

图 2-8　肘关节前脱位

【按语】肘关节前脱位常合并尺骨鹰嘴骨折，骨折整复后局部软组织瘀血、肿胀明显，治疗时应以活血消肿为主。

肘关节后脱位

病案1

敖某某，男，50 岁。2011 年 6 月 14 日初诊。

主诉：左肘部疼痛、活动受限 2 日。

病史：患者诉 2 日前耕田劳动时，不慎跌倒被农具架压于左肘致后脱位，感觉疼痛剧烈，活动受限，即请当地医生复位，仍疼痛不止而来我院。诊见左肘畸形肿胀，压痛明显。尺骨头在肱骨下端后外侧摸及，肘关节伸屈活动限制，神色紧张，烦躁不安，不断呻吟。脉数，苔薄腻。

X 线片示：左肘关节内后脱位。（图 2-9）

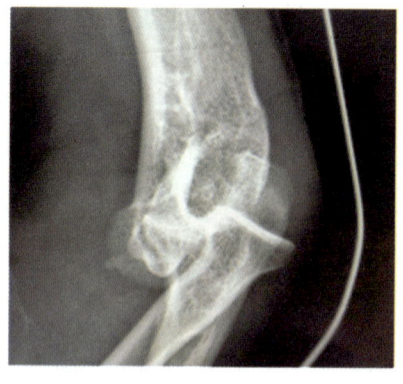

图 2-9　肘关节后脱位（一）

诊断：左肘关节脱位

治疗：①手法复位。助手2人，一人握住患者上臂，另一个人握住尺桡骨下端，患者手心向上，2人做对抗拔伸。医者立于患者外侧，一手推拉前臂，另一手推按肱骨下端，先纠正侧向移位，医者用推、按、提手法，将突出骨头向正常位置撤平凑合，闻有复位入臼声，再将肘部屈曲成90°位。外敷消炎散，用三角巾悬吊胸前屈曲固定。②药物治疗。内服桃红四物汤加减。2011年7月2日复诊，肿胀已基本消退，压痛不明显，伸屈活动受限。去除固定，外用四肢洗方，开始伸屈导引锻炼。

病案2

汤某，男，19岁。2009年9月2日初诊。

主诉：摔倒致左肘关节肿痛、畸形1小时。

病史：患者于1小时前跑步时不慎摔倒，左手掌撑地，致左肘关节疼痛肿胀、畸形，伸屈活动受限。诊见患者右手掌托左肘关节，呻吟不止，痛苦面容，神清，一般情况可。查左肘关节肿胀、畸形，触诊肘关节前后径增宽，前方触及骨突起，后方空虚凹陷，肘关节被动屈伸活动受限，骨擦感为扪及。

X线片示：左肘关节脱位。（图2-10）

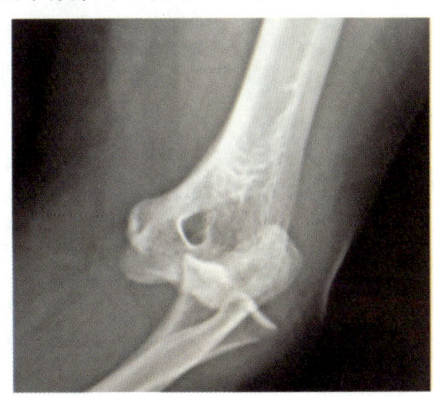

图2-10　肘关节后脱位（二）

诊断：左肘关节后脱位。

治疗：①手法整复。患者取坐位，一助手固定患者上臂，另一助手双手握患者腕关节顺势牵拉，术者双手拇指握患者肘关节前方，扣住肱骨下端，向后上方推按，余四指放在肘后鹰嘴突起处向前下方端托。在持续加大牵引力量时，手下出现入臼感，将肘关节屈曲即可复位。外敷消炎散，用三角巾悬吊胸前屈曲固定 7~10 日，即可进行关节活动。②药物治疗。内服桃红四物汤加减。
2009 年 9 月 10 日复诊：关节畸形消失，肘后三角位置正常，关节活动自如。

【按语】肘关节脱位多见于青少年，肘关节脱位及时治疗，手法复位易成功，复位后给予外固定，维持复位后状态，有利于关节功能恢复。外固定解除后，适当进行功能锻炼，不可被动暴力活动，防止发生骨化性肌炎影响关节功能活动。

月骨脱位

病案 1

周某，男，18 岁。2011 年 3 月 4 日初诊。

主诉： 跌倒后左腕部疼痛、活动受限 4 小时。

病史： 患者 4 小时前跑步时不慎跌倒，左手掌撑地，引起左腕部疼痛、肿胀、畸形，活动受限，诊见左腕部肿胀、疼痛、畸形，腕关节部压痛明显并屈伸功能障碍。

X 线片示： 左腕舟骨骨折，月骨周围型脱位。（图 2-11、图 2-12）

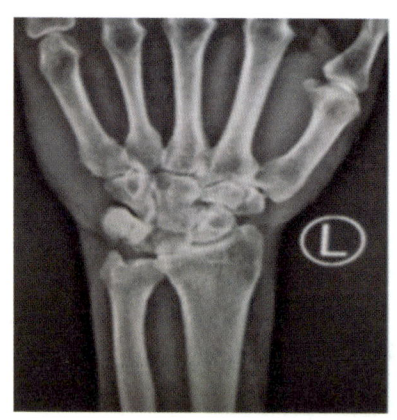 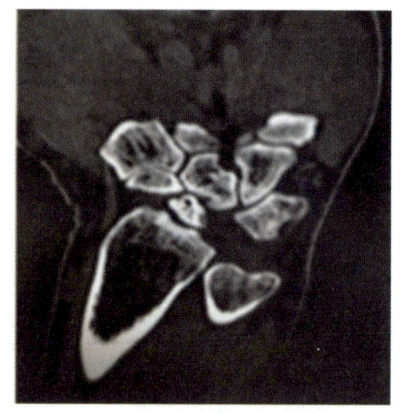

图 2-11　月骨脱位（一）　　　　图 2-12　月骨脱位（二）

诊断： 左月骨周围脱位。

治疗： ①手法整复。患者肘关节屈曲 90°，一助手和术者分别握住肘部和手指对抗拔伸牵引，徐徐使前臂旋后（仰掌），腕关节背伸，使桡骨与头状骨之间的间隙加宽，术者两手握住患者腕部，两手拇指用力推压月骨凹面的远端，迫使月骨回纳入桡骨和头状骨间隙，同时使腕骨在对抗牵引中逐渐掌屈，若月骨有滑动感，中指可以伸直，则表明已复位。②复位后处理。外敷消炎散，石膏固定腕关节于掌屈 30°~45° 4 周。复位后复查 X 线片示：左月骨解剖位置良好，脱位已复位。进行手指屈伸和握拳活动。2011 年 4 月 9 日复诊：基本愈合，左腕关节活动度已接近正常，拆除石膏固定，开始腕部屈伸、旋转主动练习，增加腕关节背伸抗阻训练。

病案 2

黄某，男，30 岁。2012 年 4 月 2 日初诊。

主诉：外伤后致右腕部肿痛、活动受限半小时。

病史：患者于半小时前不慎跌倒致右腕部肿胀、疼痛，活动受限，诊见右腕部肿胀、疼痛、畸形，活动受限，右腕关节部压痛明显。

X 线片示：月骨周围型脱位。（图 2-13）

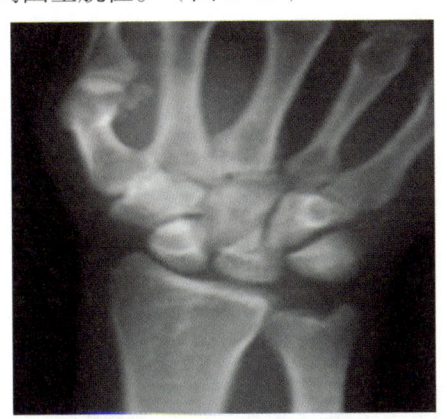

图 2-13　月骨周围型脱位

诊断：月骨周围型脱位。

治疗：①手法整复。两助手对抗牵引，术者双手环抱于患者腕部，双拇指顶压住向背侧位移突出于皮下的头状骨近端，用力向下推压，随后右手掌根部压在左拇指上继续发力，使患腕处于过度背伸位牵引，然后牵引下屈腕，近端助手在对抗牵引的同时，在背伸时下压，掌屈时上提，复位成功。整复示意图见图 2-14。②复位后处理。塑性夹板超腕关节固定。

【按语】月骨脱位多为手掌触地，间接暴力导致月骨受挤压而造成向掌侧脱位，其常见的 X 线分型有月骨前脱位、月骨周围脱位、经舟状骨的月骨周围骨折脱位。在对腕部附骨观察不清时，可拍摄健侧腕关节 X 线片比较，月骨脱位的早期复位尤其重要，一般在 2 周内的损伤，均可行手法一次复位成功，但陈旧性的脱位，由于腕部的肌肉、韧带变短缩，则需考虑手术或摘除脱位的月骨。故早期的诊断是非常重要的，可减少手术造成的创伤。

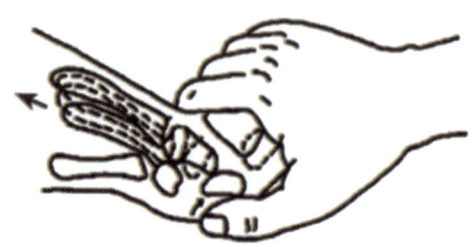

图 2-14　手法整复

第 1 掌指关节脱位

病案 1

章某，男，30 岁。2012 年 8 月 9 日初诊。

主诉： 跌倒右手拇指疼痛、活动受限 1 小时。

病史： 患者于 1 小时前不慎跌倒致伤右手拇指，现疼痛伴活动受限，查右手第 1 掌骨基底部隆突畸形，压痛，传导痛。

X 线片示： 右手第 1 掌骨基底部骨折，外侧移位成角，关节半脱位。（图 2-15）

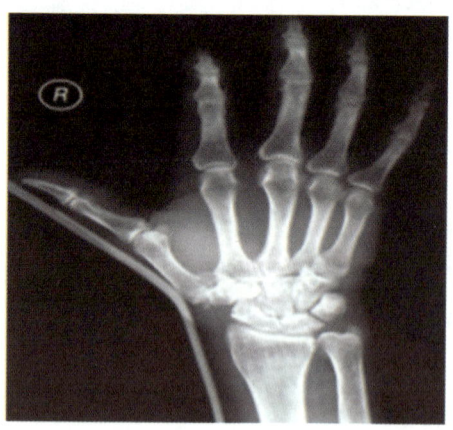

图 2-15　第 1 掌指关节脱位

诊断： 第 1 掌骨基底部骨折脱位。

治疗：①手法复位。一助手擒拿患者近端腕部，术者擒拿患者第 1 掌指关节拔伸牵引并背伸，同时另一拇指按压骨折远端向掌心推挤，纠正第 1 掌骨背侧移位。②夹板固定。背侧与掌侧夹板由指间关节至桡骨远端水平固定，不宜背伸，于第 1 掌骨关节内外加两夹板加固。③功能康复。6 周后改短夹代夹固定，早期指间关节功能锻炼，8 周后解除夹板固定，加强掌指关节功能锻炼。

病案 2

王某，女，40 岁。2009 年 6 月 19 日复诊。

主诉：挫伤致左腕部疼痛、活动受限 1 小时。

病史：患者 1 小时前运动时不慎挫伤腕部，左手及腕部肿胀疼痛，突起畸形，活动受限，现神清，一般情况可，查患者左手及腕部肿胀明显，拇指掌骨基底部骨突起，腕掌关节活动受限，压痛（＋）。

X 线片示：左手拇指腕掌关节脱位伴撕脱骨折。

诊断：左手拇指腕掌关节脱位伴撕脱骨折。

治疗：①手法复位。患者取坐位，一助手固定前臂，术者一手擒拿拇指，与助手相对外展背伸位牵引，另一手拇指与余四指对贴在掌骨基底突起部，相对用力归挤推按，手下有响声示已复位，局部骨突畸形消失，拇指内收功能恢复，患者疼痛消减大半。②整复后处理。夹板固定 4 周，配合活血化瘀止痛药物治疗，4 周后去除固定，功能锻炼至康复。

病案 3

杨某，男，34 岁。2009 年 6 月 19 日初诊。

主诉：挫伤致右拇指关节疼痛、活动受限 2 小时。

病史：患者 2 小时前打篮球时不慎戳伤致右拇指关节疼痛、肿胀，活动受限，诊见右拇指短缩畸形，关节肿胀，掌侧面突起，可触及掌骨头，指间关节屈曲，掌指关节弹性固定，活动受限。

X 线片示：右拇指近节掌指关节脱位。

诊断：右拇指近节掌指关节脱位。

治疗：①手法整复。患者取坐位，一助手握住患者前臂固定，术者将顺拇指局部，一手拇指、示指捏住患指，余四指自然弯曲，示指关节顶贴于掌指关节掌面，与助手对抗牵拉，手下有松动感时屈曲掌指关节，手下有响声，提示复位，患者疼痛消失，关节活动自如。②整复后处理。指骨夹板固定拇指关节于轻度屈曲位，配合活血化瘀药物治疗，2周后去除夹板。2009年7月5日复诊：右手关节活动自如，患处疼痛消失。

【按语】掌指关节脱位以第1掌指关节脱位为多，对于难以复位的拇指掌指关节脱位的治疗，首先要认真进行检查，弄清受伤机制与局部解剖的复杂改变。根据损伤类型采用相适宜的手法，整复时要有足够的耐心，不能暴力牵拉和扭转，以免牵拉肌腱缠绕更紧，更难复位。尤其一些患者掌骨头两侧髁部较大，挡住了肌腱，不易解脱时，须耐心轻柔将缠绕的肌腱解脱，若患者比较紧张或难以一次性复位时，可在麻醉下进行。复位后外固定2~4周，防止后遗症的发生。

指间关节脱位

病案1

汤某某，男，52岁。2012年11月3日初诊。

主诉：左手中指疼痛、活动受限2日。

病史：患者于2日前不慎将左手中指扭伤，见疼痛，不能弯曲，曾经外敷药，后未见好转而来门诊。现左手中指中节肿胀，并有畸形，手指缩短，伸屈功能丧失。

X线片示：左手中指中节指间关节脱位。（图2-16、图2-17）

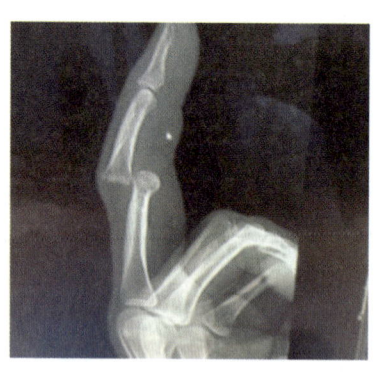
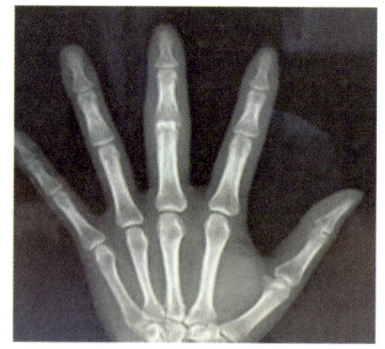

图2-16　指间关节脱位（一）　　　　图2-17　指间关节脱位（二）

诊断：左手中指中节指间关节脱位。

治疗：①手法整复。患者取坐位，术者一手固定患者右手示指掌部，另一手指握患指末节，先顺畸形拔伸牵引，然后用拇指按压指骨头，用示指向背侧托顶指骨基底掌侧，逐渐屈曲指间关节，外敷消炎散，伸直位固定 2~4 周。11月 20 日复诊时，肿胀已退，活动程度受限。外用洗方，并作伸屈活动，范围由小到大，逐渐进行。

病案 2

范某，女，44 岁。2009 年 11 月 3 日初诊。

主诉： 外伤致右手示指肿痛 1 小时。

病史： 患者 1 小时不慎跌伤致右手示指疼痛、活动受限，诊见右手示指肿胀、畸形，压痛，弹性固定。

X 线片示： 右手示指近端指间关节脱位。（图 2-18）

诊断： 右手示指近端指间关节脱位。

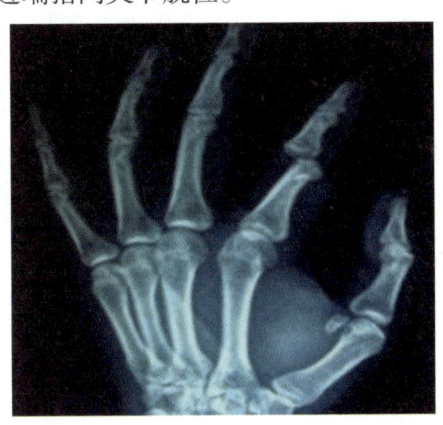

图 2-18　指间关节脱位（三）

治疗： ①手法整复。患者取坐位，术者一手固定患者右手示指掌部，另一手指握患指末节，先顺畸形拔伸牵引，然后用拇指向前方推其指骨基底部，同时示指向背侧托顶指骨头，逐渐屈曲指间关节。采用"抓绷带固定"将邻近一两个手指固定于功能位。2009 年 11 月 28 日复诊：关节畸形消失，活动度恢复正常。去除固定后，加强患指的掌指关节和指间关节的主动屈伸活动锻炼。

【按语】指间关节脱位，应注意有无侧副韧带损伤，如有损伤，应作邻指固定，或用铝皮条屈曲固定。待肿痛全部消退后去除；对于指间关节脱位或仅有侧副韧带损伤或关节囊挫伤的患者，不建议按摩治疗，因其可刺激损伤的关节囊及韧带，增加渗出，加重关节肿胀。有的病例是因斗殴时被扭伤而脱位，此种脱位，软组织关节囊等损伤严重，应重视固定及药物治疗。

二、下肢脱位

髋关节前脱位

病案1

张某，男，48岁。2010年10月8日初诊。

主诉： 摔倒致右髋部疼痛、活动受限2小时。

病史： 患者于2小时前在篮球比赛中不慎摔倒，右侧髋关节受到强烈冲击。摔倒后立即感到右侧髋部剧烈疼痛，活动受限。被队友送往附近医院就诊。查体见患者表情痛苦，右侧髋部肿胀，压痛明显，髋关节呈屈曲、内收、内旋畸形。右下肢较左下肢短缩约1cm，右臀部可触及脱出的股骨头。

X线片示： 右侧髋关节前脱位。

诊断： 右髋关节前脱位。

治疗： ①手法整复。手法整复站在患者的患侧，一手握住患者的小腿或足部，另一手则放在患者的髋部。在复位过程中，根据患者的具体情况和脱位的程度，采用适当的力量和技巧，将脱位的股骨头推回髋臼内。复位时，会要求患者配合进行一些动作，轻轻旋转腿部或伸直臀部持续牵引，协助复位。检查复位情况：复位完成后，立即检查患者的髋关节已恢复到正常位置。②手法整复复位成功后，对患者的髋关节进行固定和制动，以防止再次脱位。

病案2

黄某，女，56岁。2010年4月3日初诊。

主诉： 因车祸导致左髋关节疼痛、活动受限5小时。

病史： 患者于5小时前因车祸导致左髋关节疼痛、活动受限，被送入医院急诊时，表情痛苦，左侧髋部明显肿胀、疼痛，且活动受限。查体发现患者左髋关节处于屈曲、内收、内旋的畸形状态，左下肢相对右下肢短缩。

X线片示： 左髋关节前脱位。

诊断： 左髋关节前脱位。

治疗： ①手法整复。患者需仰卧于硬板床上，保持身体平稳。操作者和助手应站在患者的适当位置，以便进行复位操作。麻醉与放松：为了减轻患者的疼痛和肌肉紧张，可能需要进行适当的麻醉。麻醉后，轻轻摆动患肢，使肌肉松弛，为复位操作做好准备。牵引与复位：操作者用双手握住患肢的踝部，同时用足跟抵住患侧腋窝部，助手则用双手握住患肢小腿上段。在牵引的同时，将患肢逐步外展、外旋、伸直，直至听到复位响声或感到有弹跳感，表示股骨头已纳入髋臼。②检查复位情况：复位后，应检查患肢的长度是否恢复，髋关节的活动范围是否正常，以及患者是否感到疼痛减轻。同时，进行 X 线检查以确认复位成功。2010 年 5 月 2 日复查：左髋部疼痛消失，髋关节活动尚可。

【按语】田心义教授认为髋关节脱位在中医理论中，被视为一种因肝肾不足、气血瘀滞等内在因素导致的骨关节疾病。这种理解强调了人体内部环境的平衡与和谐对于维持关节正常功能的重要性。在中医看来，髋关节脱位不仅仅是关节结构的异常，更是身体气血运行不畅、阴阳失衡的反映。因此，中医治疗髋关节脱位时，不仅关注关节的复位，更重视调整患者的整体身体状况，以达到标本兼治的效果。

髋关节后脱位

病案1

陈某，女，65 岁。2009 年 7 月 12 日初诊。

主诉：摔伤致右髋疼痛、活动受限 10 小时。

病史：患者于 10 小时前在公园进行日常活动时，不慎摔倒，随后感到右侧髋关节剧烈疼痛，活动受限。患者立即被送往我院急诊。诊见患者呈痛苦面容，右侧髋关节肿胀，压痛明显。患肢呈外旋、屈曲畸形，无法主动活动。下肢感觉、血运正常。患者平素身体健康，无重大疾病史，但近期有轻度骨质疏松。

X 线片示：右侧髋关节球部从髋臼中脱出，滑向后方，确诊为髋关节后脱位。（图 2-19）

诊断：右髋关节后脱位。

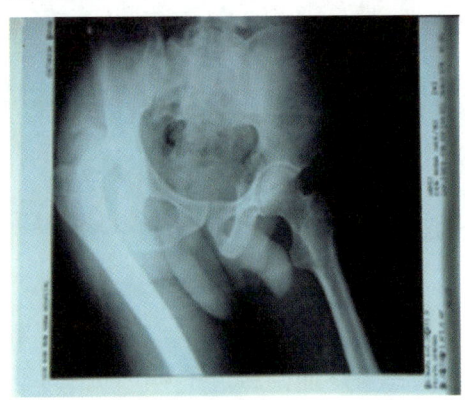

图 2-19　髋关节后脱位（一）

治疗：手法复位。患者需躺在木板床上，保持仰卧姿势。助手按住两侧的髋部，稳定患者的体位。术者站在患者的患侧，一手握住患者的小腿，另一手托住患侧腘窝部。助手固定骨盆，保持患者的体位稳定。然后，术者一手用力使髋关节和膝关节屈曲90°，同时上提牵引，另一手握住小腿向下按压。在牵引的过程中，术者需边牵引边使患肢内收、屈曲、外旋、外展并伸直，直到听到复位响声，表示复位成功。2009年8月28日复诊：右髋无疼痛，关节活动正常。

病案2

何某，女，53岁。2011年6月20日初诊。

主诉：车祸致左髋关节疼痛、活动受限1小时。

病史：患者于1小时前因车祸受伤，受伤后左髋部剧烈疼痛，活动受限。随即被送往我院急诊就诊。诊见患者左下肢呈屈曲、内收、内旋畸形，左髋部肿胀，压痛阳性。患肢缩短，大粗隆向后上方移位，可触及隆起的股骨头。髋关节主动活动丧失，被动活动时疼痛加重。

X线片示：左髋关节后脱位，股骨头位于髋臼的外上方，股骨颈内侧缘与闭孔上缘连线中断。CT扫描进一步确认脱位情况，并显示关节内有碎骨片。（图2-20）

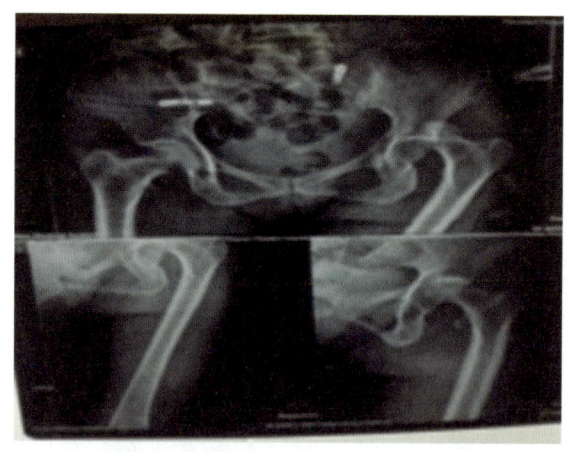

图2-20　髋关节后脱位（二）

诊断：左髋关节后脱位。

治疗：①手法整复。患者疼痛剧烈，在复位前，为了减轻患者的疼痛和肌肉紧张，通常会使用麻醉药，减少患者的痛苦。站在患者的患侧，一手握住患者的小腿或踝部，另一手放在患者的髋部或骨盆处。在复位时，通过牵引、内旋、外旋、屈曲等动作，将脱位的股骨头推回髋臼内。这个过程轻柔且要坚定的力量，以避免进一步损伤关节或周围组织。复位完成后，立即检查髋关节恢复到正常位置。②固定与制动。为了防止再次脱位，复位后对髋关节进行固定和制动。固定期间，需要注意休息，避免过度活动。

【按语】髋关节后脱位是一种严重的损伤，需要专业的医疗人员进行及时的诊断和治疗。在发生髋关节后脱位时，患者通常会感到剧烈的疼痛，并且髋关节的活动能力会受到严重限制。对于髋关节后脱位的治疗，手法复位是常见的治疗方式之一。手法复位需要在麻醉状态下进行，通过专业的复位手法，将脱位的股骨头推回髋臼内。复位成功后，患者会感到疼痛明显减轻，关节活动度也有所恢复。然而需要注意的是，手法复位并非适用于所有髋关节后脱位的情况。对于某些复杂的脱位或伴有其他严重损伤的情况，可能需要采用其他治疗方法，如手术复位等。因此，在发生髋关节后脱位时，患者应尽快就医。

膝关节全脱位

病案1

宋某，男，57岁。2011年2月16日初诊。

主诉：外伤致右膝关节肿痛、活动受限5小时。

病史：患者5小时前在工作中不慎从高处跌落，随后出现右膝关节剧烈疼痛、肿胀、畸形，无法活动。被紧急送往医院急诊就诊。诊见患者右膝关节明显肿胀，呈全脱位状态，膝关节囊空虚，周围软组织淤血、青紫。患者疼痛难忍，无法主动活动膝关节。

X线片示：右膝关节全脱位，股骨与胫骨完全分离，关节间隙消失。CT扫描进一步揭示了关节周围的骨折情况以及软组织的损伤程度。

诊断：右膝关节全脱位伴周围软组织损伤。

治疗：①手法复位。为了减轻患者的疼痛和肌肉紧张，给予患者适当的麻醉。对患者的腿部进行持续的牵引，以减轻关节周围的肌肉紧张，并将脱位的关节部分拉回到原来的位置。在牵引的基础上，根据关节脱位的情况，采用适当的手法进行复位，包括提按、挤压或旋转等动作，让关节重新对齐。②检查与固定。复位完成后，立即进行关节稳定性的检查和X线检查，确认关节已成功复位。使用支具稳定关节，防止再次脱位。2011年4月6日复诊：患者情况较好，无明显肿胀疼痛，X线片示复位良好。

病案2

吴某，女，49岁。2012年3月2日初诊。

主诉： 滑倒致左膝肿痛、活动障碍8小时。

病史： 患者于8小时前劳作时不慎滑倒并遭受外力撞击，导致左膝关节剧烈疼痛、肿胀，随即出现关节畸形、无法活动。立即被送往当地医院就诊。诊见患者左膝关节明显肿胀、畸形，呈全脱位状态，关节囊空虚，周围软组织淤血、青紫。患者疼痛难忍，无法主动活动膝关节。

X线片示： 左膝关节全脱位，股骨与胫骨完全分离，关节间隙消失。MRI进一步揭示了关节周围韧带、肌肉的损伤情况。

诊断： 左膝关节全脱位伴周围软组织损伤。

治疗： ①手法整复。为确保患者的舒适度和减少肌肉紧张，给予患者适当的麻醉。同时，确保患者处于正确的仰卧体位，以便于进行复位操作。对患者的腿部进行牵引，以减轻关节周围的肌肉紧张，并尝试将脱位的关节部分初步拉回到原来的位置。缓慢而均匀地施加向上提拉和旋转的力量，直到膝关节重新复位。②后续检查已复位。再进行支具固定1~2个月。

【按语】在中医治疗中，对于膝关节全脱位的患者，除了手法复位或手术复位等西医治疗手段外，还会结合中医的理论和方法进行综合治疗。例如，通过中药内服、外敷等方式，活血化瘀、消肿止痛、舒筋活络，促进关节囊、韧带等软组织的修复和关节功能的恢复。同时，中医还强调患者的整体调理，通过调整气血、阴阳平衡等，提高患者的身体素质和抵抗力，预防并发症的发生。膝关节全脱位的患者在康复过程中还需注意预防并发症的发生。例如，长时间的固定和制动可能导致关节僵硬和肌肉萎缩，因此患者需要在医生的指导下进行适量的活动。同时，患者还需要密切关注关节的肿胀、疼痛等症状。

髌骨脱位

病案1

张某某，男，38岁。2012年7月14日初诊。

主诉： 外伤致左膝疼痛伴活动不利2日。

病史： 患者2日前打篮球比赛中，突然感到左膝疼痛并听到一声异响，随即出现膝关节肿胀、无法活动的情况。比赛结束后，他被紧急送往医院就诊。诊见患者左膝关节肿胀明显，髌骨位置异常，呈现脱位状态。关节活动度受限，患者无法主动屈伸膝关节。同时，患者出现明显的疼痛表情，对触诊和叩诊反应敏感。

X线片示：左髌骨向外侧脱位。（图2-21）

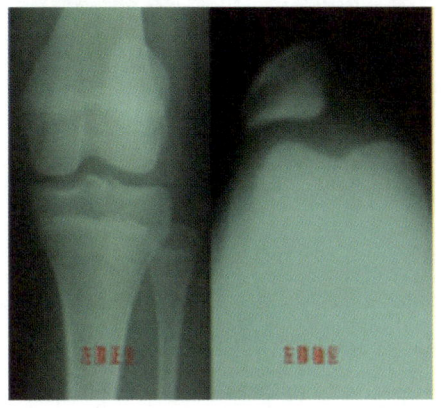

图 2-21　髌骨脱位（一）

诊断：左膝关节外伤性髌骨脱位。

治疗：①手法复位。患者取仰卧位，放松腿部肌肉，以便于进行后续的操作。医生用右手掌托住患侧脚踝，使膝关节尽量伸直。同时，左手先用手指找准脱位部位。医生左手大鱼际肌部位向下用力按压以复位。②支具固定1~2个月。2012年9月2日复诊，膝关节功能恢复正常。

病案2

刘某，女，53岁。2009年9月2日初诊。

主诉：摔倒致右膝关节肿痛活动不利1小时。

病史：患者于1小时前跑步时不慎摔倒，右膝突然剧烈疼痛，无法活动。立即被送往医院就诊。诊见患者右膝关节肿胀、疼痛，髌骨位置异常，脱位状态。关节活动度受限，患者主动屈伸膝关节受限。

X线片示：右膝髌骨向外侧脱位，失去与股骨的正常对应关系。（图2-22）

诊断：右膝髌骨脱位。

治疗：①手法整复。患者首先取仰卧位，确保腿部肌肉完全放松，这有助于后续的操作。医生用右手掌托住患者的患侧脚踝，并努力使膝关节伸直。同时，左手需用手指精准地找到脱位的具体部位。找到脱位部位，使用左手的大鱼际肌部位向下用力按压，复位较困难，于是嘱患者放松，使用绷带和手掌对髌骨进行牵拉，最后成功复位。②支具外固定1个月。2009年10月10日复诊：膝关节无疼痛，活动正常。

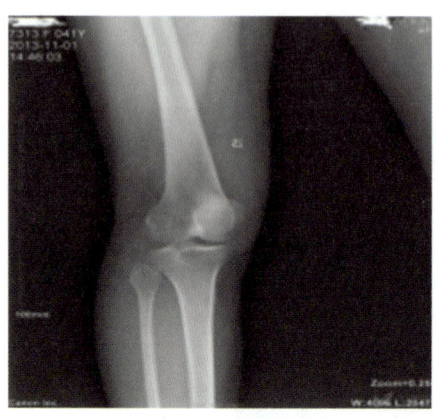

图2-22 髌骨脱位（二）

【按语】髌骨脱位在中医里面病机主要是气滞血瘀，肝肾不足，其主要复位操作是一个专业且需要精细技术的过程。这种脱位通常是由于直接或间接的暴力损伤导致的，例如摔倒、撞击或过度扭曲等动作。髌骨脱位后，患者会感到剧烈的疼痛，膝关节功能受限，严重影响日常生活，因此需马上复位，并且复位后需要减少活动防止再脱位。

第1跖趾关节脱位

病案1

刘某，男，35岁，2011年5月4日初诊。

主诉：跌倒后右足部疼痛、活动受限4小时。

病史：患者4小时前跑步时不慎跌倒，导致右足受伤，当即感到剧烈疼痛，活动受限。自行尝试行走，但疼痛加剧，无法继续。随后被送往当地医院就诊。

诊见：患者右足第1跖趾关节处肿胀明显，压痛阳性，关节活动障碍。X线片显示右足第1跖趾关节脱位，未见明显骨折征象。（图2-23、图2-24）

X线片示：右足第1跖趾关节脱位，未见明显骨折征象。

诊断：右足第1跖趾关节脱位。

治疗：①手法整复。在助手固定踝关节的情况下，术者一手持第1跖骨远端，另一手持大踇趾，先扩大畸形，将大踇趾极度背伸牵拉，然后持跖骨的手指将脱出于第1跖骨背侧的第1趾骨基底部推向远端，当跖骨到跖骨头时在维持牵拉下，将大踇趾由伸直位转为屈曲位即复位。复位成功后，用绷带包扎患处数圈，再以夹板固定跖趾关节伸直位。②复位后复查X线片示右足第1跖趾关节解剖位置良好，脱位已复位。2011年5月30日复诊：疼痛基本消失，足趾关节活动度已接近正常，拆除夹板固定，开始足趾部屈伸、旋转主动练习训练。

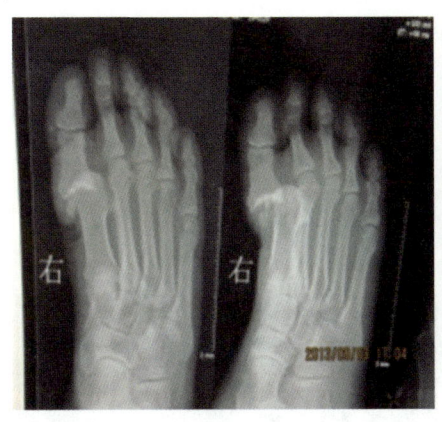 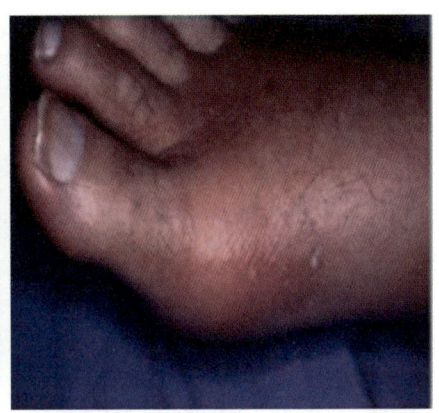

图 2-23　第1跖趾关节脱位（一）　　图 2-24　第1跖趾关节脱位（二）

病案2

黄某，男，30岁。2012年2月2日初诊。

主诉：外伤后致左足部肿痛、活动受限7小时。

病史：患者7小时前在工地作业时，不慎被重物砸到左脚，当即感到左足剧烈疼痛，无法站立行走。被同事紧急送往医院就诊。诊见患者左足第1跖趾关节处肿胀明显，皮肤有瘀斑，压痛阳性，关节活动障碍。足背动脉搏动正常，肢端血运及感觉良好。

X线片示：左足第1跖趾关节脱位，关节间隙增宽，未见明显骨折征象。（图2-25、图2-26）

诊断：左足第1跖趾关节脱位。

治疗：①手法整复。术者一手持患者的大踇趾，或用布带提牵大踇趾，另一手持第1跖骨远端。首先，术者会用力向背侧牵引，以加大畸形，使得脱位的情况更为明显。然后，持跖骨的手指会用力将脱出于第1跖骨背侧的第1趾骨基底部推向远端。当第1趾骨基底部滑到跖骨头处时，在维持牵引的状态下，术者会迅速将大跨趾从伸直位转为屈曲位，以实现复位。②支具固定足趾关节1个月。

【按语】第1跖趾关节脱位是指组成第1跖趾关节的跖骨与趾骨之间发生脱位，常因踢撞硬物等外力撞击引起。其表现主要包括局部的疼痛、肿胀、畸形、活动受限以及可能出现的瘀斑。疼痛主要源于局部软组织的损伤，而肿胀则是由于关节脱位导致的血液循环不畅。畸形则是由于关节脱位使得关节形态发生改变。活动受限则是因为关节无法正常活动。此外，脱位还可能导致局部毛细血管破裂，进而出现瘀斑。诊断第1跖趾关节脱位通常需要进行X线检查，以明确脱位的情况及是否伴有骨折。治疗方法则包括非手术疗法和手术疗法。非手术疗法主要是手法复位和固定，通过专业医生的手法操作使关节复位，并使用绷带、夹板或压舌板等进行固定，以促进关节的愈合。如果手法复位失败或脱位为开放性脱位，则可能需要采用手术疗法，如切开复位并用石膏托外固定。

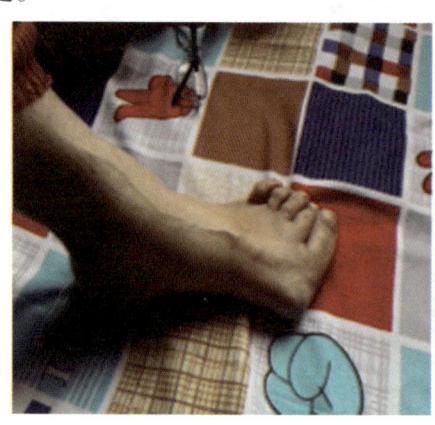
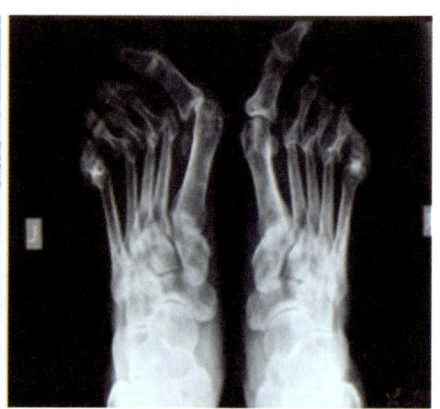

图 2-25　第 1 跖趾关节脱位（一）　　　图 2-26　第 1 跖趾关节脱位（二）

跖间关节脱位

病案1

章某，女，30 岁。2011 年 10 月 9 日初诊。

主诉：扭伤致右足疼痛、活动受限 1 小时。

病史：患者 1 小时前在下楼梯时不慎扭伤右脚，随即感到足部剧烈疼痛，无法继续行走。被同事送往医院急诊就诊。诊见患者右脚肿胀明显，尤以跖间关节处为甚。局部压痛阳性，关节活动明显受限。足背动脉搏动正常，肢端血运及感觉无明显异常。

X线片示：右脚跖间关节脱位，关节间隙增宽，未见明显骨折征象。

诊断：右脚跖间关节脱位。

治疗：①手法复位。术者一手握踝部或前足，另一手捏紧足趾远端，进行水平牵引拔伸，以复位跖间关节。在复位过程中，医生可以听到关节复位时的弹响声，同时观察到关节的畸形得到纠正。复位成功后，医生用绷带对患处进行包扎，并以邻趾固定法固定跖间关节2~3周。②经过1周的休息和治疗，患者右脚疼痛明显减轻，肿胀也逐渐消退。复查X线片示跖间关节已复位，关节间隙正常。患者逐渐开始进行康复锻炼，包括关节活动度练习和肌肉力量训练。最终，经过一个半月的康复，患者右脚功能基本恢复正常，能够正常行走和工作。

病案2

李某，男，45岁。2010年8月19日初诊。

主诉：外伤致左足部疼痛、活动受限3小时。

病史：患者在3小时前因工作不慎被重物压到左脚，当即感到剧烈疼痛，活动受限。同事紧急将其送往医院就诊。诊见患者左脚肿胀疼痛，尤以跖间关节处最为明显，有明显瘀斑。局部压痛明显，关节活动度受限。足背动脉搏动正常，脚趾活动及感觉无明显异常。

X线片示：左跖间关节脱位，关节间隙异常增宽，未见骨折征象。

诊断：左跖间关节脱位。

治疗：①手法复位。术者一手握持患者的踝部或前足，以保持稳定；另一手则紧握足趾远端，进行水平牵引拔伸。在牵引的同时，施加适当的力量和手法，使脱位的跖间关节重新恢复到正常的位置。②夹板固定4周，4周后去除固定，然后进行适当功能锻炼至康复。

【按语】中医认为跖间关节脱位是由于外力作用导致关节结构发生改变，进而引起疼痛、肿胀、活动受限等症状。在复位过程中，中医注重整体观念和辨证论治，通过望、闻、问、切四诊合参，了解患者的病情和体质，制订个性化的治疗方案。其次，在复位手法上，强调轻柔、准确、迅速。医生或治疗师会运用专业的中医手法，如牵引、拔伸、推挤等，以恢复关节的正常位置。同时，中医还注重在复位过程中保护周围软组织和血管，避免造成二次损伤。此外，中医还强调在复位后的康复阶段，运用中药和针灸等中医特色疗法，以促进关节的愈合和恢复。中药方面，可以根据患者的体质和病情，选择具有活血化瘀、舒筋活络、补肝肾、利关节等功效的中药，如舒筋活血汤、虎潜丸等。针灸则可以通过刺激相关穴位，调和气血、疏通经络，促进关节功能的恢复。

多个跖趾关节脱位

病案1

肖某某，男，52岁。2011年10月3日初诊。

主诉： 右脚疼痛、活动受限1日。

病史： 患者于1日前在工作中不慎从高处跌落，当即感到右脚剧烈疼痛，无法站立或行走。由同事紧急送往医院就诊。诊见患者右脚肿胀明显，压痛阳性，活动严重受限。经仔细检查，发现第1~4跖趾关节均存在脱位情况。足背动脉搏动正常，脚趾活动及感觉无明显异常。X线检查：右脚第1~4跖趾关节脱位，关节间隙异常增宽，未见明显骨折征象。

诊断： 右脚多跖趾关节脱位。

治疗： ①手法整复。患者取仰卧位，助手固定其伤侧小腿下端以保持稳定。复位前，需确保患者情绪稳定，并通过沟通使其放松，以配合接下来的治疗。使用布带或绷带将趾端套住，以固定并准备进行牵引。助手或术者用一手握住伤侧小腿下端进行固定，另一手则用于牵引。通过顺近节趾骨的纵轴方向进行牵拉，以减轻关节周围的肌肉紧张和疼痛。在牵引的同时，术者需用另一手拇指顶住脱位的趾骨基底部，并向足肩方向推按。同时，示指、中指需扣住跖骨远端，向背侧进行扳动。通过牵拉、推按与扳动的协同动作，逐渐将跖趾关节屈曲至适当位置，使脱位得以整复。②使用石膏对复位后的关节进行固定，以保持其稳定性并防止再次脱位。固定的时间通常为2~3周。11月10日复诊时，肿胀疼痛已退，活动稍受限。嘱患者开始做足趾活动功能锻炼。

病案2

蒋某，女，44岁。2010年10月18日初诊。

主诉： 车祸致左脚疼痛伴活动受限3小时。

病史： 患者3小时前骑电动车时不慎撞到路边栏杆，左脚受到重创，随即感到多个脚趾剧烈疼痛，活动受限。同事紧急呼叫救护车，将患者送往我院就诊。诊见患者左脚疼痛肿胀明显，压痛阳性，多个跖趾关节活动障碍，存在明显的脱位畸形。足背动脉搏动正常，脚趾感觉存在。

X 线片示：左脚第 2~5 跖趾关节脱位，关节间隙异常增宽，未见明显骨折征象。

诊断：左脚多跖趾关节脱位。

治疗：①手法整复。患者取仰卧位，左脚完全暴露并放松。术者轻轻握住患者的脚趾，进行水平方向的牵引，以减轻关节周围的压力，并初步尝试将脱位的关节复位。这个过程中，需要确保牵引力度适中，避免对患者造成额外的伤害。针对不同位置的特殊处理：对于第 5 跖骨外侧的脱位，术者会使其外展，然后突然内收。同时，用拇指压向内侧，使关节复位。②使用石膏对复位后的关节进行固定，以保持其稳定性并防止再次脱位。固定的时间通常为 3~4 周。③予以自拟方加减 15 剂舒筋活血、消肿止痛。2010 年 11 月 21 日复诊：患者左脚疼痛和肿胀明显减轻，石膏固定稳定。患者开始进行康复训练，包括关节活动度练习、肌肉力量训练和平衡协调训练等。经过一个半月的康复，患者左脚功能基本恢复正常，能够正常行走和工作。

【按语】中医强调整体观念和辨证论治，认为人体的各个部分都是相互关联的。因此，在治疗多跖趾关节脱位时，中医不仅关注脱位本身，还会综合考虑患者的整体状况，如体质、年龄、性别等因素，以制定个性化的治疗方案。其次，注重气血平衡和经络通畅。在手法复位过程中，中医会运用特定的手法和技巧，通过刺激和调节经络，促进气血流通，从而缓解疼痛、肿胀等症状，加速关节功能的恢复。此外，中医还强调内外兼治。在手法复位后，中医会建议患者使用中药进行辅助治疗。中药的选择通常根据患者的具体病情和体质来决定，以达到舒筋活血、消肿止痛、强筋壮骨的效果。

腰 5 椎体全脱位

病案 1

刘某，男，52 岁。2011 年 5 月 12 日初诊。

主诉：外伤致腰部疼痛 4 小时。

病史：患者 4 小时前在驾驶货车过程中，因突发意外导致腰部受到重创，随即感到腰部剧烈疼痛。被紧急送往医院就诊。诊见患者腰部肿胀明显，压痛阳性，活动严重受限。L5 椎体区域存在明显的压痛和叩击痛，下肢感觉和运动功能部分异常。

X 线片示：L5 椎体全脱位，与相邻椎体之间失去正常对位关系。

诊断：L5 椎体全脱位。

治疗：①手法整复。术者使用双手或专门的牵引装置，对脱位部位进行轻柔的牵引，以减轻关节间的压力。通过牵引和轻柔的手法，尝试将脱位的椎体初步复位到较接近正常位置的状态。在初步复位的基础上，术者根据具体情况采用旋转、推压等动作，尝试将脱位的椎体完全恢复到正常位置。在操作过程中，医生需要密切关注患者的反应和神经症状的变化，以避免加重损伤或引发并发症。②复位成功后，使用腰围固定装置对腰部进行固定，以保持椎体的稳定性。对患者进行详细的体格检查和神经系统评估，确保复位效果良好且未引发新的损伤。2011 年 5 月 30 日复诊：患者腰部疼痛明显缓解，椎体稳定，未见特殊异常。

病案2

陈某，男，30 岁。2010 年 2 月 12 日初诊。

主诉：外伤后致腰部疼痛伴活动受限 1 小时。

病史：患者 1 小时前在工作时不慎从高处跌落，腰部受到严重冲击，随即感到腰部剧烈疼痛，伴活动受限。遂来我院就诊。诊见患者腰部肿胀疼痛明显，有瘀斑，压痛阳性，活动严重受限。腰部肌肉紧张，腰 5 椎体区域存在明显的压痛和叩击痛。患者下肢感觉和运动功能部分丧失，未表现出明显的神经症状。

X 线检查：显示 L5 椎体全脱位，与相邻椎体之间失去正常对位关系。

诊断：L5 椎体全脱位。

治疗：①手法整复。患者取俯卧位，腹部下方垫高，使腰部轻度伸展。助手固定患者的骨盆和下肢，保持其稳定。使用局部麻醉或全身麻醉来减轻患者的疼痛感和肌肉紧张。确保患者的肌肉处于充分松弛状态，以便于复位操作。术者使用双手或专门的牵引装置，对脱位部位进行轻柔而稳定的牵引。通过牵引，尝试减轻关节间的压力，并初步将脱位的椎体向正常位置引导。手法必须轻柔且精确，避免对患者造成额外的伤害。在复位过程中，术者密切关注患者的反应，如疼痛、麻木等症状的变化，以及是否有新的神经损伤出现。②复位成功后，使用支具固定装置对腰部进行固定，以保持椎体的稳定性。③进一步住院治疗。

【按语】腰 5 椎体全脱位是一种严重的脊柱损伤，通常涉及椎体之间的完全错位，可能导致脊髓或神经根的压迫，引起疼痛、麻木、无力等神经症状。在某些情况下，如患者身体状况不允许手术或作为手术前临时固定措施，可能会考虑使用手法复位来尝试恢复椎体的正常位置。但需要注意的是，手法复位通常适用于脱位较轻、无严重神经压迫症状的情况，并且应在专业医生的指导下进行。对于腰5椎体全脱位这种严重的损伤，手法复位的效果可能有限，甚至可能加重损伤或引发并发症，因此在实际操作中应格外谨慎。

腰椎完全脱位（截瘫）

张某某，男，28岁，湖南宁乡人。

病史：患者于1980年3月1日在施工时被重物（石块）砸伤腰部当即不能动弹，双下肢无知觉，不能伸缩，急忙抬来医院，诊见：神志清楚，语言流利，上半身及双手活动正常，但双下肢不能动，足大踇趾可稍背伸一点点，即行腰椎正位、侧位照片检查：L5椎完全向前脱位致骶椎前方，L5与骶椎互相重叠约3/5，但没有左右移位。

诊断：L5椎全脱位并截瘫。

治法：手法复位＋中药内服。

选方：桃红四物汤加味。

用药：生地黄20g，当归10g，赤芍10g，川芎10g，桃仁10g，红花10g，独活10g，寄生10g，秦艽10g，防风10g，三七5g，茯苓皮10g，甘草10g。7剂，水煎，每日1剂，分早、晚服。

治疗：手法复位。患者在腰椎行X线正位和侧位照片后，就在照片台上，因患者腰椎脱位，有截瘫——即马尾神经有压迫，将寻患者行俯卧位，行三步复位法。第一步，由6人牵引——即腋下两个人（左、右各一人）不仅牵引腋下，还要靠近肋骨向上牵引，骨盆两个人（左、右各一人，持髂嵴）向下牵引，踝部两个人（左、右各一人）握踝部，术者站腰部并发口令；同时向两边牵引并持续30秒以上，且术者不急着向下压，而是帮忙在胳骶部向下推，直到有复位响声时，再施行第二步：向下按压，将残余移位复位。术毕，牵引者可放手牵引，整过程持续约50秒左右，再照片检查，手法复位成功，脱位已完全纠正。第三步，固定——先贴一块伤科膏（自制），再用一块杉皮约20m长，7cm宽贴在伤科膏上再固定，外面再用绷带缠绕固定（现可不用杉皮，伤口上贴了伤科膏后即用腰围固定即可）。术毕送回病房，卧床休息3周后加强功能锻炼。

【按语】腰椎椎体单纯全脱位在临床上不多见，但一旦脱位则有可能并发截瘫，因为脱位的椎体可以压迫脊髓神经，当然腰椎以下为马尾神经，到腰4的部位马尾神经已经是很显了，但是神经一旦被压迫，神经就会被压伤甚至完全压坏，就很难恢复，所管辖的范围就会失去知觉而形成截瘫，笔者就L2、L3、L4骨折脱位近1个月的患者行开放减压并行内固定，没有一个功能恢复满意的，几乎都没有恢复，所以笔者认为腰椎骨折脱位的患者应尽早行手法复位治疗（或开放复位），本患者从受伤到手法复位成功接近2小时还没有送到病房，照片后马上进行手法复位，而且复位成功，这就减少了腰椎与马尾神经压迫的时间，使之下肢动能大部分得以恢复，可以完全弃拐行走，这与复位早，压迫时间短，马尾神经损伤小，有着极大的关系，当然脱位的部位下，神经有较宽松的空间也是很大的因素。而中医中药活血化瘀也有其辅助恢复的作用，其中生地黄、当归、赤芍、川芎不仅补血，也有活血的作用。桃仁、红花活血将脱位后的瘀血去除。再加用三七5g兑服，不仅有止血散瘀的作用，还可消肿定痛。现代药理学证实其三七白苷还有人参样作用。再加茯苓皮利水，消除伤处水肿，用独活、寄生、秦艽、防风祛风除湿，通络止痛，为腰部之要药，以上诸药合用，加速通络、活血、祛风除湿之功效，患者恢复较快，疗效满意。

复位后，脚趾还不能动，2日后脚趾即可活动，1周后下肢即可伸缩活动，半个月即可轻微抬脚，肌力恢复到约"3级"。即可克服地心引力作主动运动，但不能对抗阻力。这样约持续2周，第5周、第6周下肢肌力又有所恢复，约达到了"4级"，即下肢可对抗阻力，但较正常肌力弱，完全拔除导尿管，可自行排尿，45日后行走出院。

第三章　伤筋疾病

帽状腱膜下血肿

余某某，男，17 岁。1983 年 12 月 17 日初诊。

病史：在工地上，头部被重物击伤后肿胀疼痛，去省某医院治疗，用止血药及抗生素等，并加压包扎。头皮血肿逐渐扩大，胀痛难忍。即行抽出头皮内积血约 200ml，再加压包扎。但血肿不消，4 日后血肿仍扩大如初，且有加剧之势，再抽一次约 200ml 血水加压包扎，1 周后头部血肿再起，肿胀难受，遂来我院住院治疗。

查体：出凝血时间，白细胞在正常范围，血红蛋白偏低，精神状况尚好，头皮肿胀如鼓，前至眉弓，后达上项线，两侧达颞部，明显有波动感。患者自觉肿胀难受，又在无菌操作行血肿抽吸，抽出血性液体约 250ml，用弹力带加压包扎，再用抗生素静滴防感染。中药用活血止血药内服。但仍未完全止住，头皮血肿仍在，且逐渐扩大。此时，患者已经 3 次抽出积血，已感虚弱，面色泛白，有气无力，四肢倦怠，说明头皮下仍在出血。而用的活血止血药仍未奏效，不到 2 周已失血近 1 000ml，以致贫血状态，不可再行抽吸。细观病症：出血不止，面色泛白，有气无力，精神欠佳，舌质淡，苔薄白，脉细弱。

辨病：帽状腱膜下血肿。

辨证：脾失统摄，血不归经。

治法：补气摄血，止血扶正。

选方：归脾汤合补中益气汤加减。

用药：黄芪 20g，白术 10g，陈皮 10g，升麻 10g，柴胡 10g，当归 10g，党参 10g，生地黄 10g，茯苓 10g，远志 10g，酸枣仁 15g，广木香 5g，龙眼肉

15g, 生姜 5g, 大枣 7 枚, 白茅根 20g, 炙甘草 10g。7 剂血止, 精神好转, 面色转红, 将生地黄、白茅根去除。再用上方去木香、远志, 加川芎 10g, 白芍 15g, 砂仁 10g, 续断 10g 合剂, 血肿完全消退, 体力恢复出院。

【按语】头部外伤在临床常见, 尤其头皮血肿, 在头部外伤中较多。而由于帽状腱膜下组织疏松, 不受颅缝限制, 血肿易于扩散, 通常血肿面积较大, 且血肿内血液不凝固, 触之较软, 张力低, 压之有波动感。本病例出血较多, 血肿较大, 前至眉弓, 后已达项线, 并两侧到颞部, 开始按常规在无菌操作下行抽吸。及加压包扎的方法。在外院已抽吸 2 次, 在本院又抽吸 1 次并加压包扎, 同时给予活血祛瘀的中药, 血肿非但不消, 而且出血更多, 在不到 2 周的时间内, 已抽出近 700ml, 加上头皮内的血肿, 失血近 1 000ml。患者的情况已呈消瘦虚弱状态, 切不可再抽, 此时按祖国医学辨证分析, 此虽有瘀血, 却是瘀多难消, 单纯活血难以祛瘀, 需治病求本, 应引血归经, 当属脾虚统血失职, 收摄失权。治当当益气补血, 且止血才能从根源上达到消瘀的目的, 故选方用归脾汤合补中益气汤。方中党参、黄芪、白术、炙甘草益气健脾, 使脾气运化, 收摄有权, 更可以升阳固脱, (用熟地炭、白茅根有补血及止血作用), 当归补血调血, 陈皮理气行滞, 更配龙眼肉、酸枣仁、茯神、远志, 敛心气、宁心神。生姜、大枣, 开胃健脾, 助诸药之运布, 更用木香之辛者, 以闿气醒脾, 诸药合用, 共奏补中健脾、统摄血液之功。按现代医学分析只要止住血不继续出血, 那么血肿就不会继续扩大, 也可以慢慢吸收而痊愈。

胸骨软骨炎

马某, 女, 17 岁, 湖南长沙人。

病史: 患者自述前胸疼痛, 一年多不能跑, 不能咳嗽, 不能大笑, 否则都会痛, 且有时牵扯至背心痛, 人没有精神, 坐下就想打瞌睡, 影响学习。

查体: 胸骨从上至下, 即从胸骨柄之剑突均有压痛, 且根本不能触碰, 触则痛, 面色不白而带黑, 人无精神, 面部缺乏表情, 舌质淡苔薄白, 脉细。

辨病: 胸骨软骨炎。

辨证: 血瘀气虚。

治法: 活血祛瘀、补虚扶正。

处方: 瓜蒌薤白汤合血府逐瘀汤合补中益气汤加减。

用药: 瓜蒌皮 10g, 薤白 12g, 当归 10g, 生地黄 15g, 白芍 20g, 枳壳

10g，桃仁 10g，红花 10g，柴胡 10g，川芎 10g，牛膝 10g，桔梗 10g，黄芪 20g，白术 10g，升麻 10g，党参 10g，陈皮 10g，甘草 10g，10 剂。患者述胸痛大减，人精神面貌大有好转但仍精神差，坐下想打瞌睡，有时背心胀痛，查胸骨已无明显压痛，舌质淡苔薄白，脉细，药已对症，无须大的更改，但要去掉冷寒活血之物，如生地黄、桃仁、红花，加滇三七 5g，茯苓 10g，桂枝 10g，再投 10 剂，胸痛完全解除，坐下后也没有想打瞌睡的表现。

【按语】胸骨软骨炎是一种无菌性炎症，临床主要症状是肿胀疼痛，尤其是在做胸廓运动或者是咳嗽的时候，疼痛症状明显，有明显的按压痛，在劳累时症状容易突然发作，胸口出现刺痛感等。形成胸骨软骨炎的主要原因是由于过度运动或重体力劳动及病毒性感冒等原因引起。属于胸痹范畴。《伤寒杂病论》说："胸痹之病，喘息咳唾、胸背痛、短气……瓜蒌薤白白酒汤主之。"虽然瓜蒌薤白白酒汤是内科胸中痰饮方，主治水饮停留引起的"喘息咳唾"，并未讲胸背痛、短气之疾病是属于哪种病，但只要症状相符，我们就可以借用之，所以用瓜蒌开胸中痰结，薤白辛温通阳、豁痰下气，是治疗胸痹刺痛的要药，再用血府逐瘀汤治疗胸痛日久不愈、痛如针刺而有定处，活血祛瘀行气宽胸。方中当归、川芎、桃仁、红花活血祛瘀，生地黄养血活血，使祛瘀而不伤阴血，牛膝祛痰而逐血脉且引血下行，柴胡、枳壳、桔梗舒畅胸中气滞，使气行则血行，再借补中益气汤之黄芪、白术、升麻、党参、陈皮、甘草扶养正气，赤芍改白芍尤恐活血太过而伤正气，诸药合用，投之见效。10 剂病已减去大半，胸骨压之已不痛，但并未痊愈，仍有背部时痛，坐下仍想打瞌睡，说明正气仍未完全恢复，所以要去除活血之生地黄、桃仁、红花，加三七、茯苓、桂枝之活血补血，振奋阳气之药（通过药理试验三七有党参的作用），再投 10 剂，病情完全解除，学习正常。

落枕

赵某，男，35 岁。2019 年 4 月 15 日就诊。

主诉：颈项部疼痛伴活动障碍 2 日。

病史：患者诉 2 日前晨起时无明显原因感到颈项部疼痛，伴转侧活动不利，休息后未见缓解且感颈部僵硬，遂今日来此就诊。

诊见：神清，精神一般，颈部疼痛，转侧活动障碍，纳可，夜寐欠佳，二便调。

查体：颈项部转侧受限，颈项部肌肉触之紧张并压痛，左侧可触及条索状硬结，舌淡，苔薄白，脉弦。

X 线检查：颈椎各骨质未见明显异常。

诊断：落枕。

辨证：风寒阻络。

治则：祛风散寒通络除痹。①予中药汤剂内服，组成如下：葛根 30g，威灵仙 20g，防风 15g，羌活 15g，独活 15g，细辛 6g，苍术 15g，桑枝 12g，当归 15g，川芎 12g，乳香 6g，甘草 6g，7 剂。②当日予以颈项部推拿手法 1 次。

【按语】"落枕"又称"失枕"。《诸病源候论》一书中就有"失枕"病名的记载。"头项有风，在于筋脉间，因卧而气虚者，值风发动，故失枕。"一般因体虚劳累过度，睡姿不良。使一侧颈部肌群（如胸锁乳突肌、斜方肌和肩胛提肌）长时间伸展而痉挛。也有感受风寒，气血凝滞，运行不畅，经络痹阻而致；少数患者可因颈部突然扭转或肩抬重物，致肌肉扭伤。方中以葛根、防风散寒止痛，威灵仙、羌活、独活祛风除痹，细辛、苍术温经通络，桑枝通络，乳香、川芎、当归理气活血，甘草调和诸药，共奏祛风散寒、通络止痛之效。

颈椎病

颈椎病（椎动脉型）

赵某，男，42 岁，室内设计师。初诊日期 2017 年 9 月 17 日。

主诉：颈肩部疼痛，活动不利伴头晕头痛 2 年，加重 3 个月。

病史：2 年前无明显原因出现颈肩部疼痛，严重时伴头晕头痛，偶有恶心感，近 3 个月来因工作劳累症状呈加剧之势，颈肩僵硬并压痛，起身或转头时感到头晕明显，全身困重，睡眠欠佳，食欲不佳，3 个月来体重下降 5kg，大便可，小便黄。

查体：颈部肌肉、斜方肌有压痛，转侧活动基本正常，叩顶试验（＋），舌质淡，苔黄微腻，脉弦滑。颈椎过屈过伸位及正侧位 X 线提示颈椎生理曲度变直，颈椎退行性改变，项韧带钙化，C4/C5、C5/C6 段钩椎关节增生，椎间孔变窄。

中医诊断：项痹病（痰湿阻窍）。

西医诊断：颈椎病（椎动脉型）。

治则：通窍化痰，清利湿热。

选方：半夏厚朴汤合藿朴夏苓汤加减。

用药：半夏 10g，厚朴 10g，生姜 10g，紫苏叶 10g，麻黄 10g，茯苓 10g，薏苡仁 10g，白芷 10g，钩藤 10g，防风 10g，藿香 10g，佩兰 10g，大枣 7 枚，甘草 6g，10 剂。每日 1 剂，水煎，早晚分服；另嘱其暂停手中工作，多卧床休息。

二诊 9 月 28 日，患者诉头晕头痛缓解，身困感减轻，但颈肩部仍有僵硬感，食欲增加；上方加葛根 20g，桂枝 10g，嘱再服 10 剂复诊。节后到 10 月 8 日三诊其诉病情大为改善，头晕头痛基本消失，全身轻松，颈肩部些许不适，食欲恢复，体重增加 1.5kg，后去麻黄后嘱再用此方 10 剂巩固疗效。

【按语】椎动脉型颈椎病临床症状较复杂，易与内科、神经科、五官科等多种疾病相混淆，在颈椎病的诊断中椎动脉型多合并神经根型或交感神经型，这需要分清主次，患者常因"眩晕"为主要症状来院求诊，但常伴有颈肩臂疼痛，而具有"痹证"的特点。因此，本病的眩晕与其他各科之眩晕的病理机制存在区别。项痹病（椎动脉型颈椎病）为本虚标实之证，本虚乃脏腑虚弱，标实为经脉阻滞，影响气血津液的正常代谢，则产生痰浊、血瘀等病理产物，阻滞于经脉则影响精血上荣于脑，从而加剧脑内失养出现"眩晕"等症状，这是本病的基本病理机制所在。该患者职业为室内设计师，需长时间伏案工作，姿势不变，因颈肩长期紧张之疲劳状态，故局部经脉瘀滞，郁久生痰，影响精血上荣，髓海失充而现椎动脉型颈椎病之诸多见症。本案治疗从化痰除湿着手，半夏化痰散结，与厚朴相合痰气并治，能燥湿运脾，使脾能运化水湿，不为湿邪所困。茯苓健脾渗湿，湿去则痰无由生；紫苏叶助厚朴以行气宽胸、宣通郁结之气；麻黄则为祛湿利水之功；生姜辛温散结，能制半夏之毒；藿香、佩兰清热除湿止痛，配合葛根、桂枝、钩藤、防风息风止痹。

颈椎病（混合型）

张某某，女，49 岁。2018 年 6 月 14 日初诊。

主诉：颈痛伴头晕 5 年，加重 3 个月。

病史：患者自诉从 5 年前起出现颈项部疼痛，严重时可感头晕，曾在当地就诊诊断为颈椎病，间断服用中药 180 余剂，但效果不佳且病情越发加重，此后颈部疼痛、头晕越来越重，全身无力，出汗，在省内各大小多家医院检查后首先诊断为颈椎病，但不严重，另诊断有"精神抑郁症"。现加重 3 个月，感到颈痛及头晕，心中不适，易出汗，双手为甚，全身无力，头晕坐位及站立均存在，严重时站立不稳，平卧休息后能减轻，目前胃脘部亦感不适，胃口不佳。

查体：颈部有压痛，霍夫曼征阳性，双上肢及双下肢肌力正常，双足背伸肌力正常，踝阵挛试验阴性，舌质淡，苔白，脉缓。颈椎磁共振检查：C3/C4、C4/C5、C5/C6、C6/C7椎间盘向后突出，并C5/C6、C6/C7狭窄并脊髓压迫。

中医诊断：项痹病（痰湿阻窍）。

西医诊断：颈椎病（椎动脉、脊髓混合型）。

辨证：痰湿阻窍，清阳不升。

治则：化痰祛湿，开窍安神。

选方：二陈汤合桂枝加葛根汤合桂甘龙牡汤加减。

用药：法半夏10g，陈皮10g，茯苓10g，桂枝10g，葛根20g，白芍20g，羌活10g，独活10g，川芎10g，防风10g，紫苏叶10g，麻黄10g，龙骨20g，牡蛎20g，首乌藤30g，酸枣仁20g，甘草10g。

上方服用10剂后来院二诊，其整体病情改善，诉头晕减轻，轻度乏力，汗出基本停止，手心少汗，心中不适消失，进食增加。将上方去掉麻黄、紫苏叶、羌活、独活再加黄芪20g，白术10g，白芷10g，升麻10g，柴胡10g，当归10g，再服10剂。

三诊诉头晕明显好转，手心汗出已止，全身乏力感减轻，且能从事一定体力活动。上方再加党参10g，桃仁10g，红花10g，继续服用20剂。

四诊诉头晕已除，全身有力，可参加劳动，自觉一切恢复正常。

查体：颈部肌肉不紧张，转侧活动基本正常，双手握力可，霍夫曼征消失。

【按语】颈椎病是临床上一种常见的疾病，尤其现在用电脑、手机等一类工作需要，发病者更多。一般将颈椎病分为以下几类：脊髓型、神经根型、椎动脉型、混合型。如果行颈部CT或磁共振大多可见颈椎退变、颈椎间盘突出。本病例属于混合型，即椎动脉狭窄和脊髓型。椎动脉受压，迫使头部供血不足，可致头晕；脊髓压迫后查体见霍夫征阳性，但我们不能按教科书的分型直接给予活血祛瘀类中药，应根据病情给予辨证治疗。患者起病5年，一开始即感到颈痛及头晕，可谓久病体虚，且越来越重，近3个月病情加剧，在各大小医院均诊断为颈椎病，而有的认为是精神抑郁症。起病5年，病情越来越重，精神何以快乐，状态如何正常，有点心理问题亦属正常。但当前是头晕明显，并未致天旋地转感，故首先考虑属于颈椎病引起，中医辨证为痰湿在内，阻塞清窍，故而头晕，当宜化痰祛湿。二陈汤燥湿化痰，且理气和中，半夏燥湿化痰，降逆止呕；陈皮理气化痰，使气顺痰降，气化则痰消；茯苓健脾利湿，湿去则痰亦自然消除，甘草益气健脾，脾健则水湿亦去，再用桂枝汤加葛根、麻黄，凡颈椎病者都有寒湿内停，且葛根含黄酮能扩张心脑血管、增加血流量，有利于增强肌肉血液供给、解除肌肉痉挛。白芍也有解痉止痛作用，且麻黄不仅解表发汗还有祛湿利水之功，它所含的生物碱能兴奋中枢神经，对于大脑、中脑、呼吸与循环中枢均有兴奋作用（注意，此患者还不到 50 岁，正是年轻力强之时。若是 60 岁以上的老年人，则最好慎用或不用）。用龙骨、牡蛎镇肝潜阳，收敛止汗；用首乌藤、酸枣仁养心安神，还可起收敛止汗之功。诸药合用，共奏化痰祛湿、开窍、安神的作用。所以 10 付药即见效果，但余湿仍未除尽，故仍有头晕之感；遂将麻黄、紫苏叶、羌活、独活之解表药进行祛湿，加黄芪、升麻、柴胡、当归之补气补血之品，并予以疏肝解郁之品，辨证加减，再服用 10 剂后，一切病症皆除，恢复正常。

颈椎病（神经根型）

陈某某，女，41 岁，办公室职员。2019 年 10 月 12 日初诊。

主诉：颈项部疼痛伴左上肢胀痛 3 个月，加重 1 周。

病史：患者自诉大约 3 个月前一次伏案工作 4 小时后出现颈项部酸痛，旋转活动不利，平卧休息后可缓解，此后可因劳累致病情明显，且感到左上肢胀痛麻木，曾外院予以针灸理疗但效果欠佳，大约 1 周前久坐看电视后颈痛加剧且压痛存在，旋转活动受限明显，左上肢外侧胀痛麻木，自觉左手握力下降，影响睡眠，饮食可，二便调，舌质暗，苔薄白，脉弦、涩。

查体：颈椎生理曲度变直，椎旁肌肉紧张，C4~C5 棘突旁压痛，椎间孔挤压试验（+），左侧臂丛牵拉试验（+），左手握力较右侧轻度下降，霍夫曼征（－）。

颈椎 X 线提示：颈椎生理曲度变直，C4~C6 椎体后缘骨质增生。

中医诊断：项痹病（气滞血瘀证）。

西医诊断：颈椎病（神经根型）。

治则：活血化瘀，行气止痛。

选方：桃红四物汤加减。

用药：葛根 30g，桃仁 12g，红花 12g，黄芪 15g，芍药 9g，桂枝 9g，当归 15g，乳香 9g，没药 9g，香附 9g，川芎 12g，延胡索 12g，甘草 9g。

嘱服用 10 剂后于 11 月 23 日来院二诊，其诉颈项部疼痛缓解，左手力量似有恢复，但左上肢仍有些许胀麻不适感，舌质淡红，苔薄白，脉涩。嘱患者继续服药 10 剂配合保健功能锻炼，时来院三诊，见颈部酸痛明显减轻，活动受限改善，自觉左上肢胀麻木消失，握力恢复。后停药并嘱患者注意颈部保护，避免长期劳损及受寒。半个月后电话随访，患者告知颈部活动正常，工作时轻微颈部酸胀感，左上肢无胀痛麻木感，整体尚可。

【按语】本案中患者为长时间伏案工作致颈肩部劳损进而损伤经脉、气血运行受阻，聚而成瘀而发为本病，治疗当以恢复气血运行，化瘀止痛为要点，方选桃红四物汤加减。葛根善治项背强痛，作为引经之药；以桃仁、红花活血化瘀是首选；黄芪益气活血而加强活血之效；当归活血补血而不留瘀，为血中气药；芍药缓急止痛；桂枝温通经脉；香附调气理血；乳香、没药为对药，共奏活血行气止痛之功；川芎、延胡索通经活络；甘草，性平，味甘，则调和诸药。本病案辨证气滞血瘀之项痹病，对疾病发作时当予药物积极治疗，而在平素养护同样至关重要，注意劳逸结合，避寒保暖。

颈椎病（交感型）

李某，女，59 岁。2021 年 5 月 19 日初诊。

主诉： 颈肩部疼痛，活动不利 1 年，加重伴头晕、心悸半年。

病史： 患者诉自 1 年前无明显诱因感到颈肩部酸胀疼痛，转侧活动不利，劳累后加重，休息可减轻，故未予以重视；半年前上述症状加重，肩背部僵硬感明显，并感到头晕目眩，心悸，平卧后减轻，自觉乏力及气短，偶有耳鸣及汗出，睡眠不佳，饮食可，二便正常，舌淡，苔薄白，脉细。针对上述病情，曾在多处就诊，但效果不佳。

查体： 颈椎生理曲度变直，颈椎前屈后伸及旋转活动尚可，椎旁有压痛点，椎间孔挤压试验（±），双侧臂丛牵拉试验（-），霍夫曼征（-），手指末梢血运及感觉正常。

颈椎 CT 提示： 颈椎退行性改变，C5/C6、C6/C7 椎间盘突出。

中医诊断： 项痹病（气血亏虚证）。

西医诊断： 颈椎病（交感型）。

治则： 益气养血，通络止痛。

选方： 归脾汤加减。

用药： 黄芪 20g，党参 20g，葛根 15g，白芍 12g，桂枝 6g，川芎 10g，当归 10g，酸枣仁 15g，麦冬 10g，五味子 15g，远志 10g，茯神 15g，龙眼肉

15g，炙甘草 9g，10 剂。水煎服，每日 1 剂，分早、晚 2 次服。

二诊（2021 年 5 月 21 日）：服完汤剂后来院诉颈痛及头晕感缓解，心悸程度减轻，但仍有部分乏力感，不愿从事体力活动，胃口不佳，故将黄芪加至 30g，加白术 15g，陈皮 12g，大枣 7 枚再服 10 剂。

三诊（2021 年 6 月 1 日）：头晕心悸感明显减轻，未诉气短，颈肩背部些许酸胀及不利感，活动尚可，能进行日常家务劳动，饮食改善，用药近 2 周以来未见耳鸣及汗出；嘱再服用上述汤剂 10 付巩固疗效，同时可进行适度保健功能锻炼。

【按语】交感神经型颈椎病由于椎间盘退变和节段性不稳定等因素，从而对颈椎周围的交感神经末梢造成刺激，产生交感神经功能紊乱进而导致患者全身一系列症状，并常伴有椎基底动脉系统供血不足的表现。交感神经型颈椎病特点是患者主诉多但客观体征少，症状多种多样，如眩晕、眼胀、耳鸣，或心悸、胸闷、心律失常，或肢体麻木、多汗、无汗，消化道症状等。颈椎病中医称为"项痹病"，根据发病个体不同，虚实有别，如年老体弱者气血渐亏，肝肾不足，筋骨羸弱，血脉不强而发为本病，以虚为主。青壮年发病多因劳损耗伤气血，运行不畅，从而气滞血瘀、痰凝于项背发为痹痛，则多为实证。本案中患者年近六旬，筋骨减弱，气血亏虚，无以供养血脉筋骨，故治疗当以益气养血，疏通经络而达治疗目的。同时对于交感型颈椎病配合正确的肩背部锻炼可以提高肌肉力量，强化正常的颈椎结构、增加颈椎稳定性。

颈椎病

谭某某，男，28 岁。2017 年 2 月 28 日初诊。

病史：患者自诉从 5 年前开始即感颈痛，头晕多梦，而且早泄严重，现触碰即泻，目前明显感到精神欠佳，全身无力。曾在外院就诊检查考虑颈椎间盘突出，针对颈痛服药，并给予补肾壮阳之剂，但毫无效果并呈有加剧之势。

查体：精神欠佳，精神不振，忧心重不自信，颈部生理曲度存在，颈部肌肉稍紧张，颈棘及椎旁有压痛点，转侧活动欠利，双侧臂丛牵拉试验（-），霍夫曼征（-），舌质淡，胎薄白，脉细弦。

中医诊断：项痹病（气血亏虚证）。

西医诊断：颈椎病。

辨证：气血虚弱，肾关不固。

治则：补气摄阳，涩精固肾。

选方：补中益气汤合金锁固精丸加减。

用药：黄芪30g，白术10g，陈皮10g，升麻10g，柴胡10g，党参10g，当归10g，龙骨20g，煅牡蛎20g，酸枣仁20g，首乌藤30，甘草10g。

上方15剂并嘱其服药期间前5日之内绝对不能行房事，10剂后再行房事。3月15日来院二诊诉颈项部仍有疼痛不适感，但早泄情况改善，自觉有力，信心大增，面诊见其面色红润；将上方加葛根20g，羌活10g，独活10g，桂枝5g，乳香10g，没药10g，再用10剂；3月30日来院三诊心情大好，诉颈痛解除，活动可，早泄已明显好转，后在加减药调理近月余，房事接近正常，劳累后颈项部偶有酸胀，未再复发及加重。

【按语】患者因颈椎间盘突出就诊，只有头晕、多梦症状，但颈椎病亦可出现上述症状。其随即道出早泄无力之症。当然，遗精、早泄也可出现上述症状。这在临床上应根据病情辨证轻重缓急来进行治疗。现患者颈痛，而早泄之症更难受，更需治疗，所以不可只治颈痛而放弃早泄。患者诉早泄数年，且全身无力，头晕多梦。外院常用壮阳之药而无效，是因为虚而无根，阴难存留，实为气虚而肾关难固。故用补中益气汤中之黄芪升阳收脱，配党参、白术、甘草益气补脾，以充气血生化之源而足精。升麻、柴胡可协同黄芪升阳。在此，柴胡还可解心中郁闷之气而疏肝，加牡蛎、龙骨、酸枣仁、首乌藤固肾摄精，下潜心阴，亦潜肝火而不致疏泄太过。诸药合用，不是专治肾，也治心、肝、脾，不仅固肾精也能潜阳安神。所以临床治遗精早泄，不能限于补肾壮阳，应脾肾兼补，心肝兼治，故而一投即效。

颈椎病

谭某，男，55岁。2017年3月21日初诊。

主诉：颈部疼痛，脑鸣4个月。

病史：患者自诉从4个月以前感到颈部疼痛，活动不利，且感头部及耳内均有鸣响声，以平卧时明显，背部也有不适感，有时感到足跟疼痛，自觉舌苔很厚，晨起刷牙必须要去刮除。口味差。饮食尚可，睡眠欠佳，小便稍黄，大便正常。

查体：颈部肌肉紧张，颈项部后外侧压痛，两侧冈上肌均有压痛，足跟腱部有压痛，四肢末梢无感觉异常，生理反射存在，病理征未引出；舌质淡，苔黄，微腻，脉弦。

中医诊断：项痹病（气血亏虚证）。

西医诊断：颈椎病。

辨证：湿阻清窍，虚阳上浮。

治则：祛风胜湿，潜阳醒脑。

选方：桂甘龙牡汤合羌活胜湿汤加减。

用药：桂枝 10g，葛根 20g，羌活 10g，独活 10g，川芎 10g，防风 10g，葛根 10g，藁本 10g，白芍 20g，柴胡 10g，细辛 5g，麻黄 10g，佩兰 10g，龙骨 20g，牡蛎 20g，厚朴 10g，甘草 10g。

服上方 10 剂后来院二诊，诉颈项不适感减轻，脑内有清醒感，但脑内响鸣声仍未完全祛除，舌苔已变薄，口味改善。

查体：舌淡苔黄厚，脉弦。将上方去掉佩兰、藁本、厚朴，另加砂仁 10g，薏苡仁 15g，继续服用 10 剂后其回复颈痛缓解，人感清爽，脑鸣消除。

【按语】颈椎病是因颈椎间盘变性、颈椎骨质增生所引起的一组综合征，现代医学的 CT 检查或磁共振检查多半有颈椎间盘突出的报告，只是突出的轻重程度不同。除颈椎间盘突出非常严重的压迫者，如上肢疼痛严重及双下肢行动困难，并伴有其他一些较重症状，且经过综合治疗无明显效果，严重者需要手术治疗。一般对神经根和脊髓压迫比较轻者均用保守治疗。虽然临床上颈椎病通常按照神经根型、脊髓型、椎动脉型及交感神经型进行分类，但实际情况往往是各种症状综合表现出来的。本例患者就不仅是颈部和背部有不适感，且有头部、耳内均有响声，中医归纳为脑鸣和耳鸣。秦伯未等著《中医临证备要》中认为脑为髓海，髓生于骨，骨属于肾，宜补肾阴，补肾阴用左归饮。但本病例除上述脑鸣、耳鸣外，还有口味差、舌苔黄腻等症，因而临床上不能只看一两个症状，应辨证施治。应属湿阻清窍，虚阳上浮，用祛风胜湿和潜阳醒脑之法。方选桂甘龙牡汤合羌活胜湿汤加减。方中选用羌活、独活、防风善周身风湿而疏利关节；川芎、藁本祛风渗湿，用柴胡细辛疏肝解郁，又可配合川芎、藁本治头痛。用麻黄祛湿更强更快，用桂甘龙牡汤调和阴阳，潜镇固摄。此方用桂枝汤调和营卫，龙骨、牡蛎潜阳，实则沿虚之症，阴阳两虚，心肾不交，与秦伯未等脑鸣治肾虚属异曲同工之法，只是该患者采取表里同治，所以 10 剂即有明显效果，头脑清醒，舌苔变薄，口味变好，上方再去祛湿佩兰、厚朴、藁本，加砂仁、白蔻仁、薏苡仁健脾之品，再服用 10 剂则诸症皆除。

颈椎病

周某某，女，43 岁。2017 年 9 月 12 日初诊。

主诉：颈项部疼痛 1 年，停经 4 个月。

病史：患者自诉半年前无明显诱因出现颈项部疼痛，活动不利，曾在外院就诊考虑颈椎病进行治疗，病情稍有好转，但从 4 个月前起却停经，且每当月经快到时感到颈部及腰部疼痛加重，但就是不现红，且感全身不适，晨起时感无力，睡眠规律，食欲可，二便调，舌暗，苔白，脉弦。

查体：颈椎生理曲度存在，颈椎肌肉不紧张，椎旁及肩井穴有压痛，霍夫曼征（－）；尿妊娠试验（－）。

辨病：颈椎病。

辨证：气虚血瘀。

治法：益气活血，散瘀调经。

选方：补中益气汤合逍遥散加减。

用药：黄芪 30g，白术 10g，陈皮 10g，升麻 10g，柴胡 10g，党参 10g，当归 10g，赤芍 10g，白芍 20g，茯苓 10g，桃仁 10g，红花 10g，干姜 10g，牡丹皮 10g，栀子 10g，三七 5g，甘草 10g。

服用 10 剂后来院二诊，感全身舒适，无力症状已基本消除，颈腰痛不适症状大减，月经暂未至，嘱再按上方服用 10 剂，后患者来院告知月经开始少量见红，颈痛症状明显改善，偶感不适。

【按语】关于"气虚血瘀"在《医林改错·论抽风不是风》有描述："元气既虚，必不能达于血管，血管无气，必停留而瘀。"这是气虚无力行血而致血行瘀滞的病理变化。在临床常见身疲乏力、少气懒言等气虚之症，又有瘫痪、麻木或窜痛等血瘀之表现。本案例中患者颈腰部疼痛等全身不适并乱经及全身乏力。气为血之帅，血液的正常运行，有赖于气的正常推动，若元气亏虚，无力行血，则血行缓慢，停留而瘀。血瘀则经闭。故此以气虚为本，血瘀为标，治宜补气益气为主，兼以活血行血。故本案采取益气活血祛瘀收效良好。

颈椎病并指间关节炎

向某，女，54 岁，长沙人。2014 年 5 月 18 日初诊。

主诉： 颈项部疼痛，双手指肿痛、活动不利 2 个月余。

病史： 患者诉从 2014 年 2 月无明显原因感到颈痛不适，且双手指关节红肿、疼痛，不能完全伸直和握拳，且偶尔出现膝关节、踝关节疼痛，活动不便，无晨僵感，曾按颈椎病治疗，但效果不佳，故而求诊。

查体： 患者面白不黄，颈肌，斜方肌、冈下肌均有压痛，霍夫曼征（－）。双手指小指略红肿，有压痛，不能伸直。伸直则疼痛加剧。不能完全握拳，握紧伴手指指间关节疼痛。实验检查，血沉升高，抗 O 及类风湿因子正常。舌质淡，苔薄白，脉弦。

颈椎磁共振示：C3/C4、C4/C5、C5/C6 椎间盘突出。

中医诊断： 项痹病（气血亏虚证）。

西医诊断： 颈椎病。

辨证： 营卫不足，痹阻脉络。

治则： 温经通痹，实卫养营。

选方： 黄芪桂枝五物汤合葛根汤加减。

用药： 黄芪 30g，桂枝 10g，白芍 20g，羌活 10g，独活 10g，葛根 20g，麻黄 10g，川芎 10g，防风 10g，甘草 10g，生姜 15g，大枣 7 枚。15 剂，水煎服，每日 1 剂，分 2 次服。

2014 年 6 月 5 日患者服上方 15 剂后来院二诊，诉颈痛明显缓解，手指各关节已无明显肿胀，痛亦减轻，其肢体关节活动已大部分恢复，只是用力握拳后稍有疼痛感。查体颈部已无明显压痛，手指各关节已无压痛，活动自如。再选用上方，加桑枝、桃仁、红花、当归各 10g，再服用 15 剂，后通过随访诉病情已痊愈后，追踪 1 年未见复发。

【按语】指间关节炎临床常见，中年女士尤多，其症颇似类风湿关节炎，如晨僵，手指关节变形，且伸屈活动受限，但类风湿关节炎病程较长，关节变形较重，关节功能障碍亦较明显，而指间关节炎病程较短，且症状也比较轻，而且该患者颈椎病的临床表现亦较明显，且检查发现颈椎间盘突出，同时临床上表现也各有不同。该患者是手指各关节肿痛明显，膝、踝关节偶尔疼痛，且面白不黄。辨证当属营卫不足，痹阻脉络。方用黄芪桂枝五物汤以温经通痹，实卫和营。重用黄芪入脾胃以补气，作用于肌肤，温分肉、活血脉，实卫和营为君，桂枝、生姜温经活血，驱散肌肤风寒。芍药、大枣益血养营，与上药协同配合，调和营卫。亦为黄芪实卫和营之助。但患者还有指节关节疼痛，检查其颈肌、斜方肌、冈下肌均有压痛，此因为伤寒论之太阳病，项背强几几之太阳伤寒是也。故而在借用葛根汤中葛根发表解肌而不伤阴，还用麻黄加强散寒祛湿。两方合用温经通痹、散寒祛湿，故月余病症尽除而愈合。

颈椎间盘突出症

易某某，女，43岁。2017年2月23日初诊。

主诉： 颈部疼痛、头晕4个月，加重伴耳鸣1个月。

病史： 患者诉于2016年8月无明显诱因出现颈痛并头晕，曾在外院检查行颈椎磁共振，诊断为颈椎间盘突出症，经过治疗后颈痛、头晕缓解，但1个月前在外旅游后，头晕再发加重并突发双侧耳鸣、轰轰作响，右侧更加严重，颈部胀痛，活动不适，曾至耳鼻喉科检查未发现明显异常，且近来耳鸣还有加重的趋势，饮食尚可，睡眠欠佳，二便调。

查体： 颈部生理曲度稍直，椎旁肌肉较紧张，颈部均有压痛，臂丛神经牵拉试验阳性，舌淡，苔薄白，脉弦紧。

磁共振检查示： C4/C5、C5/C6椎间盘向后突出。

中医诊断： 项痹病（气血亏虚证）。

西医诊断： 颈椎间盘突出、耳鸣。

辨证： 清阳阻塞，寒侵脉络。

治则： 散寒祛湿，镇静潜阳。

选方： 桂甘龙牡汤合麻黄汤加减。

用药： 桂枝10，葛根20g，白芍20g，羌活10g，独活10g，川芎10g，防风10g，白芷10g，龙骨20g，牡蛎20g，全蝎5g，法半夏10g，紫苏叶10g，麻黄10g，甘草10g。

服用上方7剂后患者3月1日来院二诊，诉颈痛及头晕症状缓解，左侧耳鸣明显减轻，但右侧仍感耳鸣较重，无恶心呕吐及肢体麻木感，将原方去掉麻黄、紫苏叶加白芷10g，当归各10g，再服用7剂后来院复诊诉两耳耳鸣完全消除，颈痛及头晕明显好转，活动尚可。

【按语】颈椎间盘突出是一种常见病，凡是一定年龄颈痛不适者行CT检查或磁共振检查大多数都会提示颈椎退变或颈椎间盘突出。但在临床上不能只要检查发现了颈椎间盘突出就来治疗颈椎病，这样患者的主诉或当前重要临床症状就可能被遗漏。本患者是述近半月因去外国旅游，导致双侧耳鸣，且轰轰作响，十分难受而就诊。因为那耳鼻喉科检查没有发现异常，所以怀疑是不是因颈椎病的问题引起，这就是患者来骨科的根本原因。耳鸣，常见是从"肾虚辨证"或"肝胆火气上逆"辨证，但从寒侵脉络辨证，主治都较少见。我们分析患者在外旅游，天气寒冷，自觉年轻，起居失常，寒湿侵袭所致。舌淡白，脉弦紧。此寒象明显，所以用麻黄、桂枝、紫苏叶、羌活祛寒湿，还用葛根解表。虽有寒，但潜镇摄纳亦不可少，所以龙骨牡蛎汤还需重用。《黄帝内经》曰："风雨寒暑不得虚，邪不能独伤人。"在以白芍补虚生血，用全蝎则镇痉息风，诸药合用，7剂见效。但又耳鸣仍未完全消失，此时寒邪已去除大部分，余弦未尽，所以去麻黄、紫苏叶解寒邪蒙蔽之物。再用白芷专治头部之品，辛散风寒，并散祛头面之风，加用当归补血。再投7剂，得以痊愈。

胸肋软骨炎

杨某，女，33岁。2021年10月12日初诊。

主诉： 左胸部疼痛1个月。

病史： 患者自诉大约1个月前打篮球后出现左胸前疼痛，曾到当地医院完善心电图、CT、心脏B超及血液检查排除心脏相关疾病，后诊断考虑肋软骨炎，予以外贴膏药、口服消炎止痛药当时有减轻，但以后不慎触碰到左胸前或咳嗽、大声说话时即感症状明显或加重，现来寻求中医治疗。

查体： 左侧4~6肋软骨及胸骨交接区压痛，外观稍肿，皮肤颜色正常，舌质暗，苔白腻，脉弦。心电图：窦性心律，正常心电图。

中医诊断： 胸痹（气滞血瘀）。

西医诊断： 肋软骨炎。

治则： 活血化瘀止痛。

选方： 血府逐瘀汤加减。

用药： 柴胡15g，当归12g，桃仁9g，红花9g，生地黄9g，川牛膝9g，川芎9g，赤芍9g，川楝子9g，香附6g，甘草6g。

患者服用7剂后来院二诊即诉疼痛减轻明显，嘱按原方再用7剂巩固疗效。

【按语】肋软骨炎是指发生在肋软骨部位的慢性非特异性炎症，又称非化脓性肋软骨炎，表现为局限性的疼痛和肿胀，女性多于男性，多基于病史和临床表现而进行诊断，且病因不明，常常见于劳损或外伤，比如剧烈运动、搬运劳动甚至发生碰撞等造成胸肋关节软骨急性损伤，或因慢性劳损或感染等，导致胸肋关节面软骨水肿，炎症反应而发病。中医对于肋骨软骨炎一般称为"胸痹"或"骨痹"，多因气血瘀滞甚至郁而化热所致，故在本病例病史及舌脉象考虑气滞血瘀证，选活血化瘀第一方血府逐瘀汤加减治疗，方中桃仁、红花活血祛瘀以止痛。赤芍、川芎助力活血祛瘀；牛膝活血通经，祛瘀止痛，引血下行。生地黄、当归养血益阴，清热活血；柴胡疏肝解郁，与桔梗同用善理气行滞，使气行则血行，因气机郁滞较重，加川楝子、香附等以增强疏肝理气止痛效果；甘草调和诸药。诸药合用之，使血活瘀化气行，则病症可愈。

肩痛（冈上肌腱炎）

李某，男，49岁。2013年5月9日初诊。

主诉：左肩痛半年余。

病史：平素爱好打羽毛球，大约半年前开始出现左肩部疼痛，休息后可减轻，但运动后又感到明显，曾口服消炎镇痛药物、外贴膏药及理疗但效果不佳，现来我处就诊，症见左肩外侧压痛，以肱骨大结节处明显，肩外展时疼痛伴受限，肩部疼痛弧（60°~120°）存在，手指感觉及握力可；舌质暗，苔薄白，脉弦。

辅助检查：X线检查示肩关节未见明显骨质异常。

中医诊断：肩痛（气滞血瘀）。

西医诊断：左侧冈上肌腱炎。

辨证：气滞血瘀。

治则：活血通络，舒筋止痛。①中药内服。舒筋活血汤加减内服：葛根20g，桂枝9g，当归尾10g，赤芍10g，五加皮10g，续断12g，羌活10g，独活10g，杜仲10g，防风10g，续断6g，甘草6g。7剂，水煎服，每日1剂，分早、晚2次温服。②配合3次（隔日1次）局部手法治疗。揉法：嘱患者患肩放松，以按压、揉法放松肩部冈上肌以疏通血脉、活血化瘀。弹拨法：稍外展患者肩关节，操作者在其冈上肌处用大拇指弹拨手法以剥离粘连。也可在俯卧位，患者两上肢放松背后，医者用手弹拨冈上肌。拿擦法：医者站立在患者身后两手提拿放松冈上肌，再用擦法放松冈上肌，以透热为度。每次治疗操作全过程时间约20分钟。

2013年5月17日二诊：诉肩部整体疼痛减轻，但活动稍多或范围大的时候仍感疼痛及部分受限感，嘱按上方汤剂续用10剂，同时再以手法治疗5次（隔日 1 次）为巩固，嘱避免过度持重或大范围活动患肩，避寒保暖。

2013 年 5 月 31 日三诊：患者自觉肩关节疼痛基本消失，活动度恢复正常，但目前尚未进行体育运动及过度劳作，停上述药物，嘱患者逐渐增加功能锻炼，1 个月内避免剧烈运动，避免损伤。

【按语】冈上肌腱在上肢外展、平举运动中容易受到肩峰喙突的摩擦及肩喙穹下间隙内受肱骨头肩峰喙突间的撞击、夹挤造成冈上肌腱慢性劳损，或因冈上肌的力臂较短，完成上肢外展上举运动中所做的功又较大，且又随年龄增大长期反复受累，造成冈上肌腱本身的退行性变化，最终导致本病的产生。（图 3-1）但我们需要注意冈上肌腱炎和肩周炎的鉴别诊断，肩周炎的疼痛弧不仅限于中间范围，而且从开始活动到整个运动幅度内均有疼痛及局部压痛。二者是有区别的。冈上肌腱炎属中医"痹症"范畴，多由感受风寒湿邪、劳损、外伤作用所致，引起气血凝滞，脉络痹阻，不通则痛。舒筋活血汤出自《伤科补要》卷三，具有舒筋活络之功效，主治筋络、筋膜、筋腱损伤。本例患者因体育运动慢性损伤，以局部疼痛为主，故内服舒筋活血之剂活血通络，对于上肢损伤者，可加桂枝，去独活、牛膝；同时配合局部手法疏通血脉，剥离粘连，达到治疗目的。

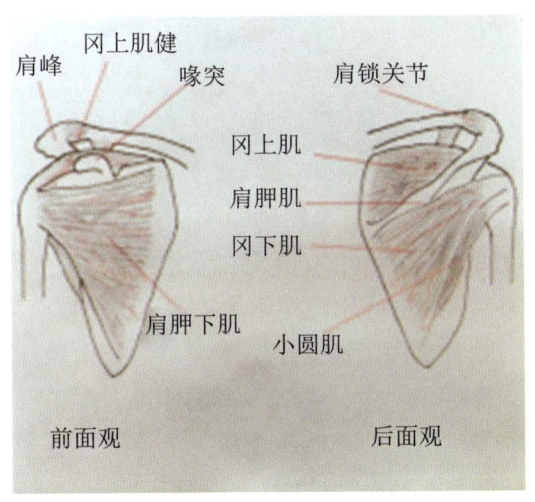

图 3-1　肩袖结构（冈上肌、冈下肌、肩胛下肌、小圆肌）

肩痛（肩关节周围炎）

张某，女，49 岁。2017 年 7 月 14 日初诊。

主诉：右肩关节疼痛，功能受限3日。

病史：患者自诉3日前晨起时突感右肩关节疼痛难忍且不能活动，痛处固定不移，予以热敷当时自觉稍减，但此后症状持续，目前右肩部疼痛剧烈，上抬、外展及后伸则疼痛加剧，拒绝活动，畏风怕冷，饮食一般，睡眠欠佳，二便尚可。舌质淡，苔白稍腻，脉浮紧。

查体：右肩部外观无肿胀畸形，右肩前及外侧压痛明显，右肩部上抬、外展及后伸则疼痛加剧拒绝活动，右手指握力，手指血运及感觉可。

中医诊断：肩周炎（冻结肩）。

西医诊断：肩周炎。

辨证：风寒湿邪阻络。

治则：祛风散寒，除湿通络。

选方：蠲痹汤加减。

用药：黄芪15g，当归12g，川芎9g，羌活9g，姜黄9g，白芍9g，防风9g，荆芥9g，威灵仙9g，制附子6g，细辛6g，甘草6g。

上方7剂，每日1剂，水煎服，分2次服用；针灸治疗3次，取肩髎、肩髃、肩外俞、曲池、外关及阿是穴，配合艾灸温经通络；用药完毕来院二诊诉左肩疼痛大减，可逐渐抬肩拿物、穿衣，原方去附子续服7剂同时逐渐进行功能锻炼以巩固疗效。

【按语】肩周炎，中医称为"肩痹证"或"肩凝证"。因多见于中老年人，又称"五十肩"，发病多以风寒侵犯，又称冻结肩。痹者，气血痹阻不通也。《黄帝内经》有曰："痛则不通，不通则痛。"《黄帝内经·痹论》曰："风、寒、湿三气杂至，合而为痹也。"此病发生与个人体质、气候条件、生活环境、饮食起居均密切相关。临床中应用蠲痹汤为治痹祖方，以肢体疼痛、得热减轻、遇冷加重、苔白腻、脉弦紧为辨证要点，本案其痛在上肢，加荆芥、姜黄、威灵仙，其寒邪较甚，致疼痛剧烈、关节不可屈伸可加附子、细辛。对于肩关节疼痛不能一概以肩周炎论治，目前临床上肩关节疼痛多见于肩关节周围炎（冻结肩）、肩袖损伤、肱二头肌长头肌腱炎、颈椎病等，需仔细询问病史及查体以便对症治疗，以免影响效果。

肱骨外上髁炎

张某，男，36岁，厨师。2022年1月5日初诊。

主诉：右肘部疼痛 2 个月。

病史：2 个月前开始出现右肘关节外上方疼痛，在提重物、拧毛巾等动作时加重，静息时无明显症状，可因持重或某一动作时致症状明显，曾予以外敷药物但效果不佳，病情反复，现感肘外侧酸胀疼痛，喜按揉，提物无力，今来我院就诊，否认外伤史。饮食睡眠正常，二便可；舌淡，苔薄白，脉细。

查体：右侧肱骨外上髁处压痛，外观无红肿，右伸腕抗阻试验阳性，右侧米尔征阳性，右手握力可。辅助检查：X 线检查示肘关节未见明显异常。

诊断：右肱骨外上髁炎。

辨证：气血亏虚。

治则：益气养血，活血通络。①中药汤剂补肾活血汤加减：熟地黄 15g，黄芪 15g，淫羊藿 10g，杜仲 10g，菟丝子 10g，白芍 10g，川芎 10g，枸杞子 10g，当归尾 10g，山茱萸 10g，肉苁蓉 10g，丹参 10g，甘草 6g。每日 1 剂，水煎，分早、晚 2 次服，连服 7 剂。②针灸治疗：取痛点及周围穴位，如曲池、手三里等，隔日 1 次，共 3 次。③外敷医院自制消炎散舒筋止痛，每日 1 次，每次 6~8 小时。

二诊（2022 年 1 月 12 日）：自觉右肘部疼痛减轻，但从事劳动、工作或按压患处时仍有轻度痛感。嘱继续按原方服用 7 剂，配合外敷消炎散，停针灸治疗；嘱患者暂停体力性工作，确保放松及休息。

三诊（2022 年 1 月 20 日）：右肘部已无明显疼痛，原相关动作不适感基本消失，查肱骨外上髁处轻压痛，嘱继续外用消炎散 5 次巩固疗效，同时患肘避免劳累，适当增加休息。

【按语】肱骨外上髁炎诊断并不困难，一般由肘部、腕部的频繁活动，伸腕肌起点反复受到牵拉刺激而引起，如为外伤或劳损所致，因此要避免前臂的过度劳累或反复的抬腕和剧烈运动；中医学中认为属于"筋伤"范畴，与体质虚弱、气血不畅、络脉瘀阻、筋骨失于濡养有关系；辨证多以气血亏虚、风寒阻络、湿热内蕴为主。本病例患者从事厨师工作，反复劳损发为本病，气血亏虚，病史较长，甚至反复，治疗上宜益气养血，活血通络，选补肾活血汤加减。

肩痛（肱二头肌长头肌腱炎）

杨某，男，42 岁。2015 年 5 月 12 日初诊。

主诉：左肩关节疼痛，功能受限 1 日。

病史：患者诉昨日上午搬运货物后到下午出现左肩关节疼痛，并向上臂前外侧放射，休息后缓解，昨夜睡觉时因翻身时患肩受压而突然痛醒，晨起发现穿衣困难，现左肩前压痛明显，抬肩较困难，无手指麻木。舌暗，苔薄白，脉弦。

查体：左肩前外观稍肿，左肩关节外展、后伸及旋转活动部分受限且伴疼痛感，左肱二头肌间沟压痛明显，左肩 Yergason 试验阳性，手指握力可，手指血运及感觉可。左肩部 X 线示左肩关节未见明显骨质异常。

中医诊断：肩痛（气滞血瘀）。

西医诊断：左侧肱二头肌长头肌腱炎。

辨证：气滞血瘀证。

治法：活血祛瘀，行气止痛。

选方：活血止痛汤加减。

用药：当归 12g，桃仁 9g，红花 9g，牛膝 9g，丹参 9g，土鳖虫 9g，红花 9g，陈皮 9g，川芎 9g，乳香 6g，没药 6g，枳壳 6g。7 剂，每日 1 剂，水煎服，分 2 次服用；配合医院自制消炎贴外用舒筋止痛，同时嘱患者悬吊保护左上肢，暂避免劳累。

患者 5 月 20 日二诊：诉肩部疼痛明显缓解，活动基本改善，按原方再用 7 剂巩固疗效，同时半月内避免再次损伤，嘱后期逐渐增加功能锻炼，防止发展成肩周炎。

【按语】本病好发于 40 岁以上的中年人，多因外伤或劳损后急性发病，是肩痛的常见原因之一。当上肢外展并屈肘时肱二头肌长头肌腱容易磨损，而长期摩擦或过度活动则可引起腱鞘充血、水肿、增厚，进而导致肱二头肌长头肌腱在腱鞘内的滑动功能发生障碍，从而出现临床症状，其临床表现主要为肩部疼痛、压痛明显、肩关节活动受限等。若不及时治疗，可发展成为肩周炎。本病治疗并不复杂，在于临床诊断，如突发肩前疼痛，肱二头肌间沟及喙突附近压痛明显，Yergason 试验阳性有助于判断。（图 3-2，图 3-3）

活血止痛汤中选用多味活血化瘀药物，众所周知，血随气行，在活血化瘀药中加理气之药实现"气行则血行"之效，如陈皮、枳壳等调达气机。活血止痛汤适用于跌打损伤、筋断骨折导致的瘀血阻滞、疼痛肿胀等症，临床疗效颇佳。

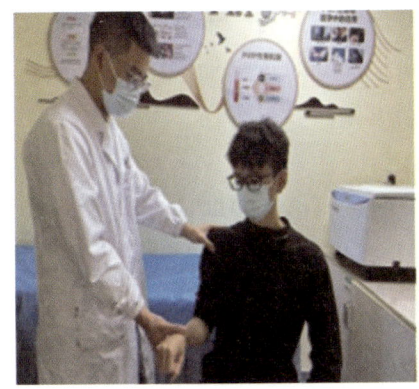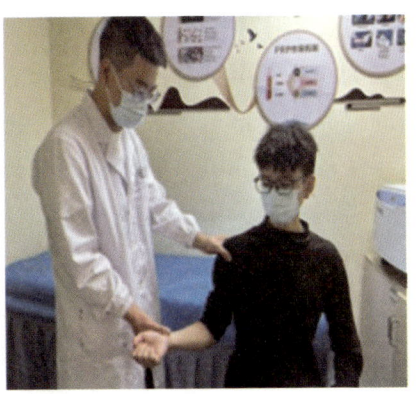

图 3-2　Yergason 试验（一）　　　　　图 3-3　Yergason 试验（二）

桡骨茎突狭窄性腱鞘炎

王某，女，51 岁。2019 年 4 月 15 日初诊。

主诉：左腕关节疼痛，活动不利半个月。

病史：患者自诉半个月前因"打字"劳累后出现左腕关节桡侧疼痛，开始未引起重视，后发现写字、端碗等动作致疼痛加剧或大拇指无法用力，自行外贴"伤湿止痛膏"效果不佳，现来院求诊，饮食睡眠正常，二便可；舌质淡，苔薄白，脉弦。

查体：左腕未见明显红肿，左桡骨茎突处压痛明显，握拳尺偏试验（+），手指血运及感觉良好。（图 3-4）

诊断：桡骨茎突狭窄性腱鞘炎。

辨证：气滞血瘀证。

治则：活血祛瘀止痛。①中药海桐皮汤加减外用熏洗患部：海桐皮 15g，透骨草 15g，乳香 15g，没药 10g，威灵仙 15g，当归 15g，红花 10g，防风 10g，黄柏 10g，苍术 10g。5 剂，每日 1 剂，煎汤趁热熏洗患处，待温度下降后以毛巾蘸汤药外敷患处，每日 2 次，每次 20~30 分钟，白天完成。②晚上临睡前予医院自制消炎贴外用舒筋止痛，次日晨起时可揭除，注意观察有无皮损。

【按语】桡骨茎突狭窄性腱鞘炎为骨伤科常见病、多发病，主要由于拇指或腕部活动频繁，使拇短伸肌和拇长展肌腱在桡骨茎突部腱鞘内长期相互反复摩擦，导致该处肌腱与腱鞘发生无菌性炎症。本病多见于手腕部长期过度劳累者，如家务、手工劳动者，文字书写以及频繁用手者，女性多于男性，其临床表现主要为桡骨茎突部隆起疼痛，腕和拇指活动时疼痛加剧，桡骨茎突局部压痛，有时桡骨茎突部可闻及摩擦音，握拳尺偏试验呈阳性。本病治疗多以药物外用、手法治疗，亦可采取小针刀或局部封闭注射治疗，若以上治疗效果均不理想时可考虑行松解术，本病存在病情反复的可能，平时应注意预防和保护，避免手腕部活动过大。

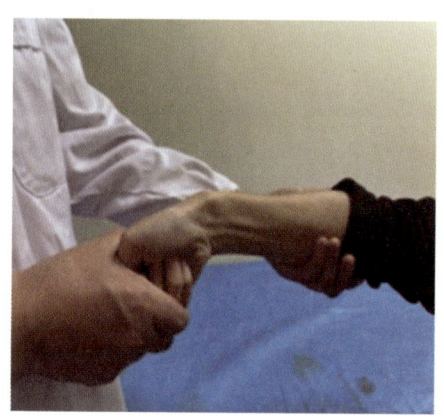

图 3-4　握拳尺偏试验

指间关节炎

肖某某，女，47 岁。2016 年 12 月 6 日初诊。

主诉：双手指肿痛，活动不利半年。

病史：患者诉约从半年前出现双侧手指关节肿痛，活动不利，晨起明显，后又出现左膝关节和左踝关节肿痛，在站立及行走时明显。曾在当地医院检查红细胞沉降率（ESR）、抗 O 类风湿因子等，除血沉偏高外，其他均在正常范围内，予以输液、药物口服及外用（具体用药不详）、理疗，当时可缓解，但过几天后又病情复发，至此病情半年未愈，遂来求诊。

查体：双手指间关节略肿，有压痛，屈伸活动基本正常，外观无畸形，左膝关节略肿，伴有压痛，活动欠利；左外踝压痛并肿胀，内翻时出现疼痛，其他方向活动正常，舌质淡，苔薄黄，脉弦。

辨病；指间关节炎。

辨证：湿阻经络，寒热并存。

治则：祛湿通络，寒热并用。

选方：黄芪桂枝五物汤合当归拈痛汤加减。

用药：黄芪 20g、桂枝 10g，白芍 20g，生姜 5 片 g，当归 10g，羌活 10g，防风 10g，升麻 10g，猪苓 10g，泽泻 10g，桑枝 10g，茵陈 15g，葛根 20g，苍术 10g，白术 10g，牛膝 10g，乳香 10g，没药 10g，麻黄 10g，甘草 10g。10 剂，水煎服，每日 1 剂，分 2 次服。

同年 12 月 17 日来院二诊：诉手指关节疼痛已解除，亦无明显肿胀，但左膝关节和左踝关节仍有压痛感，查左膝、踝部局部仍有一定压痛感，活动有改善，辨证为余邪未尽，经络尚未痊愈，再用上方加黑豆 50g，忍冬藤 50g，木瓜 10g，续服 20 剂后复诊膝、踝关节肿痛全除，行走正常，随访半年未发。

【按语】指间关节炎常见于中老年患者，尤其是接近围绝经期的女性较为多见，在治疗时往往怀疑是否为风湿性关节炎或类风湿关节炎，所以多次抽血检查未见明显异常，或者说无法采用实验室数据来进行诊断。其实因其症状与类风湿关节炎有很多相似之处，如关节或手指关节红肿热痛，晨僵、晨起握拳是有一定的障碍等，但化验检查和其他检查均不支持，关键一些治疗效果均不理想。在临床经验中我们使用黄芪桂枝五汤合当归拈痛汤效果很好。用黄芪入脾补脾气，作用于肌肤，温分肉，活血脉，实卫养营，为治肌肤麻木之要药。桂枝、生姜温经活血，疏散肌肤风寒，与芍药、大枣益血养营，与桂枝、生姜相伍，可调和营卫，又为黄芪实卫养营助力；加羌活、茵陈通关节，祛湿热，清热止痛，祛湿疏风；猪苓、泽泻利水渗湿；防风、升麻、葛根解表疏风；苍术、白术燥湿健脾，运化水湿之气。加桑枝、牛膝各为引经之药。上则上之，下则下之，各得其所；尤其方中加用麻黄增强发散风寒、利水消肿之作用。乳香、没药可理气止痛，甘草调和诸药，上述合用，寒热并行，疏风祛湿，攻补兼施，应手而效，但余邪未尽，经络尚未痊愈，再加黑豆 50g，补脾入肾，忍冬藤 50g 清热解毒兼通经络、木瓜祛湿舒筋，通痹活络。连续服用 20 剂，病症消除，各关节再无肿痛。随访再无复发。

肌筋膜炎

欧阳某某，女，15 岁，学生。2015 年 9 月 12 日初诊。

主诉：双手足无力半年。

病史：与家长共诉近半年无明显原因出现手足无力，尤以双手无力明显，握笔即感手痛，写字时不到半小时即难以坚持，左右手均如此。晨起时双下肢肌肉疼痛，行走亦感觉无力，只能走数百米，过午后则可正常活动，甚至可以踢足球等，但剧烈运动后即感全身肌肉疼痛，而且行走亦感困难。此种现象已经持续近半年。食量少，多食感到胃脘部胀痛，但又容易饥饿，需要吃零食补充，大小便一日一次，不干不稀，小便及月事正常。

查体：四肢各关节活动正常，肌力正常，双手握力正常，足踝活动可；颈软，颈椎肌肉、双侧肱二头肌腱、双侧肱骨外上髁及双桡骨茎突处均有压痛。舌淡，苔薄白，脉细。

实验室检查：血常规、肝功能、肾功能、电解质、心电图检查均正常。

诊断：肌筋膜炎。

辨证：脾胃气虚，经脉失养。

治则：补中益气，强筋健骨。

选方：补中益气汤加味。

用药：黄芪 20g，白术 10g，陈皮 15g，升麻 10g，柴胡 10g，党参 10g，当归 10g，黑豆 50g，忍冬藤 50g，狗脊 10g，砂仁 10g，桂枝 10g，桑枝 10g，甘草 6g。10 剂，水煎服，每日 1 剂，分 2 次服。

2015 年 9 月 22 日来院二诊。家长陪同前来，诉其服完上药后肢体疼痛明显缓解，右手握笔写字时间已增加近 1 小时，但仍不能坚持太久，否则疼痛加重；早晨起床后全身肌肉仍感疼痛，到中午、下午又恢复体力，可以蹦跳，到晚上又疼痛加重，食欲欠佳，考虑前期辨证施治有效，故上方再加鸡内金 10g，厚朴 10g，枳壳 10g，续服半个月余。因学业紧张未按时来院复诊，到同年 12 月初再次来院复诊，诉晨起已无明显肢体关节疼痛，下午活动后亦无疼痛感，基本正常，食欲好转、进食增加，且近月余没有服药，同时进入 12 月后疑因天气寒冷变化，导致手足感到冷痛，容易生冻疮，故而复诊。查：手足略红，四肢不温，此乃气血不足温四末，中阳不振。当在温中培阳，再用上方加附子理中汤，即加制附子 6g，干姜 10g，再服 10 剂，后家长电话告知其手足温，四肢强，身暖病除。次年家长电话报喜其高考成绩 600 多分，皆大欢喜。

【按语】肌筋膜炎是一组以肌肉疼痛、不能用力为主要表现的疾病，并与体质、气候、劳累、创伤的因素有关，是影响身心和人们健康的主要疾病之一，属中医学的"伤筋"范畴。按五脏功能，则脾主四肢，主肌肉，脾气健运，精微四布，四肢营养充足，则活动强劲有力。脾胃俱旺则能食而肥，脾胃俱虚则不能食而瘦，脾虚则肌肉削。患者全身肌肉疼痛，尤以双手无力握笔最为明显，且不能食，食则腹胀。应为脾胃虚弱所致，肌肉缺水谷精微所致。方中选用黄芪补中益气为主药，辅以党参、白术、甘草甘温益气，补脾胃，用陈皮理气化滞，升麻、柴胡协同党参、黄芪以升清阳，使中气得以提升，且气为血帅，血随气行，血虚则气无所存，故用当归以补血和营，黑豆甘温，补脾入味；忍冬藤辛甘，虽寒而不滞，可兼通经络，桂枝、桑枝温通而引药达。诸药合用，益气补脾以培生化之源，精血充足，肌肉经脉得以血液濡养，则经脉强健，疼痛自消。然后，后期入冬又手足不温而生冻疮，此乃属脾胃虚寒，中阳不振。上方再加干姜、附子温散中焦之寒，散热于四末，故手足得温，疾病痊愈。

腕关节筋膜炎

刘某某，男，70 岁。2016 年 11 月 8 日初诊。

主诉： 右手腕肿痛，活动不利 2 个月余。

病史： 患者从 2016 年 9 月无明显原因出现右手腕肿痛，不能用力，否认外伤史，在当地医院检查提示血沉升高，但抗 O 和类风湿因子、尿酸均在正常范围之内，经综合治疗效果不佳，曾去南方某省人民医院住院治疗，查右手腕 X 线显示有骨质增生，右手腕部磁共振显示除肌肉炎症之外，骨质无异常；骨密度检查骨密度轻度降低，住院治疗 10 余日后好转，但出院不久后即感复发，现来我院求诊。

查体： 右手腕部肿胀，关节周围有压痛，皮肤温度稍高，腕背伸及掌曲均不同程度受限，手指端血运感觉正常；舌质淡，胎厚黄，脉弦有力。

诊断： 右手腕肌筋膜炎、隐性关节炎。

辨证： 湿阻经络。

治则： 祛湿通络。

选方： 当归拈痛汤加减。

用药： 当归 10g，羌活 10g，防风 10g，升麻 10g，猪苓 10g，泽泻 10g，茵陈 15g，葛根 20g，苍术 10g，白术 10g，牛膝 10g，麻黄 10g，黑豆 50g，忍冬藤 50g，桑枝 15g，甘草 10g。15 剂，水煎服，每日 1 剂，分 2 次服。

2016 年 11 月 23 日二诊。患者诉服用头 3 剂之后病症无明显改善，第 4 剂时疼痛反而加剧，整晚持续且服止痛药无效；到第 5 剂时疼痛逐渐减轻，活动受限，也慢慢好转。服完 15 剂时候已完全不痛，手腕关节活动基本正常，但不能持重物。

查体：手腕关节中部仍有压痛，背伸、掌曲活动接近正常，肿胀基本消退，舌质淡，胎薄白，脉弦。考虑辨证治疗均有效，且病情已明显好转。治疗方法方向正确，再用上方加胡秃子根 50g，桑枝 10g，黄芪 20g，再服 15 剂后病症痊愈，活动正常。

【按语】腕关节疼痛病症常见，有如桡骨茎突狭窄性腱鞘炎、尺骨茎突炎、腕管综合征等，但在临床中典型特征唯此类腕关节疼痛类似于类风湿关节炎：腕关节肿痛，背伸、掌曲均受限。一般使用非甾体抗炎药都难以止痛，本证临床常见，之所以排出类风湿关节炎是因为其表现按当时通用的美国风湿协会于 1987 年版本诊断类风湿关节炎的 7 条诊断标准中不符合任何一条。本案根据病史、临床表现及舌脉象辨证为湿阻经络，选方当归拈痛汤加减。方中羌活、茵陈清热止痛，祛湿疏风，猪苓泽泻渗湿，防风升麻、葛根解表疏风，佐以苍术、白术燥湿健脾，加麻黄散寒消肿之功更效，又可止痛。当归、党参益气养血，再加黑豆补脾入肾扶正，忍冬藤清热而又持久，再加桑枝引经手臂，后加黄芪补气扶正祛邪，胡秃子根祛风活血，健脾化食，亦扶正祛邪，为本方画龙点睛之效，故治疗月余即痊愈。

急性腰扭伤

病案 1：

张某，男，48 岁。2003 年 3 月初诊。

主诉：腰部扭伤致疼痛活动受限 2 日余。

病史：患者 2 日前因在家中泼水时用力过猛，扭伤腰部，致腰部疼痛，活动受限，直立行走困难，卧床休息不能缓解，今来我处求治。发病以来，纳食可，二便调，睡眠差。既往体健，无特殊病史。就诊时，生命体征正常，神志清，精神尚可，体态适中。脊柱弯曲存在，四肢无畸形。L3~L4 段椎体两旁棘间压痛明显，棘旁肌肉紧张，直腿抬高（−）。无双下肢放射痛。舌质红，苔薄黄，脉细涩。

西医诊断：急性腰扭伤。

中医诊断：腰痹（气滞血瘀）。

中医辨证：伤损筋肉，气血淤阻，不通则痛。

治则：活血化瘀，行气止痛。

外敷中药，中药组成：川乌 20g，草乌 20g，栀子 20g，大黄 20g，制乳香 20g，骨碎补 20g，薄荷 20g，制没药 20g，儿茶 30g，红花 30g，细辛 30g，白芷 10g，冰片 10g。

用法：将上方诸药研为末，以蜂蜜或饴糖调匀，摊于棉纸或白布上（厚 0.4~0.5cm，范围大于伤痛点 4cm），敷于患处，外用绷带捆扎或宽胶布粘贴固定。

【按语】急性腰扭伤属中医"伤筋"范畴，其主要病机是血瘀气滞，气血运行受限，不通则痛。（图 3-5）接骨消瘀散外敷，有活血化瘀、消肿定痛的作用，现代药理研究表明，方中大黄、栀子、薄荷等可抑制炎性反应和增加毛细血管通透性，减少血浆渗出和炎性细胞浸润，促进毛细血管开放和重建，加速炎性介质的清除和吸收，减少对末梢神经的刺激，发挥消炎止痛之功用。方中川乌、草乌、冰片、细辛、白芷等可直接产生镇痛作用。

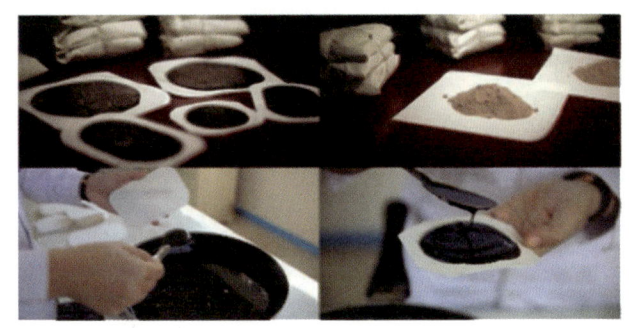

图 3-5　中药制剂

病案 2

文某，男，37 岁，农民。2003 年 1 月就诊。

主诉：腰部扭伤致疼痛活动受限 1 日余。

病史：患者 1 日前抬重物时，用力不当，导致腰背疼痛，咳嗽时加重，伴有腰部活动受限，不能转侧。今来我处求治。发病以来，纳食可，二便调，睡眠差。既往体健，无特殊病史。

查体：生命体征正常，神志清，精神尚可，体态适中。脊柱生理性弯曲，四肢无畸形。L3~L5 段椎体两旁棘间压痛明显，距离后正中线约 1.5 寸处压痛显著。腰痛穴有压痛。舌质红，苔薄黄，脉细涩。

西医诊断：急性腰扭伤。

中医诊断：腰痹（气滞血瘀）。

中医治法：调和气血，疏通经络。

一诊（2023年1月12日）：①患者取站立位，针刺手背腰痛点，随咳进针，由两侧向掌中斜刺0.5寸，行较强的捻转提插泻法3分钟，同时令患者慢慢活动腰部。旋即，自觉全身轻松，腰部即可转侧。②再取俯卧位，针刺双侧肾俞、气海俞、大肠俞、关元俞及阿是穴，直刺0.5寸，泻法，其中双侧肾俞、气海俞带电（电针），带电强度以患者耐受为准，连续波。留针30分钟。③针刺结束后，拔罐。沿足太阳膀胱经第一侧线循行路线，L1~L5段，双侧各拔罐2个，留罐10分钟。嘱隔日再诊。

二诊（2023年1月14日）：患者腰部活动正常，睡眠佳。腰背局部轻微酸胀感。继续原方案巩固治疗。经2次治疗，患者腰背疼痛消失，无活动受限，痊愈。

【按语】急性腰扭伤是指腰部软组织由于过度牵拉，肌肉、筋膜、韧带等急性损伤，主要表现为腰部疼痛，活动受限的疾病。针刺治疗非常有优势。其中强调：①随咳进针。转移注意力，减轻疼痛，预防晕针，宣散经络气血。②进针后活动扭伤部位。一般1~2次可缓解，配合局部针灸，推拿，刮痧，火罐，疗效更好，可不必服药。

腰肌劳损

病案1

黄某，男，48岁，2002年3月初诊。

主诉：腰痛1个月余。

病史：患者1个月前劳累后出现腰部疼痛，当地医院确诊为腰肌劳损，中西医多方诊治不效，遂来我院就诊。现症见腰背部胀痛，痛有定处，日轻夜重，面晦唇暗，曾有外伤史。舌质暗，脉涩。

查体：腰椎生理曲度存在，无侧弯畸形。L4、L5棘间及棘右旁轻压痛（+），无下肢放射疼痛、麻木。直腿抬高（–）。双下肢肌力正常。其余脊柱、四肢关节形态、功能均正常。

西医诊断：腰肌劳损。

中医诊断：腰痛（气血瘀滞）。

中医治法：活血化瘀，理气止痛。

选方：桃红四物汤加减。

用药：桃仁10g，红花10g，熟地黄10g，赤芍15g，地龙10g，苏木10g，没药10g，五灵脂10g，当归10g，牛膝15g，鸡血藤20g，川芎10g，香附

10g，甘草 3g。水煎服，每日 1 剂。

【按语】腰肌劳损，中医谓之"腰痛"。多因外伤、劳损或感受寒湿之邪等引起，又常因失于调养，屡次伤腰而缠绵不愈，故此病多见于体力劳动者或农民。我们都知道，凡跌扑、牵拉而损伤之痹，无不与瘀相关，此病亦不例外。细心的人可能会发现，此病多见于中老年人，是不是与肝肾不足或脾肾亏虚有关呢？事实正是如此。因为肾虚者多腰软弱，脾虚者常肌不强，肝虚者易筋不韧。一旦肝脾肾亏虚，则腰之筋肉必薄弱而易劳损，且较难恢复健壮。可见，此病的治疗除了活血祛瘀外，补肝脾肾亦很重要。活血祛瘀是此病的基本治法，也是解除症状的主要手段。

病案 2

刘某，男，27 岁。2007 年 7 月初诊。

主诉：腰痛 3 日余。

病史：患者自诉 3 日前劳累后突发腰部酸胀疼痛，自行休息后疼痛未缓解，遂来我院就诊，症见腰部疼痛，伴左侧大腿前部酸胀，由坐位站起时疼痛尤甚，不能弯腰向前，缓慢行走约 10 分钟后，疼痛症状可减轻，无肢体放射痛及麻木感。纳寐一般，二便调，近期体重无明显变化，舌红，苔薄黄，脉弦滑。

查体：T5~S1 棘突间叩击痛但未向下肢放射，左侧 L3~L5 横突附近压痛，左侧腹股沟中外 1/3 处压痛明显，左侧平脐外 2cm 腹直肌外侧缘压痛，直腿抬高试验阴性，双侧"4"字试验阴性，四肢腱反射正常，舌暗红，苔薄白，脉弦涩。

辅助检查：腰椎 MRI：L3/4、L4/5 椎间盘轻度突出，腰椎退行性改变。

中医诊断：腰痛（气滞血瘀）。

西医诊断：髂腰肌劳损。

中医治法：患者备孕，拒服中药，其病情也适宜针刀治疗，选穴：左侧 L2~L5 横突、五枢穴、气冲穴、府舍穴。操作：采用刃针在以上穴位与局部体表垂直进针，达到病灶层后患者有强烈的酸胀感，不做切割，不留针，出针后贴创可贴。1 次治疗后患者即感腰部及左侧腹股沟疼痛明显减轻，坐站转移灵活，久坐久站后稍感腰部酸胀感，行走活动后可减轻。此后每周治疗 1 次，共治疗 3 次后症状完全缓解。

【按语】本案患者为办公室职员，长期久坐，腰部髂腰肌长期处于高张力的拉伸状态而发生损伤，导致慢性无菌性炎性反应发生，进而出现腰痛症状。田老师发现该患者坐站转移时腰痛明显，行走后腰痛减轻，伴随左侧腹股沟胀痛，与常见的腰椎间盘突出症明显不同，再根据髂腰肌的解剖定位和足太阴经筋的循行，仔细检查腰大肌的起点、髂肌的起点、髂腰肌的止点、腹股沟肌腔隙处均有压痛，因此诊断该病为髂腰肌劳损引起的腰痛。

腰椎间盘突出症

病案 1

王某，男，45 岁。1999 年 2 月初诊。

主诉： 间歇性腰痛 1 年，加重伴右下肢放射痛 4 日。

病史： 患者为汽车修理工，长期弯腰工作，自述 1 年前无明显诱因出现左下肢疼痛麻木，晚间疼痛渐增，时痛如刀割电击，并以蚁行感沿左下肢放射，在私人诊所予"腰痛宁胶囊，维生素 B_1、维生素 B_{12} 肌内注射"未见好转，以后反复发作，腰部酸软困痛，喜揉喜按，遇劳加重，卧则减轻。4 日前，劳累过度，致腰痛加重，今日来我院，CT 检查见：L4~L5、L5~S1 椎间盘突出，L3~L4 椎体骨质增生，门诊以"腰痛、腰椎间盘突出症（L4~L5、L5~S1）"收住入院。症见神清，精神差，表情痛苦，面色㿠白，手足不温，少气乏力，上述腰痛症状仍存，纳可，夜寐欠安，二便自调。

查体： 腰椎生理前突消失，腰椎轻度侧左弯畸形。L4、L5、S1 棘间及棘左旁压痛（＋），左环跳穴压痛（＋），用力按压时诱发左下肢放射疼痛、麻木。左下肢直腿抬高试验 30°（＋），右侧（－）。腹压增高且左下肢麻木加重。左膝腱反射减弱，左跟腱反射消失，左下肢外后侧及足底感觉减弱。踇趾背伸力下降。双下肢肌力正常。其余脊柱、四肢关节形态、功能均正常。

中医诊断： 腰痛（肾阳不足）。

西医诊断： 腰椎间盘突出症。

西医治疗以抗炎止痛，缓解肌紧张为主对症治疗。中医予温补肾阳之法。

选方： 右归丸加减。

用药： 干姜 6g，熟地黄 15g，甘草 6g，山药 15g，山茱萸 15g，川牛膝 10g，杜仲 10g，桑寄生 15g，续断 15g，制附子 6g，附子 6g，7 剂。

【按语】 该患者腰痛伴左下肢麻木疼痛，症属中医"腰痛"之范畴，患者为汽车修理工，由于长期重体力劳动，致腰脉失养，气血运行不畅，经脉不通，不通则痛而见上述症状。舌质淡，苔白腻，脉沉细，均为肾阳虚之象，四诊合参，属肾虚 - 肾阳虚之证。该病当与背痛相鉴别，腰痛是指腰背及其两侧部位的疼痛，背痛为背脊以上部位疼痛。还应与淋症相鉴别，后者伴有尿频、尿急、尿痛等症状。

病案 2

李某，女，44 岁。2005 年 4 月初诊。

主诉：腰痛伴右下肢后外侧疼痛 1 年，加重 3 个月。

病史：患者为办公室文员，经常久坐，1 年前因劳累出现腰部及右下肢疼痛，右下肢疼痛为放射痛，疼痛放射到小腿，未行系统治疗，平时自行口服止痛药，症状时好时坏，休息后缓解，劳累时加重。3 个月前弯腰搬东西扭伤腰部后右下肢放射性疼痛加重，疼痛放射到右小腿前外侧，休息后疼痛不缓解，口服止痛药疼痛未减轻。

查体：腰椎生理前凸减小，L4、L5 椎间隙右侧旁开 1cm 处有压痛，叩击痛（＋），有放射痛，腰椎活动受限，右小腿外侧感觉减退，右侧直腿抬高试验（＋），加强试验（＋），膝腱反射、跟腱反射未见异常，病理反射未引出，"4"字试验（－）。舌红苔薄白，脉弦细。

中医诊断：腰痛（肝肾不足）。

西医诊断：腰椎间盘突出症。

中医治法：补益肝肾，荣筋止痛。

选方：独活寄生汤加减。

用药：独活 10g，桑寄生 10g，秦艽 10g，防风 10g，细辛 3g，川芎 10g，熟地黄 10g，白芍 10g，桂枝 10g，茯苓 10g，杜仲 10g，牛膝 10g，姜黄 10g，威灵仙 10g，烫狗脊 10g，伸筋草 10g，广藿香 10g，佩兰 10g，7 剂。后患者于 2005 年 5 月 12 日和 19 日两次复诊，首诊 7 剂药后腰痛缓解，后以独活寄生汤为基本方，根据复诊情况稍有调整用药。

【按语】患者为中年女性，为办公室文员工作，由于长时间久坐损伤气血加之年龄偏大气血不足，易受风寒湿侵袭，痹阻经络关节气血运行不畅而致不通则痛。舌质淡红，苔薄白，脉沉细，同为寒湿阻络证之象。

病案 3

毛某，男，75 岁。2008 年 1 月初诊。

主诉：腰部及右下肢酸痛 5 个月，加重 2 周。

现病史：患者 5 个月前无明显诱因下出现腰部及右下肢酸痛，无二便失禁，外院腰椎 CT 平扫提示腰椎 L3~L4、L4~L5、L5~S1 椎间盘膨出伴变性，腰椎退行性改变。患者曾接受针灸治疗，症状有所改善。2 周前患者劳累后出现腰部、右下肢酸痛加重，休息后可有缓解，但疼痛仍时作时止，故今日来院求专家诊治。患者目前腰部及右下肢酸软无力伴疼痛，遇劳加重，胃纳可，二便调，夜寐安。

中医诊断：腰痛（肝肾亏虚证）。

西医诊断：腰椎间盘突出症。

治则：补益肝肾，通络止痛。

选方：独活寄生汤加减。

用药：独活 15g，桑寄生 15g，秦艽 10g，防风 10g，细辛 3g，川芎 10g，熟地黄 10g，白芍 10g，桂枝 10g，茯苓 10g，杜仲 10g，牛膝 10g，姜黄 10g，威灵仙 10g，烫狗脊 10g，伸筋草 10g，鸡血藤 15g。7 剂，水煎服，每日 1 剂。

【按语】毛某腰腿痛缠绵日久，反复发作，乏力、不耐劳，劳则加重，卧则减轻，舌质淡胖，脉沉细无力。中医学认为，腰椎间盘突出症发生的关键是肾气虚损，筋骨失养，跌扑闪挫或寒湿之邪为之诱因。经脉困阻，气血运行不畅是出现腰痛的病机。需要与急性腰扭伤、腰椎结核、腰椎椎管狭窄、梨状肌综合征等疾病相鉴别。

病案 4

刘某，女，57 岁。2003 年 9 月初诊。

主诉：腰痛 3 日。

病史：患者诉 3 日前搬重物后出现腰部疼痛，活动受限，自行休息不能缓解，为求进一步诊治，遂来我院就诊，刻下症见右侧腰骶部疼痛，无下肢麻木，大便稀溏。舌苔白腻，脉滑。

查体：腰椎生理曲度存在，无侧弯畸形。L4、L5 棘间及棘右旁压痛（＋），用力按压时诱发右侧下肢放射疼痛、麻木。右下肢直腿抬高试验 30°（＋），左侧（－）。右膝腱反射减弱，右跟腱反射消失，右下肢外后侧及足底感觉减弱。拇趾背伸力下降。双下肢肌力正常。其余脊柱、四肢关节形态、功能均正常。

中医诊断：腰痛（寒湿证）。

西医诊断：腰椎间盘突出症。

中医治法：补益肝肾，温经散寒。

选方：独活寄生汤加减。

用药：独活 15g，桑寄生 15g，秦艽 10g，防风 10g，细辛 3g，川芎 10g，熟地黄 10g，白芍 10g，桂枝 10g，茯苓 10g，杜仲 10g，牛膝 10g，姜黄 10g，威灵仙 10g，烫狗脊 10g，伸筋草 10g，白芍 15g，7 剂。

患者于 2003 年 9 月 12 日和 19 日两次复诊，首诊 7 剂药后腰痛缓解，后以独活寄生汤为基本方，根据复诊情况稍有调整用药。

【按语】西医的腰椎间盘突出，中医认为是痹症，大多是风寒湿邪气侵袭，正气责之于肾气不足，腰为肾之府，用经典代表方独活寄生汤既能补肝肾，又能散寒湿，患者共诊 3 次，明显改善。腰椎间盘突出症急性期应卧床休息，症状减轻后应逐步注意加强腰背肌功能锻炼，逐步恢复正常的功能。常用的腰部锻炼功法（图 3-6）有飞燕式、拱桥式等。

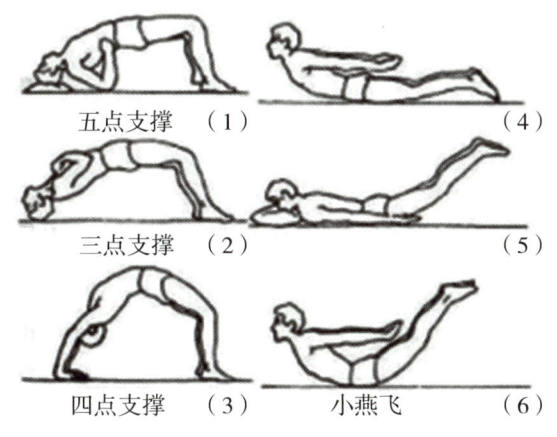

五点支撑 （1）　　　　　　　（4）

三点支撑 （2）　　　　　　　（5）

四点支撑 （3）　　小燕飞 （6）

图 3-6　腰部锻炼功法

腰椎小关节紊乱

病案 1

梁某，女，29 岁。2002 年 4 月初诊。

主诉：腰痛 1 年余。

病史：患者 1 年前怀孕期间不慎滑倒，腰骶部着地致意外流产，并出现腰骶部剧烈疼痛，曾在外院长期药物治疗，在家中自行腰部热敷，但腰部仍反复疼痛，不能自然受孕。遂来院门诊求诊。神清，精神尚可，双目有神，表情自然，形体适中，言语清晰，语声正常，气息平顺，腰骶部疼痛，不能久坐，舌淡红、苔薄白，脉涩。

查体：弯腰活动稍受限，腰部肌肉紧张，腰椎侧弯，L5 棘突压痛及右侧椎旁肌肉压痛（＋）、叩击痛（＋）；左侧"4"字试验（＋），右侧"4"字试验（－）；双侧直腿抬高试验（±），骶部压痛（＋），右侧髂后上棘压痛（－），左侧髂后上棘压痛（＋）。辅助检查：DR 示两侧髂嵴不等高；坐骨大孔不等大；腰椎侧弯；L5 棘突右偏。

中医诊断：腰痛病（气滞血瘀症）。

西医诊断：腰椎小关节紊乱。

中医治则治法：活血化瘀、通络止痛。

选方：血府逐瘀汤加减。

用药：当归 10g，熟地黄 20g，赤芍 20g，威灵仙 15g，独活 20g，钩藤 10g，薏苡仁 15g，茯苓 10g，党参 20g，白术 10g，伸筋草 10g，桑寄生 20g，甘草 6g，延胡索 10g，鸡血藤 15g，7 剂，每日 1 剂，水煎服，早、晚分服。

以上方药治疗 3 次后，患者复诊诉症状好转。半年后随访，得知梁女士腰痛基本消失。

【按语】腰痛病因复杂，若失治、误治，会导致病情迁延不愈，严重者影响正常孕育功能。中医认为，督脉为"阳脉之海"，任脉为"阴脉之海"，冲脉则为"血海"，五脏六腑都依赖它们濡养，而这三条经脉均起于胞中，循行于腰部。胞宫位于腹腔和盆腔之中，肾气足、经络通、气血旺是能正常怀孕的基本条件。因此，如果腰椎或骨盆错位，压迫相关神经，受这些神经控制的生殖系统就会发生功能紊乱，可能导致一系列的妇科问题，甚至引起不孕。纠正错位的椎体或骨盆，使梁女士的生殖系统功能得到恢复。因此，当遇到了其他专科常规治疗难以解决的问题时，不妨考虑是否与脊椎错位等有关。

病案 2

刘某，男，40 岁。2010 年 12 月初诊。

主诉：腰部疼痛活动受限 2 日余。

病史：患者 2 日前在搬重物时突然出现腰部疼痛剧烈，屈伸活动受限。症见腰部疼痛，呈僵硬屈曲位，腰部后伸明显受限，双下肢无放射痛及麻木症状。

查体：腰肌僵硬、紧张，L4~L5 关节突关节压痛，直腿抬高试验阴性。X 线检查：腰椎关节突关节排列不对称、腰椎后凸，椎间隙左右宽窄不等。

中医诊断：腰痛病（气滞血瘀证）。

西医诊断：腰椎小关节紊乱。

手法治疗：先以捻散、按压及指柔等手法松解僵硬紧张的腰部肌肉，再用三搬法调整紊乱的关节，然后用散法和屈膝晃腰法进一步疏通经络、宣通气血。治疗后患者即刻感腰部疼痛缓解，腰部活动度加大。3 日后复诊，患者腰部疼痛症状明显缓解，继续前手法治疗 1 次。3 日后第二诊，患者临床症状消失，嘱其平日进行浪里荡舟、鲤鱼打挺等功能锻炼以增强腰背肌肌力。

【按语】腰椎关节突关节紊乱属中医学"腰痛""骨错缝""闪腰""弹背"等范畴。该病可影响脊柱的稳定，加速腰椎间盘退变，甚至造成腰椎滑脱。因此，腰椎关节突关节紊乱的早期诊断和治疗，对防止疾病进展具有重大意义。

第三腰椎横突综合征

病案 1

吴某，男，45 岁。2013 年 12 月初诊。

主诉：腰痛 2 日余。

病史：患者诉 2 日前开长途车后出现腰部疼痛，起床时需要侧身，弯腰受限。遂来我院就诊。刻下症见：腰部疼痛，左下肢放射痛，无下肢麻木，大便干，舌苔白腻，脉弦。

查体：腰部生理曲度存在，L3 横突处有明显压痛，在 L3 横突痛的同一侧出现下肢放射痛，但放射痛过膝。左侧腰背肌略紧张，直腿抬高（−）。X 线示 L3 左侧横突过长。（图 3-7）

中医诊断：腰痛病（寒湿阻络证）。

西医诊断：第三腰椎横突综合征。

中医治法：补益肝肾，通络止痛。

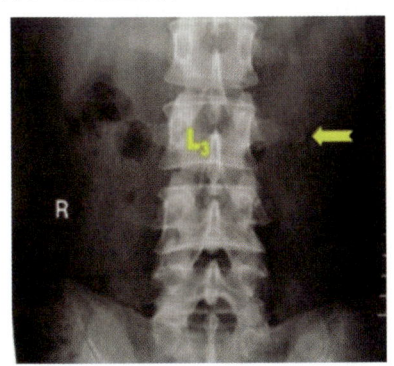

图 3-7　L3 腰椎横突

选方：独活寄生汤加减。

用药：独活 15g，桑寄生 15g，秦艽 10g，防风 10g，细辛 3g，川芎 10g，熟地黄 10g，白芍 10g，桂枝 10g，茯苓 10g，杜仲 10g，牛膝 10g，姜黄 10g，威灵仙 10g，烫狗脊 10g，伸筋草 10g，白芍 15g，7 剂。

患者首诊 7 剂药后腰痛缓解，后以独活寄生汤为基本方，根据复诊情况稍有调整用药。

【按语】患者有椎间盘突出的病史，加上平时开车久坐，且是在非常狭小的空间，没有充足的活动余地，腰椎负荷较大；其次，长期处在颠簸、震动状态，腰椎除了承载上身的重量外，还需额外承担上下方向不断的冲击力，加剧椎间盘退变和腰肌劳损。

病案 2

曹某，男，39 岁。2012 年 2 月初诊。

主诉：腰痛 7 日余。

病史：自诉 7 日前左侧腰部无明显诱因出现疼痛，疼痛发作时睡觉不能转身侧卧，打哈欠都觉得难受，曾到当地医院就诊，排除了肾结石后，未行相关治疗。为求进一步治疗，遂到我院就诊，刻下症见：腰部疼痛，无双下肢放射痛，无下肢麻木，大便干，舌苔白腻，脉弦。

查体：腰部生理曲度存在，L3 横突处有明显压痛。左侧腰背肌略紧张，直腿抬高（－）。

中医诊断：腰痛病（寒湿阻络证）。

西医诊断：第三腰椎横突综合征。

治疗：患者拒绝内服中药治疗，结合其病情，予小针刀治疗。患者取俯卧位，腹部垫枕。在患者腰部 L3 横突体表投影处用力触压寻找压痛点，并以记号笔定点，常规消毒麻醉后，选用Ⅰ型 3 号针刀（长度 80mm），使刀口线与躯干纵轴平行，持针手的中指与环指抵在定点处皮肤表面以控制进针速度和深度，在定点内侧约 1cm 处垂直进针，使针尖快速穿过皮肤，然后缓慢探索进针，保持与皮肤表面垂直，当针尖触及骨面时可有明显感觉。刀锋到达骨面时，触及的是 L3 横突外侧靠近尖端部位，缓慢调整针刀位置，边小幅提插边使针尖在骨面上逐渐向横突尖端移动，勿使针尖脱离骨面。当到达横突尖端时，针下有明显的从骨面滑落的感觉。此时，调整刀口线方向，沿横突边缘弧形切割胸腰筋膜与横突连接处 4~5 下，出针，局部按压片刻，观察无出血，外敷创可贴。

【按语】第三腰椎横突综合征是 L3 横突周围组织由于不良坐姿、扭伤等因素引起的腰部疼痛，主要的症状是 L3 横突周围压痛比较明显，本病也被称作第三腰椎横突周围炎，是临床上能够引起慢性长期腰部疼痛的原因之一，多见于长期从事体力劳动的青壮年患者。因为影响邻近神经组织，疼痛范围能扩大至臀部、大腿后侧、膝关节、内收肌及下腹部，但一般不超过膝关节。

梨状肌综合征

病案 1

吕某，女，22 岁。1999 年 6 月初诊。

主诉： 右下肢疼痛伴活动受限 10 余日。

病史： 患者诉 10 余日前无明显诱因出现右下肢疼痛，伴乏力，右下肢活动受限，无发热、恶寒，无双下肢浮肿，曾到当地就诊，予口服壮腰健骨丸 1 粒 / 次，3 次 /d。疼痛时有好转，但易反复，遂来我院就诊，完善腰椎磁共振检查未见明显异常。现症见：右下肢疼痛，伴乏力，右下肢活动受限。自发病以来，精神欠佳，纳可，寐欠佳，小便正常，大便干结。无喘促、心慌、胸闷、胸痛、发热、汗出、夜间疼痛加重等症。近期体重无明显增减变化，舌红，苔薄白，脉弦细。

查体： 脊柱生理曲度存在，无明显侧弯等畸形。颈、胸椎活动可，局部无压痛。腰椎活动可，右下肢臀部压痛明显，因疼痛右下肢活动受限，仰卧挺腹试验、右侧直腿抬高试验、直腿抬高加强试验因疼痛，患者不敢活动，故不配合，左侧直腿抬高试验、双侧 "4" 字试验、屈髋屈膝试验（-），骨盆分离及挤压试验（-）。四肢关节活动可，无缺损等畸形，右下肢因疼痛，患者不敢活动，故不配合肌力检查，余四肢肌力及肌张力正常，双下肢无水肿，双侧痛温觉对称。生理反射存在，病理反射未引出。

中医诊断： 血痹（气血亏虚证）。

西医诊断： 梨状肌综合征。

中医治法： 益气活血。

选方： 内服拟黄芪桂枝五物汤合芍药甘草汤加减，

用药： 黄芪 30g，桂枝 30g，白芍 60g，大枣 30g，炙甘草 60g，生姜 60g，7 剂。

针灸治疗，每日一次以疏通经络，取穴以足太阳、少阳经经穴及病痛局部腧穴为主，结合循经及辨证选穴，取穴如下：

普通针刺（双侧后溪、阳谷、养老、腕骨、液门、中渚、阳池、外关、二间、三间、合谷）。

手法：采用平补平泻法，针刺得气后留针30分钟。

辅予低频脉冲电治疗（腰臀部、双下肢）缓急止痛，微针针刺（右下2区）通络止痛；耳针（耳穴压豆）（双耳巽卦、震卦、艮卦）调节脏腑功能等综合治疗，促进康复。

以上治疗方案，经治疗1周后患者腰部疼痛明显好转，巩固治疗2日后出院，半年后随访得知患者腰痛未再发。

【按语】梨状肌是臀部深处的一块梨形肌肉，"藏"在骨盆后方，两侧臀部都各有一块，"主管"髋关节的外旋运动，与臀肌一起维持骨盆的稳定。坐骨神经从梨状肌下方通过，当梨状肌受伤、充血、水肿、痉挛、肥厚或出现劳损性炎症时，会压迫或刺激坐骨神经，引发一系列临床症状，如臀、腿痛，临床上称为梨状肌综合征。

病案 2

张某，女，39岁。2015年7月初诊。

主诉：右下肢疼痛伴活动受限1月余。

病史：患者自诉1个月前劳累后出现右侧臀部及大腿后侧疼痛，遂至当地医院就诊，经治疗后效果未显，为求系统治疗遂来我院就诊。现症见：右下肢疼痛，伴乏力，右下肢活动受限。自发病以来，精神欠佳，纳寐差，小便正常，大便干结。无喘促、心慌、胸闷、胸痛、发热、汗出、夜间疼痛加重等症。近期体重无明显变化。舌红，苔薄白，脉弦。

中医诊断：痹症（气滞血瘀证）。

西医诊断：梨状肌综合征。

治法：活血化瘀，通络止痛。

穴方选用：阿是穴（梨状肌体表投影位置、梨状肌条索隆起处、压痛点等）、环跳、秩边、承山、昆仑。

操作：患者左侧卧床，充分暴露右侧臀部及下肢，阿是、环跳、秩边施大幅度提插手法，使针感沿大腿后侧向下传导；承山、昆仑施小幅度提插捻转手法，以局部酸麻胀痛为度，留针25分钟。患者1周治疗2次，治疗3次后有所缓解，疼痛减轻；连续治疗 6 次后疼痛基本消失，未再继续治疗。

【按语】梨状肌综合征属于中医学"痹症"或"伤筋"范畴。针刺治疗该病以通络止痛、舒筋活血为原则。坐骨神经的支配区域与足少阳胆经和足太阳膀胱经循行所过之处相吻合，环跳穴浅层分布着臀下皮神经和臀下神经，深部为坐骨神经；委中穴则有坐骨神经的分支胫神经分布，选取这两条经脉上穴位及阿是穴可起到疏通经络、调和气血的功效。

腰椎管狭窄

病案1

蔡某，男，46 岁。2007 年 8 月就诊。

主诉： 反复腰部疼痛 2 年，加重伴活动受限 1 周。

病史： 患者自诉 2 年前因工作劳累抬重物损伤腰部，曾多次于当地医院治，2006 年 MRI 示腰椎退行性变，L4/L5 椎间盘突出伴椎管狭窄，马尾受压。L5/S1 水平右侧神经鞘囊肿。腰椎体自然曲度消失。建议手术治疗，因惧怕，拒绝手术，要求保守治疗，至今病情加重。1 周前，患者劳累后上述症状再发加重，遂来就诊。现症见：右侧腰隐痛，伴间歇性跛行，行走有踩棉感，不能久坐。纳寐差，二便调。发病来体重无明显变化。舌淡红，苔白腻，脉弦滑。

中医诊断： 腰痛病（寒湿阻络证）。

西医诊断： 腰椎管狭窄。

治法： 滋补肝肾，通络止痛。

用药： 独活 15g，寄生 15g，秦艽 15g，白芍 20g，乳香 10g，没药 10g，醋香附 10g，醋延胡索 15g，丹参 15g，牛膝 10g，狗脊 15g，骨碎补 15g，甘草片 5g，白术 20g，党参 15g。

以上方药服用 14 剂后，患者下床即感觉身体轻松不少，腿部疼痛减轻，腰部疼痛缓解。

【按语】该病属于中医学"腰痹"范畴。本有腰椎疾病发作病史，诱发因素为寒邪侵袭，加之患者素体阳虚，病史较长，所以造成寒瘀互结，阻碍督脉经气运行，寒凝腰部，瘀血阻络，所以患者出现腰痛并下肢间歇性跛行。按肾藏精，生髓，主骨，又遵循督脉行于背正中，能总督一身之阳经，故又称阳脉之海，因此腰椎与肾督关系密切。故用狗脊、骨碎补温补肝肾，能填精补髓，强筋壮骨，白术、党参益气通络，牛膝以补肾祛风湿，甘草协和诸药，共使肾督脉得以充养、肾强、筋骨壮，故椎体复原，则腰腿诸症皆除。治疗期间，忌房事，适当休息，不能做强弯腰及重体力劳动，防寒湿侵袭。

病案 2

沈某，男，63 岁，退休工人。2011 年 6 月初诊。

病史：患者腰腿痛伴间歇性跛行 1 年，既往有腰部扭伤史。当站立和行走时，患者出现腰腿酸痛或麻木无力，四肢冰冷，跛行逐渐加重，甚至不能继续行走，下蹲休息后缓解，若继续行走其症状又出现，骑自行车则无妨碍。

查体：患者面色苍白，舌质淡，苔薄白，脉细弦。腰部僵硬，背伸困难，直腿抬高试验（-）。

X 线片示：腰椎椎体增生，椎间隙狭窄，椎间孔前后径变小。

CT 检查报告：L3~L5 椎管狭窄，黄韧带肥厚。

中医诊断：腰痛病（肝肾亏虚证）。

西医诊断：L3~L5 椎管狭窄症。

治法：补益肝肾。

用药：鹿角胶 6g，黄芪 20g，骨碎补 9g，川续断 12g，泽兰 9g，丹参 9g，土鳖虫 9g，地龙 9g，鸡血藤 9g，延胡索 9g，杜仲 9g，14 剂。

二诊（2011 年 7 月初）：患者腰腿痛与间歇性跛行逐日减轻，继续服用原方 7 剂，配合整脊推拿。

三诊（2011 年 7 月中）：腰腿痛与间歇性跛行基本缓解，但腰部背伸仍困难，继续内服椎管狭窄方 7 剂，停止整脊推拿，嘱患者行床上抱膝屈腰功能锻炼，避免长途行走。经随访近 1 年未见复发。

【按语】腰椎管狭窄症主要由于腰椎的椎管骨性或纤维性结构狭窄，引起脊髓神经受压所致，临床主要表现为行走乏力、间歇性跛行和顽固性坐骨神经痛。治疗应以活血软坚、补益肝肾为原则。方中鹿角胶、骨碎补、川续断、杜仲补益肝肾，强壮筋骨；黄芪益气补中，气行则血行；丹参、泽兰、土鳖虫、地龙、鸡血藤活血化瘀，软坚散结；延胡索活血散瘀、理气止痛，共奏活血通络、强筋壮骨之功。

小儿一过性髋关节滑膜炎

病案1

陈某，女，2岁。2000年3月6日上午初诊。

主诉： 右大腿至膝部疼痛伴负重行走困难半日。

病史： 患者及其家属诉今晨无明显诱因出现右大腿至膝部疼痛伴负重行走困难，呈痛苦病容，在家长扶持下右腿跛行明显，无外伤史，发病前有剧烈活动，体温正常，小便赤，大便干，舌红、苔薄黄，脉弦。

查体： 右下肢直腿抬高试验40°（＋），左70°（－），"4"字试验右（＋），左（－），托马斯征（＋），右腹股沟深压痛，股骨及双膝关节无压痛，右大腿无瘀肿，双侧髋踝线右比左长约2cm。辅助检查：血常规未见异常；骨盆X线片示关节关系正常，未见骨质异常。

诊断： 小儿一过性髋关节滑膜炎。

辨证： 外邪闭阻经络、气血运行失畅，病性以湿热为主。

治疗： 清利湿热、活血通络止痛。

用药： 薏苡仁5g，川牛膝10g，丹参10g，赤芍10g，黄柏6g，苍术6g，秦艽6g，地龙6g，防己6g，忍冬藤10g。6剂，每日1剂，水煎，温服，每日2次。3剂而愈。3个月后随访未见复发。

【按语】小儿髋关节一过性滑膜炎为3~10岁小儿的常见病。本病多是由于下肢过度外展、外旋、跳跃等活动或过度劳累，使关节囊受到牵拉伤；或关节囊被挤压后复受湿热之邪侵袭而引起关节滑膜充血、渗出水肿，而形成髋关节滑膜炎。病因为外伤有瘀，复因湿热之邪侵袭。病机为外邪闭阻经络、气血运行失畅，病性以湿热为主。治以清利湿热、活血通络止痛，方用四妙散加味。方中薏苡仁健脾渗湿、除痹；炒苍术、黄柏清热燥湿；牛膝逐瘀通经，引血下行；秦艽、防己祛风湿、止痛痹；忍冬藤、地龙清热通络；赤芍、丹参祛瘀止痛、活血通络。诸药合用，共奏清利湿热、活血通络、除痹止痛、通利关节之功。

病案2

朱某，男，7岁。2006年8月26日就诊。

主诉： 右髋关节疼痛、行走跛行1日。

病史： 患者及其家属诉1周前右髋关节外伤，开始未予以重视，1日前右髋关节疼痛加剧伴行走跛行，体温正常，小便赤，大便偏硬，舌红、苔薄黄，脉弦。

查体： 骨盆向右侧倾斜，右下肢处于外展外旋位，比健侧长1cm，腹股沟处压痛明显，轻度肿胀，屈曲、内收、旋转髋关节时疼痛，"4"字试验（＋）。

辅助检查：血白细胞总数及血沉正常。X线片检查未见异常；双髋CT片示：右侧滑膜较左侧肿胀，且可见少量积液，关节间隙基本对称，双侧股骨头及髋臼骨质完整，未见破坏征象。

诊断：小儿一过性髋关节滑膜炎。

辨证：关节外伤后复感外邪，局部气血瘀滞，寒湿流注，致关节枢机活动不利。

治疗：通阳宣痹、活血止痛。患儿卧床，患肢皮肤牵引，配合髋部我院自制中药消炎散（威灵仙15g，海桐皮12g，羌活15g，独活12g，续断12g，赤芍12g，伸筋草9g，木香12g，川芎12g等）外敷患髋，共3剂，每日1次。随访得知治疗3日后痊愈。

【按语】中医认为本病多数由于下肢过度外展、外旋使关节囊受到拽伤，使股骨头与髋臼窝之间发生微小移动（骨错缝），关节枢机不利；或关节外伤后复感外邪，局部气血瘀滞，寒湿流注，关节液增多挤压股骨头移位，关节枢机活动不利。本病属"痹症"范畴，治宜活血化瘀，温经散寒，通络止痛。中药外敷，经皮肤渗入肌肉关节，使药物直达病所，具有见效快、简便易行、毒副反应少的特点。

股骨头骨骺炎

王某，男，8岁，学生。2002年5月30日初诊。

主诉：右下肢髋部至膝部疼痛伴跛行4日余。

病史：患者自诉4日前跑步过度后右下肢髋部至膝部疼痛，走快跛行。未予以处理，现右下肢髋部至膝部疼痛伴跛行。舌淡，苔薄白，脉弦。

查体：右膝弯曲压腿试验阳性。

辅助检查：CT示右股骨头骨骺炎。

诊断：右股骨头骨骺炎

辨证：蹦、跳等致伤因素，导致气滞则血行不畅，血瘀可致气行受阻，营卫失调，闭而不通，骨失所养。

治疗：行气止痛，活血祛瘀。

用药：桃仁15g，红花15g，熟地黄15g，当归15g，川芎15g，芍药15g，枳壳10g，香附10g，延胡索15g。10剂，每日1剂，水煎，温服，每日2次。

10 日后复诊，症状基本消失。

【按语】股骨头骨骺炎多发于 3~10 岁儿童，男多于女，以单侧多见。疾病初期，症状轻，易被患儿及家长忽略，甚至个别病例完全没有症状。患儿禀赋不足，营血失调，气血不能温煦、濡养筋骨；或因体质虚弱，外伤或感风寒，湿邪所侵，骨枯髓减；或由蹦、跳、滑、跌等致伤因素，导致气滞则血行不畅，血瘀可致气行受阻，营卫失调，闭而不通，骨失所养，致生此病。此病先天不足治宜补肾健骨，正虚邪侵治宜补养气血，气滞血瘀治宜行气止痛、活血祛瘀。

股骨粗隆下滑囊炎

朱某某，女，57 岁。

主诉：右髋部疼痛、活动不利 1 个月。

病史：患者本人诉于 1 个月前出现右髋部肿胀，大粗隆后方凹陷变浅。右髋关节活动时疼痛，活动时有摩擦感，局限性压痛。

查体：右髋大转子处肿胀，压痛明显，右髋关节活动受限，远端感觉、血运正常。有神，情绪如常，食欲一般，睡眠可，二便可。舌红苔黄腻，脉数。

中医诊断：痛痹（湿热蕴结）。

西医诊断：右股骨粗隆下滑囊炎。

治则：清热利湿，和血通络。

选方：四妙散加减。

用药：黄柏 40g，苍术 40g，川牛膝 40g，薏苡仁 40g，防己 20g，车前子 30g，伸筋草 30g，透骨草 30g，海桐皮 30g，木瓜 20g，三棱 20g，莪术 20g，丹参 20g，红花 20g，甘草 10g。

【按语】本案例以四妙散为主方，清热利湿，主治湿热引起的肿痛等症。方中加用防己、车前子增强渗湿利水功能，使血脉畅通，气机条达；海桐皮、木瓜、伸筋草、透骨草可舒筋活络，三棱、莪术、红花行气活血止痛。药理研究表明，红花含有红花色素，具有持久的镇痛及抗炎作用，并可使血管通透性增高，从而促进炎症物质吸收。丹参活血祛瘀、清热凉血止痛，丹参中的丹参素对细胞因子活化内皮细胞有抑制作用，有利于保护血管内皮细胞，减少白细胞黏附，发挥其抗血栓形成的作用，达到通则不痛的疗效。

膝关节滑膜炎

病案 1

魏某，女，54 岁。2001 年 7 月初诊。

主诉：右膝关节肿痛、活动受限 3 个月。

病史：患者 3 个月前无明显诱因出现右膝关节肿痛、屈伸活动受限，伴有局部灼热感，外院予以针灸、理疗等中医治疗后，症状可稍有改善，但每因劳累后症状反复并加重，严重时膝关节肿痛剧烈，夜间彻夜难眠，患者为求进一步治疗，遂来就诊。

查体：右膝关节肿痛，呈持续性胀痛，劳累后加重，休息后稍有缓解，行走时乏力，屈伸活动受限，食纳一般，夜寐差，舌淡红有齿痕，苔白腻稍黄，脉滑数。

辅助检查：X 线片提示右膝关节轻度退行性变。

中医诊断：膝痹（湿热痹阻兼脾气虚证）。

西医诊断：右膝关节滑膜炎，右膝关节退行性病变。

治则：清热利湿，和血通络，兼益气祛毒。

选方：圣愈汤合四妙散加减。

用药：黄芪 30g，当归 10g，苍术 10g，生地黄 15g，黄柏 10g，牛膝 10g，鸡血藤 15g，川芎 10g，赤芍 10g，太子参 10g，薏苡仁 30g，泽泻 10g，猪苓 10g，白茅根 15g，木瓜 10g，醋乳香 6g。每日 1 剂，水煎取汁 300ml，分早晚 2 次温服。同时予如意金黄散外敷，每日 1 次。

二诊（2001 年 7 月底）：患者经治疗后，关节红肿及屈伸度较前明显改善，仍诉夜间疼痛。效不更方，在初诊方基础上去白茅根、泽泻、猪苓，加用独活 10g、陈皮 10g、醋没药 6g，以加强通络止痛之效。金黄散外敷改为隔日 1 次。

三诊（2001 年 8 月中）：患者右膝疼痛，关节无明显肿胀，能行走自如，疼痛偶有反复，舌苔已基本恢复正常。在二诊方基础上去苍术、赤芍，加茯苓 10g、白芍 10g，加强健脾养血、固本培元之功，以防复发。不再使用金黄散外敷。此后患者未至门诊就诊，电话回访告知症状已完全消除，嘱咐患者注意生活作息规律，饮食适宜，避免劳累，适当进行中医功法锻炼，提升正气，防病复发。

【按语】本例女性患者有长期慢性劳损病史，素体脾胃亏虚，正气不足，加之湿热之邪乘虚侵袭机体，痹阻经脉，阻滞气机而为膝痹，正符合田心义教授的"虚、毒、瘀"病机观点，故治疗上遵循"补虚、祛毒、通络"原则，选用圣愈汤合四妙散为主方，清热利湿，和血通络，益气祛毒。二诊时，诸症得减，但仍诉夜间疼痛，考虑患者脾气已虚，正气亏损，故二诊时去白茅根、猪苓、泽泻清利之药，加独活、陈皮、醋没药轻清醒脾药物，固护脾胃。三诊时患者症状已消，缓解期应以补虚培元为主，故调整用药以加强健脾养血、固本培元之功，并积极宣教，嘱咐患者适当功能锻炼，提升正气，防病复发。

病案 2

王某，男，61 岁。2017 年 7 月就诊。

主诉：左膝关节肿胀、疼痛 1 年，加重并活动受限 1 个月。

病史：患者 1 年前无明显诱因出现左膝关节疼痛，肿胀，口服硫酸氨基葡萄糖胶囊、尼美舒利分散片治疗，疼痛有所缓解，但膝关节肿胀未见明显好转，近 1 个月左膝肿痛逐渐加重，并行走不利，为求进一步治疗，来院就诊。

查体：左膝关节肿胀，皮温稍高，皮色不红，浮髌试验阳性，膝关节屈伸活动不利，下肢远端血运、感觉正常。现症见腰背酸痛、小便不利，四肢不温，无力，大便溏泄，面色白，舌淡胖，苔白腻，脉沉细。

辅助检查：X 线示左膝轻度关节退变。MRI 示：左膝轻度关节退变，左膝关节积液。（图 3-8）

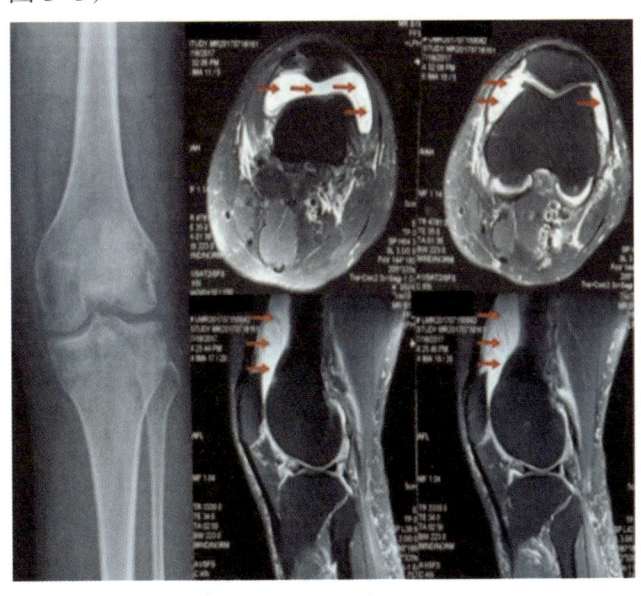

图 3-8 膝关节滑膜炎影像

中医诊断：膝痹（脾肾阳虚证）。

西医诊断：左膝关节滑膜炎；左膝关节退行性病变。

治则：温阳健脾、行气利水。

用药：炮附子10g，桑寄生20g，桂枝15g，茯苓20g，白术20g，干姜15g，黄芪20g，白扁豆25g，薏苡仁20g，大腹皮25g，茜草10g，川牛膝15g，炙甘草9g。上方15剂，左膝部疼痛消失，肿胀基本消退，续服本方30剂，以巩固疗效。

【按语】此病多因体虚，风寒湿邪入脉阻络或劳损、跌打损伤所致，病机以湿、痰、虚为特点，其中湿邪是关键，湿属阴寒，聚而生痰，痰瘀互结，致病程缠绵难愈。治疗以除湿、化痰、健脾为主，同时针对不同的证型辅助以外用药物、中药熏洗、制动等治疗。膝关节滑膜炎是骨伤科的常见病、多发病，临床症状易反复。中医药内涵丰富，分析并领会其所用方剂的作用机制至关重要，分型对症并综合治疗可提升膝关节滑膜炎的疗效。方中制附子功效补火助阳，散寒止痛，补火以助脾阳达散湿止痛之效；桑寄生补肝肾，强筋骨，除风湿，通经络，与附子合用以除腰部酸痛、小便不利之症；茯苓利水消肿，渗湿健脾；黄芪、白术益气健脾，利水消肿；干姜温中回阳，散寒化饮；炮附子配干姜，温中之力大增；桂枝味辛甘，性温，入心、肺、膀胱经，功能发汗解肌，温通经脉，通阳化气，利水补中。干姜味辛，性热，入心、肺、脾、胃经，善除里寒，上行则温肺化饮，下行则温肾回阳，留中则温脾散寒。桂枝和干姜相伍，辛散温通，桂枝得干姜之辛热，温经活血、通阳利湿功倍；干姜得桂枝之辅助，温中除寒、温阳化饮效灵，对大便溏泄疗效颇佳。白扁豆健脾化湿，利尿消肿；薏苡仁既能利水渗湿，健脾止泻，又能舒筋脉，缓和拘挛；大腹皮行气宽中，利水消肿；茜草活血通经；牛膝即能补肝肾，强腰膝，又能活血通经，利关节，且引药下行，为引经之要药；甘草补中益气，缓急止痛，调和诸药。

髌上滑囊血肿

病案1

李某，男，35岁。2011年11月26日就诊。

主诉：跌扑致右膝关节肿痛1日余。

病史：患者自诉昨日下午不慎跌扑，右膝关节着地，逐渐出现膝关节肿痛。伤后患者以双手紧紧固定膝部，以防止活动而增加疼痛。伸屈活动受限，不能站立和行走。次日即随家人来我院骨伤科门诊求治。

查体：右膝关节髌上滑囊区肿胀，肿胀最上界在髌上的 3~5 横指，表面无水泡，无瘀血紫斑，髌上 2cm 周径较健侧增大至 2~4cm，膝关节活动受限制，活动范围在 30°~50°，膝关节侧向试验（−），抽屉试验（−）。

辅助检查：右膝关节正侧位 X 线示未发现骨折及脱位。

中医诊断：血肿（气滞血瘀）。

西医诊断：右膝髌上滑囊血肿。

中医辨证：因外伤等致病因素致膝关节受损，气滞则血行不畅，血瘀可致气行受阻。

治则：行气止痛，活血祛瘀。

治疗：①手法处理。患者取仰卧位，医者立于患侧，以拇指、示指紧紧按住患膝的股骨内、外髁，手掌按住血肿。另一手紧握患肢的足跟部，使患肢足部尽量背屈，将患肢缓缓抬起，准备做伸直动作。医者双手同时相反方向用力，即一手向前挤压肿胀处，同时另一手将患肢足跟用力向上提拔，使患肢过伸，操作时必须转快正确，迅速地在 1~2 秒内完成，手法过程中常可以听到血肿被挤破的声音，随即肿块消失，疼痛亦立即缓解。如果伸位未能使血肿消失，未发出血肿破散声音时，则可迅速改用屈曲位，即一手仍然按住血肿处，另一手按住踝部，将膝关节尽量屈曲，当屈曲到一定角度时，可听到血肿被挤压破散的声音，然后再将患肢放平。在以上四步手法过程中，如在第 3 步手法时出现血肿破散声音，是手法成功的标志，第 4 步手法可省去。髌骨有轻度骨裂或骨碎，仍可运用手法治疗，如果膝关节有不稳定的骨折，或有韧带断裂者，应慎用手法，尤其是屈曲手法。②药物治疗。内服药物宜活血化瘀、止痛为主。桃仁四物汤，桃仁 15g，红花 15g，熟地黄 15g，当归 15g，川芎 15g，芍药 15g，枳壳 10g，香附 10g，延胡索 15g。14 剂，每日 1 剂，水煎，温服，每日 2 次。手法治疗 1 次获得成功，患者第 2 日即能行走如常。随访 5 个月，无复发。

【按语】单纯性髌上滑囊区血肿是在膝关节屈曲位受伤时形成的，膝部着地或足部着地，间接损伤膝部，造成股四头肌在骨附着点的部分撕裂而引起出血，形成局部性血肿，如伴有其他组织的损伤，可因解剖位置不同而异。伸直损伤可能伴有髌骨骨折，侧面损伤可能有侧副韧带撕裂或断裂，扭转损伤可能有半月板破裂，所以在治疗前应详细询问病史，分清单纯血肿，或伴有其他组织损伤，在临诊运用屈曲手法时应特别慎重。髌上滑囊血肿，多由外伤时暴力直接作用于局部所致，也有因炎症、慢性劳损所致，该症类似于中医的"血疝"。实为受损之血管破裂，血液不循常道、滞留于某一部位的肌囊之间而成。故以行气止痛、活血祛瘀为主要治法，桃红四物汤以强劲的破血之品桃仁、红花活血化瘀，以熟地黄、当归滋阴补肝、养血调经，芍药养血和营，川芎活血行气、调畅气血。

病案 2

肖某，男，40 岁。2009 年 12 月就诊。

主诉：跌倒致左膝关节肿胀、疼痛、活动受限 1 小时。

病史：患者自诉 1 小时前因骑摩托车不慎跌倒，致左侧膝关节肿胀、疼痛，活动受限，不能行走，遂来院就诊。

查体：左膝关节膑上呈半月形隆起（图 3-9），局部青紫肿胀，按之有波动感。分离试验（-），抽屉试验（-）。舌淡舌苔薄白，脉弦。

辅助检查：X 线示左膝关节无骨折脱位征。

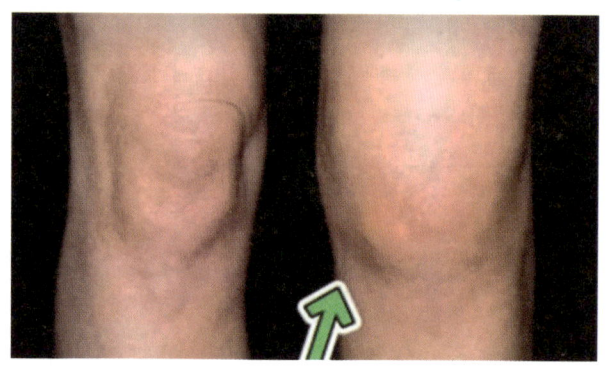

图 3-9　膑上滑囊血肿

中医诊断：血肿（气滞血瘀）。

西医诊断：左膝膑上滑囊血肿。

中医辨证：因外伤等因素致膝关节受损，气滞则血行不畅，血瘀可致气行受阻。

治则：行气止痛，活血祛瘀。

治疗：①手法（以左侧为例）。患者仰卧，术者立于患者右侧，术者用左手拇指、示指指掌按住左膝部的股骨内、外髁，手掌心按住肿胀处，右手握住踝部。这时，术者两手同时反方向用力，即左手向下压，右手提踝部，使膝关节过伸位，后将膝关节尽量屈曲，然后再慢慢地将膝关节伸直，手法即告成功。操作过程中用力应适度，常可听到响声，随之肿胀消退。②内服药物宜活血化瘀、止痛为主，桃仁四物汤，桃仁 15g，红花 15g，熟地黄 15g，当归 15g，川芎 15g，芍药 15g，枳壳 10g，香附 10g，延胡索 15g。14 剂，每日 1 剂，水煎，温服，每日 2 次。外敷我院自制中药消炎散（威灵仙 15g，海桐皮 12g，羌活 15g，独活 12g，续断 12g，赤芍 12g，伸筋草 9g，木香 12g，川芎 12g 等）。给予上述手法治疗，外敷消炎散，包扎固定，2~3 日换药 1 次，第 6 日拆除固定；再服上述桃仁四物汤 4 剂，左膝关节肿胀、疼痛消除，并做股四头肌锻炼，第 8 日便下地行走。15 日已完全恢复。

【按语】髌上滑囊血肿是膝关节外伤后致髌上滑囊撕裂出血，局部肿胀、疼痛、活动受限。手法治疗使髌上滑囊区血肿被挤压而破裂，促使瘀血扩散到股四头肌及关节腔内，从而被组织逐渐吸收，肿胀消退，同时配合外敷止痛消炎膏及内服中药，使患者瘀血肿痛减轻，恢复更快。固定起到限制活动度，减少局部组织渗出作用，待肿胀消退后做股四头肌活动，可以避免股四头肌萎缩，预防关节粘连，加快功能的恢复。注意在手法治疗前应做膝关节 X 线片，排除骨折脱位，有局部感染、红肿热痛者均不用手法治疗，以免加重病情，造成不良后果。

髌骨软骨软化症

病案 1

刘某，女，28 岁。2009 年 2 月就诊。

主诉：左膝关节疼痛 1 周余。

病史：患者诉 1 周前无明显诱因突感左膝部疼痛，逐渐发展至时常隐隐作痛，全身乏力，平素畏寒，遇冷加重。劳累或剧烈运动后，疼痛加重，膝前髌下疼痛，上下楼梯困难，严重影响正常步行。舌暗紫而有瘀点，脉沉。

查体：左膝部无明显肿胀，皮色正常，皮温不高，髌骨两侧及髌下部压痛（＋），患膝伸直，用拇指、示指将髌骨向远推压，嘱患者用力收缩股四头肌，此时会引起髌骨部疼痛，即挺髌试验（＋）。单腿单蹲试验（＋）。

辅助检查：X 线检查示髌骨密度减低，骨小梁变细。

中医诊断：膝痹（寒湿凝滞）。

西医诊断：左膝髌骨软骨软化症。

治则：温经散寒，祛瘀止痛。

选方：阳和汤加减。

用药：肉桂 10g，麻黄 10g，白芥子 10g，鹿角胶（另烊）10g，附子 10g，穿山甲 10g，知母 10g，鸡血藤 20g，炮姜 6g，甘草 3g。14 剂，每日 1 剂，分 2 次温服。共服 2 周，患者症状、体征明显改善，继服 3 周，痊愈。随访 1 年，无复发。

【按语】髌骨软骨软化症属中医学"痹证""鹤膝风"等范畴。发病多为创伤、跌打损伤后气血虚弱，痰血阻滞，风寒湿邪侵袭所致，或为体质虚弱，肝肾亏虚，气血不足，卫外不固，不能滋养润滑膝关节，风寒湿邪乘虚而入为病。对此病的中医治疗，采用阳和汤加减，水煎内服，配合股四头肌肉锻炼，临证时每每见效。膝关节是全身中结构最复杂、最大、所受杠杆作用最强的一个关节，它虽为屈曲关节，但其运动是三维的，关节部位浅表，负重力大，稳定性差，是容易受损伤的屈曲关节，常可伤及韧带、肌腱、滑膜、半月板等引起疼痛，所以膝关节疼痛一直是中西医的难题，而髌骨软骨软化症是引起膝关节疼痛的最常见原因之一。本方用鹿角胶填精补髓，强筋壮骨，借炮姜、肉桂散寒解凝，麻黄开腠理以达表，白芥子祛皮内膜外之痰，甘草解表调和诸药。组方集温补营血与解散阴凝寒痰为一体，使寒消痰化。药理效应为改善局部的血液循环，减少炎性渗出并促进渗出液的吸收，加快病理产物的自我吸收和排泄，从而通利关节，加强对膝关节的温煦和滋养，促进髌骨和膝关节软骨面修复，改善膝关节功能，正所谓一通则百通，通则不痛矣。具体运方施治时，须严格辨证分型施治，若为肝肾两虚型，即以膝关节酸痛无力，打软腿为主，治宜补益肝肾、强壮筋骨，在阳和汤加减方基础上去汉防己、木瓜，加山茱萸 20g，阿胶（另烊）10g；若为湿痰阻脉型，即以膝部肿胀、浮髌试验（+）、肢体沉重、困倦乏力为主症，治宜燥湿化痰、通络止痛，在阳和汤加减方基础上去鸡血藤、炮姜、肉桂，加黄柏 10g，苍术 10g，薏苡仁 30g，山药 20g，竹沥 20g。据此法则，临床运用取得满意效果。

病案 2

谭某，女，60 岁。2011 年 5 月就诊。

主诉：双膝关节疼痛 10 年余。

病史：患者诉 10 年前无明显诱因出现双膝关节不适，阴雨天气时加重，蹲起、上下楼时疼痛明显。多次外院就诊，经过内服、外敷（具体不详）、中频电等治疗，效果不佳。现症见双膝关节疼痛，负重及上下楼梯后加剧，舌淡苔薄白，脉弦。

查体：双膝无明显红肿，双侧膝眼处有滑膜增厚，重压痛，研磨髌骨试验阳性，伸膝抗阻试验阳性，前、后抽屉试验阴性。

辅助检查：X 线片示髌骨内侧关节面毛糙，双膝内外侧关节间除未见明显异常，双膝退行性改变。

中医诊断：膝痹（肾虚血瘀证）。

西医诊断：髌骨软骨软化症。

治则：活血化瘀，补益肝肾。

选方：补肾活血汤加减。

用药：骨碎补 20g，丹参 15g，续断 15g，当归 15g，鸡血藤 12g，乳香 10g，没药 10g，延胡索 10g，五加皮 10g，牛膝 10g，三七 6g，石菖蒲 6g，川芎 6g，甘草 6g。每日 1 剂，水煎，分早、晚 2 次服，连服 14 剂。同时配合我院自制中药消炎散温经止痛。威灵仙 15g，海桐皮 12g，羌活 15g，独活 12g，续断 12g，赤芍 12g，伸筋草 9g，木香 12g，川芎 12g 等。上药共为粗末，均分装入两布袋内缝妥，用时在药袋上洒上适当的白酒和陈醋各半，以湿润为度，上锅蒸热后轮换敷在患膝处，每次治疗 1 小时左右，每日 2 次（每袋药用 3~5 日）。10 日为 1 个疗程。半个月后随访，疼痛已基本消失。嘱平时注意局部保暖，不适时可使用原外敷方，效果不佳时及时就诊。

【按语】髌骨软化髌股关节的这种生物力学关系发生紊乱造成的，髌骨内侧面的软骨撞击股骨髁滑车，引起关节间隙软骨过度磨损，软骨细胞脱落、骨质增生、关节间隙狭窄等一系列病理变化，出现各种临床症状。中医学认为髌骨软骨软化是以肝肾亏虚为基础，以闪挫、跌扑及感受外邪为诱因。肝主筋，肾主骨，中年以后，肝肾渐虚，肝血虚无以养筋，肾气虚无以濡骨，若再加上风寒湿邪或跌扑、闪挫诱发，致使气血瘀滞，痰湿不行，经脉痹阻，日久则脉络失和，肝肾两虚。如《素问·脉要精微论》曰："膝者筋之府，屈伸不能，行则偻附，筋将惫矣；骨者髓之府，不能久立，行则振掉，骨将惫矣。"医者内服补肾活血汤活血化瘀，补益肝肾，同时配合我院自制消炎散活血化瘀，行气止痛，祛风除湿，温经通络，两者配合起到标本兼治之功。

膝关节侧副韧带损伤

病案 1

贺某某，男，32 岁。2020 年 6 月初诊。

主诉：左膝关节疼痛伴活动受限 2 个月，加重 1 周。

病史：患者自诉 2020 年 4 月在工地作业时不慎摔倒受伤，当时未予重视，后症状加重，出现左膝关节疼痛伴活动受限于当地医院行补液、预防感染、消肿等治疗后症状缓解，但遗留左膝关节疼痛伴活动受限等症。后于 2020 年 5 月经工伤鉴定为"左膝关节内侧副韧带损伤"。现症见：患者左膝关节疼痛，活动受限，偶有头晕头痛。

查体：左膝关节局部稍肿胀，皮温正常，皮色不红，膝关节内侧局部压痛，浮髌试验（±），侧方挤压试验（+），抽屉试验（−），麦氏征（−），远端血运感觉正常。舌暗红，苔薄白，脉涩。

中医诊断：伤筋（气滞血瘀）。

西医诊断：左膝关节内侧副韧带损伤。

中医辨证：瘀血闭阻经络、血脉，阻碍气机，不通则痛。

治则：行气活血、祛瘀通络。

选方：桃红四物汤加减。

用药：当归 10g，红花 9g，川芎 10g，延胡索 10g，没药 6g，桑寄生 15g，骨碎补 9g，白术 10g，黄芪 15g，桃仁 9g，赤芍 15g，三七 6g，乳香 10g，牛膝 10g，山药 10g，杜仲 10g。14 剂，每日 1 剂，水煎，温服，每日 2 次。

二诊（2020 年 7 月）：左膝疼痛减轻，头晕头痛减轻，苔薄脉涩，仍拟行气活血、祛瘀通络。原方上加减：当归 10g，红花 9g，川芎 6g，延胡索 10g，没药 3g，桑寄生 15g，骨碎补 9g，白术 10g，黄芪 15g，桃仁 9g，赤芍 15g，三七 6g，乳香 5g，牛膝 10g，山药 10g，杜仲 10g。7 剂，每日 1 剂，水煎，温服，每日 2 次。

三诊（2020 年 8 月）：左膝疼痛明显缓解，行走正常。查体：左膝关节无肿胀，皮色皮温正常，局部压痛不明显，侧方挤压试验（−），浮髌试验（−）。

【按语】本案为膝关节创伤，致气血运行不畅，日久成瘀，瘀血闭阻经络、血脉，阻碍气机，不通则痛，发为本病。该病属中医"伤筋"范畴。创伤后筋骨受损，关节周围气血瘀滞，阻于经络，导致关节周围气血运行不畅、经筋失养而作用失常。故以黄芪、当归、白术补益气血助血行，桃仁、赤芍、红花、三七活血化瘀，川芎、延胡索、乳香、没药行气止痛，桑寄生、骨碎补、杜仲、牛膝强筋骨，全方以行气活血、祛瘀通络为特点，补养与祛瘀并重，药尽而愈。

病案2

汤某某，女，61 岁。2015 年 7 月初诊。

主诉：右膝关节疼痛，活动不利1周。

病史：患者自诉1周前在行走时不慎摔倒，出现右膝关节疼痛，在当地医院就诊，完善检查后诊断为"右膝关节内侧副韧带损伤"，予以止痛消炎等治疗，后症状稍缓解，今活动后症状加重，出现右膝关节疼痛明显伴行走困难。现症见右膝疼痛明显，活动不利伴乏力，纳差。

查体：右膝关节肿胀，皮色不红，皮温升高，股骨内上髁及胫骨内侧髁处压痛，侧方应力试验阳性，抽屉试验阴性。舌淡红，苔白，脉濡细。

中医诊断：伤筋（气滞血瘀证）。

西医诊断：右膝关节内侧副韧带损伤。

中医辨证：气虚血瘀，脾胃失运。

治则：健脾益气，活血化瘀。

选方：四君子汤加减。

用药：人参10g，桂枝10g，丹参10g，延胡索10g，甘草6g，白术10g，砂仁6g，陈皮10g，茯苓10g，14剂，每日1剂，分早、晚2次服。嘱患者扶拐，减少负重，多卧床休息，饮食优质蛋白，禁生冷辛辣之品。

【按语】患者年事已高，脾胃运行无力，气血不足，筋骨失养，创伤后血行受阻加重，气血不通，故可见疼痛，活动不利；脾虚则见纳差、乏力。其治疗当健脾益气，活血化瘀为主，以四君子汤健脾益气行固本之功，桂枝、丹参养血活血，陈皮、砂仁行气助运，延胡索行气止痛。整体治疗原则以健运脾胃为本，兼行气活血止痛。

胫骨结节骨骺炎

病案1

宋某某，女，15岁。2010年9月初诊。

主诉：双膝关节肿痛2日。

病史：患者自诉2日前在长时间爬山后出现双膝关节肿痛，伸膝时疼痛明显，休息后减轻；自行予以膏药（具体不详）后症状无明显缓解。后于附近医院完善双侧膝关节X线侧位片后考虑胫骨结节骨骺炎。现症见患者双膝疼痛明显，活动不利，无其他不适。

查体：胫骨结节处红肿明显，伴压痛，伸膝时疼痛加重。舌淡红，苔薄白，脉缓。

中医诊断：膝痹（气滞血瘀证）。

西医诊断：双侧胫骨结节骨骺炎。

治则：活血祛瘀，消肿止痛。

用药：乳香 3g，姜黄 9g，红花 10g，桃仁 3g，白芷 9g，牛膝 9g，桑寄生 9g，当归 9g，甘草 6g，茯苓 9g。14 剂，每日 1 剂，分早、晚 2 次服。嘱患者忌剧烈运动。

【按语】中医学理论中，该病为外伤劳损致筋脉不通，筋骨失去气血濡养，气滞血瘀，发为本病。青少年处于发育阶段，肾气未充，在受到剧烈运动所致的筋膜损伤或风寒外邪侵袭，易导致气滞血瘀，筋膜不通，不通则痛。方中乳香、姜黄、红花、桃仁化瘀止痛，茯苓、白芷祛湿消肿止痛，当归补血活血止痛，牛膝、桑寄生补肝肾、强腰膝，甘草调和药性，疗效明显。

病案 2

杨某，男，13 岁。2018 年 4 月初诊。

主诉：左膝关节疼痛 3 周。

病史：患者自诉 3 周前引体向上时出现左膝关节下方 2cm 处疼痛，局部稍肿胀，未予特殊处理，休息后疼痛无明显缓解。现症见：患者左膝疼痛明显，活动不利，伴体瘦乏力。

查体：左侧胫骨结节肿胀，压痛，双侧膝眼及关节线、髌骨上缘无压痛。舌淡红，苔薄白，脉浮缓。

X 线：左胫骨结节改变，考虑胫骨结节骨骺炎可能。（图 3-10）

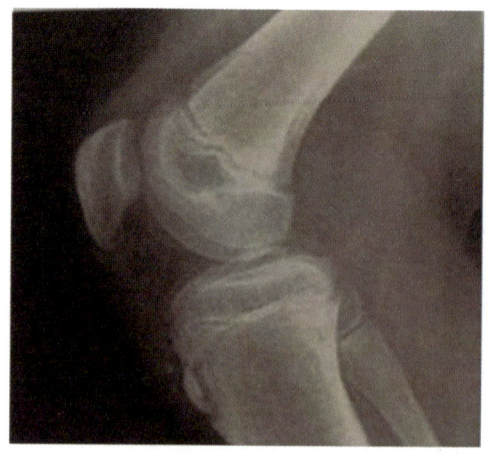

图 3-10 胫骨结节骨骺炎

中医诊断：膝痹（气滞血瘀兼脾虚）。

西医诊断：左侧胫骨结节骨骺炎。

治则：补脾益气，行气活血。

选方：小建中汤加减。

用药：乳香 3g，姜黄 9g，红花 10g，牛膝 9g，桂枝 9g，白芍 12g，生姜 6g，甘草 6g，大枣 6g。30 剂，每日 1 剂，分早、晚 2 次服。嘱患者均衡饮食，忌剧烈运动。

【按语】中医学理论中，该病为外伤劳损致筋脉不通，气滞血瘀，加之该患者平素脾胃虚弱，营养不足，发为本病。所以应从患者脾虚之体质入手，以小建中汤为主方，配合活血行瘀之乳香、姜黄、红花以及牛膝强腰膝。

踝管综合征

病案 1

张某，女，65 岁。2014 年 6 月初诊。

主诉：左足疼痛伴感觉异常 1 个月余。

病史：患者自诉 1 个月前无明显诱因出现左足麻木、刺痛，以足底较明显，且夜间加重；自行服用止痛药后症状稍缓解，但反复发作。现症见：患者左足麻木、疼痛感明显，伴气短懒言、肌肤甲错。

查体：Tinel 征（±），足趾背伸时诱发足底疼痛、麻木。舌暗，苔白，脉沉涩。

中医诊断：痛痹（气虚血瘀）。

西医诊断：左侧踝管综合征。

治则：益气温经、和营通痹。

选方：黄芪桂枝五物汤加减：

用药：黄芪 30g、桂枝 10g、白芍 10g、生姜 10g、大枣 10g、川芎 9g、红花 6g、苏木 6g。30 剂，每日 1 剂，分早、晚 2 次服，服用 4 周。

【按语】此病属于中医学中"痹病"之类，年老久病，年老体虚，肝肾不足，气血生化不足，抵御外邪功能下降，风、寒、湿邪入侵使气血运行失常，形成瘀血，瘀血日久，进一步耗伤气血，以至于气虚血瘀。本方以黄芪桂枝五物汤为基础方，能和营、通痹、散邪；川芎、红花、苏木则能温经散寒、通络止痛。

病案 2

李某，女，40 岁。2012 年 10 月初诊。

主诉：右踝部疼痛半年。

病史：患者自诉半年前徒步后出现右踝部疼痛，并向足底放射，久站久立后症状加重。诊见：患者右踝部疼痛，伴足底麻木，皮温降低。

查体：Tinel 征（+），足趾背伸时原有症状加重。舌紫上有瘀点，苔少，脉沉涩。

中医诊断：痛痹（气滞血瘀证）。

西医诊断：右侧踝管综合征。

治则：活血化瘀、舒筋通络。

用药：姜黄 12g，三棱 6g，莪术 6g，当归 10g，伸筋草 9g，红花 10g，牛膝 9g，刘寄奴 12g，羌活 15g。14 剂，每日 1 剂，水煎 400ml，分早、晚 2 次服。

【按语】风、寒、湿或外伤导致脉络闭阻不通，气血运行受阻，进而出现疼痛、关节屈伸不利。西医也认为该病是由踝管内神经和血管受压所致。针对气滞血瘀型踝管综合征，当以活血通络为根本治法。此方中姜黄性温，能温通活血行气止痛，三棱、莪术、当归、红花、刘寄奴活血化瘀，伸筋草、牛膝舒筋强骨、引药下行，羌活则能祛邪除痹。

跟痛症

病案 1

曹某某，女，87 岁。2004 年 4 月就诊。

主诉：右足跟疼痛 20 余年，复发加重 1 周。

现病史：患者诉 20 余年前无明显诱因出现右足跟疼痛，跖趾关节疼痛尤甚，先后经多次治疗（具体治疗方案不详）后稍好转，但症状反复发作。现症见：右足跟疼痛，活动时加重，双侧第 1 跖趾关节刺痛，双侧第 1 跖趾关节红肿，双膝关节活动受限，无胸闷胸痛，无恶寒发热，纳可，二便调，寐差。舌红，苔薄白，舌下有瘀，脉弦。

查体：足跟无异常畸形，稍红肿，皮温高，双侧第 1 跖趾关节外翻畸形，皮肤稍发红，温度异常升高。

中医诊断：痛痹（肾虚血瘀证）。

西医诊断：①右足跟筋膜炎；②双侧第 1 跖趾关节炎。

治则：行气活血，通络止痛。

选方：活血止痛汤加减。

用药：黄芪 50g，丹参 30g，当归 10g，川牛膝 10g，赤芍 10g，麸炒枳壳 10g，桂枝 6g，陈皮竹节参 5g，甘草片 6g，14 剂。每日 1 剂，分早、晚 2 次服。

【按语】患者为老年女性，年龄大，病程长，肾精不足，肾主骨，精不足骨无以濡养，不荣则痛。活动不利，筋骨羸弱，活动欠利，气血运行不畅，阻滞脉络，故疼痛不适；舌红，苔薄白，舌下有瘀，脉弦涩，为肾虚血瘀之证。黄芪丹参当归川牛膝赤芍，枳壳陈皮补气理气活血，气行则血行，桂枝、竹节参甘草补虚助阳。

病案 2

慕某，男，64 岁。2007 年 4 月就诊。

主诉：右足底疼痛 2 个月。

病史：患者诉 2 个月前无明显诱因出现行走过多后，出现右足底疼痛，开始未予以重视，后疼痛逐渐加重，晨起时尤甚。现症见：右足跟疼痛，活动时加重，平素用脑过度或者睡眠差时存在头痛、影响睡眠。舌红苔黄腻，脉滑。

X 线：足跟部软组织肿胀，跟骨骨刺形成。（图 3-11）

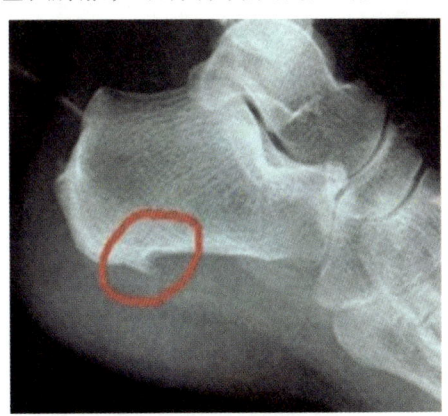

图 3-11　跟骨骨刺

中医诊断：痛痹（肝肾阴虚证）。

西医诊断：右足跟筋膜炎。

治则：滋阴降火，活血通络。

选方：知柏地黄丸加减。

用药：知母 10g，黄柏 10g，生地黄 24g，山药 12g，山茱萸 12g，泽泻 9g，茯苓 9g，牡丹皮 9g，怀牛膝 10g，续断 10g，生杜仲 10g，甘菊花 10g，枸杞子 10g，14 剂。每日 1 剂，分早、晚 2 次服。

半个月后复诊，服上药后诸症减轻，晨起吐痰，舌边尖红，苔黄腻，脉弦缓。田心义教授再诊后，调整用药，原方减生地黄，加鳖甲 12g，苍术 10g，虎杖 25g。制成丸药，长期服用。

【按语】中医认为肾"主藏精、主骨生髓"，能够接受并储藏其他脏腑的精气，因此五脏功能旺盛，肾脏才能向外排泄精气。男子年老以后，五脏功能都已衰退，筋骨衰疲无力，天癸枯竭，所以会出现记忆力减退，反应迟钝，发鬓斑白，身体沉重，脚步不稳，足跟疼痛等。治疗上当以补益肝肾，填精益髓为原则治疗，才能显效。

跟部滑囊炎

向某某，男，55 岁。2002 年 4 月就诊。

主诉：左足跟部疼痛 3 日。

现病史：患者诉 3 日前因天气寒冷出现左足跟部疼痛，不能行走，活动时疼痛加重，在家自行敷贴膏药及休息后症状未见好转。现症见：患者左足跟部疼痛，不能行走，无恶寒发热，无头晕呕吐，无咳嗽咳痰，纳可，口干口苦，寐可，大便正常，小便正常。

查体：跟部稍有红肿，压痛，皮温稍高。

中医诊断：筋伤（寒湿阻络证）。

西医诊断：左跟腱滑囊炎。

治则：祛风除湿，通络止痛。

选方：伸筋草洗剂。

用药：伸筋草 30g，苏木 20g，威灵仙 15g，徐长卿 30g，红花 15g，海桐皮 15g，花椒 12g，防风 15g，木瓜 12g，丹参 20g，细辛 5g，透骨草 15g，艾叶 20g，7 剂。每日 1 剂，分早、晚 2 次外用。

【按语】方中伸筋草、威灵仙、徐长卿、海桐皮、木瓜、透骨草祛风除湿，止痛，舒筋活络；花椒、艾叶温经祛寒；防风、细辛发散风寒，祛风止痛；丹参、苏木、红花行血，散瘀，利痹，消肿，定痛。全方共奏温经散寒，疏通经脉，活血止痛，强筋健骨之功效。

足底筋膜炎（跖筋膜炎）

病案1

刘某，女，48 岁。2019 年 3 月就诊。

主诉：双足、双腿疼痛半年，右足加重并活动不利 3 个月。

病史：患者诉半年前长时间站立后开始出现双足、双腿酸胀不适，为了减轻痛楚，自行购买了一双可以支撑足弓、减轻足底受力、缓解疲劳的鞋子，不久后足底开始隐隐作痛，当时未予重视，后疼痛逐渐加重，尤以右足底为重。现症见：神志清楚，表情痛苦，形体适中，言语清晰，语声正常，气息平顺，右足底疼痛明显，行走困难，舌淡红，剥落苔，脉沉细。

查体：右足底轻微肿胀，皮肤颜色略红，明显压痛点即在跟骨结节前下方，双小腿肌肉稍紧张，压痛。

辅助检查：DR 示双侧跟骨可见退行性变，骨质未见明显异常。

中医诊断：筋痹（肝肾不足）。

西医诊断：右足底筋膜炎。

治则：补益肝肾，舒筋通络。

选方：独活寄生汤加减。

用药：独活 10g，桑寄生 10g，细辛 6g，秦艽 10g，当归 10g，川芎 6g，白芍 10g，黄芪 15g，川牛膝 10g，茯苓 10g，陈皮 10g，鸡血藤 10g，竹节参 5g，甘草片 6g，泽泻 10g，薏苡仁 10g，白术 10g，14 剂。每日 1 剂，分早、晚 2 次服。

【按语】因患者年近五旬，肝肾渐亏，精血虚少，肝主筋、肾主骨，肝肾不足则筋骨不荣，故发为疼痛。足底筋膜炎在中医学中一般将其归类于"筋伤""筋痹"范畴，隶属于"跟痛症"，俗称足跟痛。虽足底筋膜炎具体病名并未出现于中医学，但对其症状、病因、治疗却有着详细记载。如在《灵枢·阴阳二十五人》中被称为"跟踵痛"，在《诸病源候论》中被称为"脚跟颓"。中医认为，其病因与足太阳经脉的气血盛衰，风、湿、痰、血热等息息相关。针灸治疗是中医独特而有效的治疗方法，可以起到祛湿通络、宣痹止痛的作用。

病案2

王某，男，49 岁。2015 年 7 月就诊。

主诉：右侧足跟、足底疼痛 2 个月余。

病史：患者自身 2 个月前无明显诱因出现右足跟及足底部疼痛，活动时加重。曾于西医医院就诊，诊断为"右足底筋膜炎"，予口服"塞来昔布胶囊、虎力散胶囊"等治疗，疼痛症状改善不显。现症见：右侧足跟无明显肿胀，皮色皮温正常，足跟及足底部压痛明显，晨起踩地时疼痛犹如针刺。舌体瘦，舌质红，苔薄白，脉细数，双侧尺脉弱。

中医诊断：痛痹病（肝肾阴虚证）。

西医诊断：右足底筋膜炎。

治疗：患者中年之后，肝肾亏虚，筋脉失养。以中药熏洗，可配合艾灸等综合治疗。

用药：红花 30g，当归 20g，黄芩 20g，丹参 20g，牛膝 10g，骨碎补 30g，补骨脂 20g，伸筋草 15g，透骨草 20g，络石藤 20g、海风藤 20g、鸡血藤 20g。每日早、晚各 1 次，每次 20 分钟。

【**按语**】足跟痛症属中医学"痹症"范畴，根据足部经脉循行，肾足少阴之脉沿"内踝后，别入跟中"，经络辨证属肾经病症。关于本病病因，《张氏医通》曰："肾脏阴虚者，则足胫时热而足跟痛……阳虚者，则不能久立而足跟痛。"由于肝主筋，肾主骨生髓，肝肾同源，肝肾亏损，则筋骨失养而疼痛生。《类经》曰："血与气皆少……为痿厥足痹等病。"提示了气血不足可引起足跟痛的发生。《医宗金鉴》中记载："此证生于足跟……疼痛不能行履。"并提出其病因可能是"由脚热着冷水，或遇寒风袭于血脉，令气滞血凝而成"，认为风寒可诱发足跟痛的产生。综上可知，本病病因多为年老体弱，肝肾不足，风、寒、湿等外邪乘虚而入，导致经脉痹阻，筋脉失于濡养所致。中药熏洗药用以补肝肾、强筋骨、活血通经为法，其中红花、骨碎补、牛膝、补骨脂、当归有补肝肾、强筋骨、活血之效，黄芩、伸筋草、透骨草、络石藤、海风藤、鸡血藤有清热燥湿、祛邪通络之效，上药共用，以补肾强骨、祛邪通络而达到止痛的目的。

足趾筋膜炎（跖痛症）

王某，女，46 岁。2017 年 4 月 15 日初诊。

病史：患者从半年起感左足底痛，不能远行。曾在外院治疗，效果不明显。又在某院住院治疗 10 余日，行 3 次小针刀治疗后，仍然疼痛不愈。行走后痛加重，故不能远行。且有时感心慌，气短，睡眠差，难以入眠。眠后则梦多，食欲可，二便调。于 10 年前切除胆囊，8 年前切除子宫。

查体：精神尚可，面欠光泽，左足底及近侧边缘有压痛，舌质淡，苔薄白，脉细沉，左尺脉尤沉。

辨病：左足跖筋膜炎。

辨证：气血不足，经脉失养。

治则：益气补血，佐以祛湿。

选方：归脾汤合当归拈痛汤加减。

用药：黄芪 20g，党参 10g，白竹 10g，苍术 10g，当归 10g，羌活 10g，防风 10g，升麻 10g，猪苓 10g，泽泻 10g，茵陈 15g，葛根 20g，乳香 10g，没药 10g，陈皮 10g，黑豆 50g，忍冬藤 50g，牛膝 10g，甘草 10g，10 剂。再用生姜水泡脚，加贴方药每日 1 次。10 日后疼痛明显减轻，可行走数千米不痛，但睡眠仍不踏实。上方去猪苓、泽泻，加龙骨 20g，牡蛎 20g，酸枣仁 20g，首乌藤 30g，再进 10 剂。足已不痛，行走自如，且心安神定，睡眠渐好，完全康复。

【按语】足趾筋膜炎是一种常见病多发病，男女都有，但女多于男。一般多归于"跖痛症"之内，但与跖痛症的症状不完全相同，患者痛时就是足底及近侧边缘肌肉筋膜发痛，缠绵不愈，所以按照中医辨证治疗。即脾主四肢，脾主肌肉。患者虽然年纪不大，但两次手术（10 年前切除胆囊，8 年前切除子宫）。虽然手术已久，但对身体还是有影响的，且患者睡眠欠佳，难以入睡，睡着后又梦多心悸气短。面失光泽。此乃脾气不足，血不养心，用归脾汤益气补血，又健脾养心。用黄芪、党参、白术、甘草益气健脾，使脾之运化收摄有权。当归、酸枣仁补血养心，酸枣仁并敛心气，使心之神有所藏。上药合用气血双补，心脾同治。但脚痛不可忘记，所以治疗下肢用之当归拈痛汤，内之羌活、茵陈通痹止痛，祛湿疏风。用猪苓、泽泻利水渗湿。防风、升麻、葛根解表疏风。再以苍术、白术，燥湿健脾（不用黄芩、苦参因二药太寒凉，损伤脾胃），再用乳香、没药活血止痛。用黑豆补脾入肾，忍冬藤性缓清热，牛膝引药下行。还用生姜水泡脚，诸药合用。10 日即效，疼痛明显减轻，行走数千米亦不痛。但仍睡眠不踏实，做梦较多。因而去除利水渗湿之猪苓、泽泻，加镇惊安神之龙骨、牡蛎、首乌藤，再进 10 剂。心安神定，睡眠已好，行走自如，诸症悉除。

左小腿皮肤挫裂伤盗汗

邓某某，男，50 岁，湖南怀化人。2018 年 1 月 2 日初诊。

患者于 2018 年 12 月 26 日被小汽车撞伤致左小腿皮肤裂伤出血。照 X 线片无骨折。当即给予清创缝合，住院观察。伤口无明显感染化脓现象，并接近愈合。但近几日晚上睡着即出汗，而且出汗较多，汗湿衣服，醒后汗即止。但睡着后再次出汗，如前。食饮可，二便调。

查体： 左小腿内侧有约 20cm 创口已缝合，伤口干燥显分泌物，接近痊愈，但面白神疲。舌质淡，苔薄白，脉缓。

辨病： 左小腿皮肤挫裂伤。

辨证： 气虚盗汗。

治则： 补气摄阳，收敛止汗。

选方： 补中益气汤加味。

用药： 黄芪 30g，白术 10g，陈皮 10g，升麻 10g，柴胡 10g，当归 10g，党参 10g，龙骨 20g，牡蛎 20g，白芍 20g，白及 10g，甘草 10g，牛膝 10g，10 剂后。出汗已基本停止，但睡眠较差难入睡，且易醒。食欲可二便调。查局部伤口已愈。已拆线。舌淡苔薄白脉细。方用天王补心丹加减：生地黄 12g，麦冬 10g，天冬 10g，酸枣仁 20g，茯苓 10g，五味子 10g，当归 10g，远志 10g，玄参 10g，党参 10g，丹参 10g，首乌藤 30g，龙骨 20g，牡蛎 20g，甘草 6g，再 10 剂。汗止神安，一切如常。

【按语】 患者因左小腿被小车撞伤后周余即有盗汗现象，虽有"阳虚盗汗，阴虚自汗"之说，但该患者素体健康不虚。因不属于"阴虚"范畴，应属于外伤溢血。且受惊吓，气随血溢则虚，气虚则腠理不密。卫气不固而汗自溢之证。方中黄芪、党参、白术、炙甘草，益气补脾，以充气血生化之源。脾主四肢，脾主肌肉，腠理密则汗自止，且黄芪一味就能升阳以收脱，固表以止汗为方中主药。当归配合黄芪是为当归补血汤，补血益气。陈皮理气行滞，柴胡、升麻升阳提气。更有黄芪配煅龙骨、牡蛎增强益气固表止汗之功用，故服之则汗自止，但仍有少量汗出，现又睡眠欠佳，梦多易醒。此为心脾气虚之证，本可用归脾汤，但恐宁心安神之功不足，况且前已用补中益气，后症不减，故用天王补心丹滋补阴血以养心安神。方中用酸枣仁、柏子仁、丹参、当归、党参补血以养心，生地黄、玄参、天冬、麦冬、五味子滋阴养心并降其扰心之虚火以宁神。五味子与酸枣仁相伍一可以收敛心气，二可以止汗，远志、茯苓、桔梗可开导痰浊，尤能宁心安神。再加首乌藤加强养心安神之功。煅龙骨、牡蛎镇心安神以收涩，诸药合用，阴血得以滋补，心神得以安宁，故诸症自平。

左足碾压伤

王某某，男，4 岁，湖南平江人。2017 年 8 月 13 日初诊。

病史：患者于 8 月 2 日被车碾压而致左足背皮肤撕裂并部分缺损，当即行清创换药及支持疗法。并伤口创面皮肤移植。但皮瓣成活不满意，并自行植皮，且患儿消瘦食欲差，大便溏，小便黄。

查体：左足背肿胀，压痛。但足趾血运好，患儿消瘦且精神欠佳。舌质淡，苔薄白，脉细稍数。

辨病：左足背碾压伤植皮术后。

辨证：脾胃虚弱，湿热内停。

治则：健脾祛湿，佐以除热。

选方：参苓白术散合当归拈痛汤。

用药：党参 6g，白术 6g，陈皮 5g，山药 6g，茯苓 6g，泽泻 6g，茵陈 10g，葛根 10g，苍术 5g，砂仁 5g，薏苡仁 6g，扁豆 5g，猪苓 5g，甘草 5g，金银花 5g，服 10 剂后，患儿精神好转，食欲增加，伤口创面明显好转，肉芽新鲜。再行植皮。二诊时患儿食量仍不多。大便可，小便黄。上方去茵陈、泽泻、葛根、猪苓、金银花，加黑豆 20g，忍冬藤 20g，黄芪 10g，鸡内金 5g，升麻 5g，柴胡 5g，枳壳 5g。再行 10 剂。患者食欲好，精神佳，植皮成活，伤口愈合。

【按语】外伤挤压伤感染在骨伤科中常见，该患儿外伤后皮肤缺损，且植皮难以存活，除外伤挤压较重外，应与患儿体质弱、自身修复力较差的内因相结合，虽外伤感染有湿热毒气，却与正气不足、抗邪不力有关。因而用参苓白术散为基本方补气健脾，渗湿和胃。方中党参、白术、茯苓、甘草为四君子汤，功可益气健脾。苍术、砂仁、薏苡仁化湿健脾，扁豆、鸡内金健胃消食。泽泻、猪苓、茵陈、金银花利水渗湿，佐以清热解毒。诸药合用，既扶正又祛邪而见效明显。二诊时患儿食欲恢复不够，渗湿清热诸药有影响脾胃恢复之嫌。但余邪未尽，故用忍冬藤缓清而不伤正，加黄芪补气，黑豆健脾入肾，再进 10 剂，正复邪祛，脾胃和而伤口愈。

第四章　骨病

膝关节骨关节炎

病案 1

王某，女，48 岁。

主诉：双膝痛 1 年半。

病史：1 年半前无明显诱因出现双膝关节隐痛，晨僵，左侧重，右侧轻，下肢畏寒，腰膝酸软无力，偶尔头晕、耳鸣，膝眼自觉刺痛肿胀，夜间痛明显。

查体：左膝屈伸不利，双膝眼饱满，活动明显受限无明显压痛，麦氏征（＋）。辅助检查：MRI 示双膝关节存在、胫骨平台增生改变、髌骨增生。舌质暗苔白，脉沉细无力。

诊断：双膝退行性骨关节炎。

中医辨证：肝肾亏虚，瘀血痹阻。

治则：温补肾阳，活血化瘀，舒筋除痹。

用药：熟地黄 50g，鸡矢藤 30g，鸡血藤 20g，制附子（先煎）15g，肉桂 10g，淫羊藿 20g，巴戟天 20g，肉苁蓉 20g，延胡索 15g，丹参 15g，蜈蚣 10g，砂仁 15g。7 剂，水煎服，早、晚各 1 次。并嘱其用药渣热敷患处。

二诊：服上方 7 剂后，双膝关节疼痛，肿胀减轻，下肢畏寒无力明显缓解，但下蹲活动仍受限。继以活血祛瘀，上方加骨碎补 20g，三棱 15g、莪术 15g。服 14 剂后，膝关节肿胀疼痛消失，行走已不受限制，嘱其避风寒，注意保暖，禁辛辣及寒凉食物。

【按语】患者"年四十阴气自半"，肾阴亏虚，肾阳不足以致下肢畏寒、耳鸣、腰膝酸软。"肝者，罢极之本"，肝虚无以养筋，不能久立，肾虚无以养骨而致下肢无力。人体阳气随着太阳的升起而生发，晨起阳气需要伸张，如若自身阳气不足导致晨僵，脉沉细无力等显示一派虚寒之象，故用附子、肉桂、淫羊藿、巴戟天、肉苁蓉等温补肾阳以增补命门之火。患者膝关节刺痛肿胀，夜间痛明显，再看舌象，一派血瘀之征象，故用蜈蚣、丹参以活血祛瘀，延胡索以行气止痛，并且久病入络，藤类药物攀枝缠绕，走窜多变，对于邪气入络，经脉痹阻者，藤类药物以散结通络，用鸡血藤等藤类药物散结通络。一诊效果显著，二诊思路不变继以补其肝肾、去其瘀血，加三棱、莪术以活血散瘀，邪去正自安。该患者本虚标实，整个治疗过程以补肝肾、温补命门之火为本，活血化瘀为标，攻补兼施、寓通于补，诸药合用，药到病除。

病案 2

王某，女，67 岁。

主诉： 左膝关节酸痛、肿胀不适半年余。

病史： 患者近半年来反复出现左膝关节酸痛、肿胀不适，久行、上下楼梯及天气寒冷时病情加重，休息及保暖后症状可部分缓解。患者曾行热敷及膏药外敷等治疗，效果不显。

X 线检查： 左膝关节骨质增生表现，关节间隙变窄伴边缘骨赘形成。

查体： 左膝髌上囊轻度肿胀，浮髌试验（-）、髌周压痛（+）、麦氏征（+），股四头肌稍萎缩，肌力 V 级，左膝活动稍不利，屈曲活动度为 95°~105°，活动时偶伴弹响声。胃纳一般，二便调，夜寐安，舌淡、舌苔白腻，脉弦。

诊断： 左膝关节骨性关节炎。

中医辨证： 膝痹（寒湿痹阻）。

治则： 疏风散寒，化湿通痹。

选方： 蠲痹汤加减。

用药： 羌活 15g，防风 12g，桂枝 10g，伸筋草 15g，防己 10g，黄芪 30g，木香 6g，当归 12g，川芎 12g，川牛膝 12g，乳香 6g，茯苓 12g，薏苡仁 15g，干姜 12g，甘草 9g。每日 1 剂，水煎，早、晚分服。嘱患者注意保暖，患膝以药渣热敷，每次 15 分钟。

二诊： 患者膝部酸痛及肿胀均有改善，久行等劳累后病情略有反复，下肢有乏力感，活动后气短，胃纳欠馨，二便调，夜寐一般，舌淡暗、舌苔薄，脉细涩。中医辨证属气虚血滞证。

治则：行气活血，益气养血。

选方：黄芪桂枝五物汤加减。

用药：黄芪 30g，桂枝 10g，丹参 15g，桃仁 12g，川芎 12g，川牛膝 12g，乳香 6g，延胡索 9g，党参 15g，当归 12g，白芍 15g，大枣 12g，首乌藤 15g，全蝎 3g，甘草 9g。中药内服及热敷法同前，同时指导患者行下肢肌力功能训练（非负重主动训练为主）。

三诊：患者膝部时有隐隐酸痛感，久行后下肢有乏力感，胃纳一般，二便调，夜寐安，舌淡红、舌苔薄白，脉细。中医辨证属肝肾亏虚证。

治则：滋补肝肾，健脾护胃。

选方：左归丸加减。

用药：熟地黄 15g，枸杞子 15g，补骨脂 12g，龟甲 9g，菟丝子 15g，茯苓 15g，党参 15g，白术 15g，木香 12g，白芍 15g，牛膝 15g，甘草 9g。中药内服及热敷法同前，功能训练同前。

四诊：患者膝部酸痛感较诊疗前明显缓解，下肢酸软无力减轻。原方案继续巩固治疗 2 周后，患者述诸症消除。

【按语】本案体现了膝骨关节炎（膝痹）辨证论治与分期论治相结合、标本兼顾、痹痿共治的治疗方法。初诊从痹论治，重视风寒湿三邪，以疏风散寒、化湿通痹为要，以除湿散寒药搭配祛风药，取祛风药走窜、宣通之药性，又重用黄芪，使气通则血活、血活则风散。二诊痹痿兼顾，重视气血失调，以行气活血、益气养血为要；乳香、延胡索等行气药搭配丹参、川牛膝、桃仁、川芎等活血药物的应用，体现了"气血兼顾"的临床诊治特色；适度加大补气药黄芪的用量，使补气而血自生、以助生化；同时，运用虫类药全蝎，加强通络止痛之效。三诊从痿论治，重视脏腑调摄，以调补肝肾、顾护脾胃为要；其中白芍、甘草相配，具有养血柔肝荣筋之效。本案除内服药外，同时应用药液熏洗及药渣热敷以加强活血化瘀功效，可加速缓解水肿、疼痛等不适，即为"内外同治""一方三用"思想的体现。同时，重视"医康一体"，根据患者不同分期，指导其开展相应的功能训练，故而取得满意的疗效。

病案 3

宋某，男，65 岁。

主诉：双膝关节肿胀疼痛 2 年，加剧 1 周。

病史：患者 2 年来时发现双膝关节肿胀疼痛，疼痛遇劳则剧。此次因负重而诱发，迭经中西药治疗，疼痛仍作。查患者双膝关节肿胀，疼痛，疼痛遇寒尤甚，行走则剧，固定于双膝内侧。舌红苔薄白，脉弦。

查体：见双膝关节肿胀，局部压痛，肤色正常，实验室检查骨关节试验（–），双膝关节 X 线片示双膝关节骨关节炎。（图 4-1）

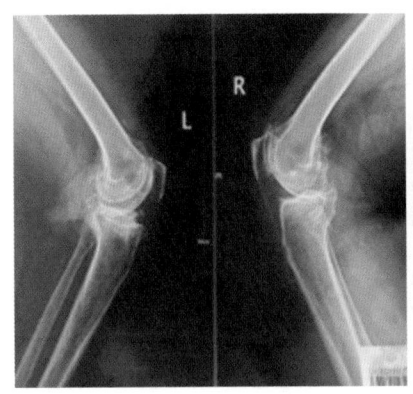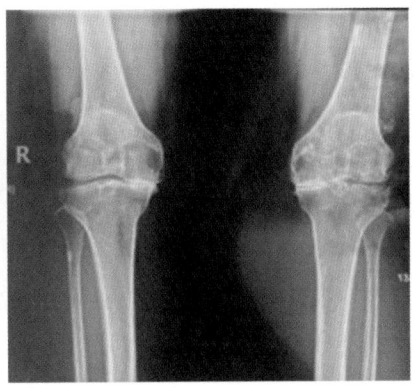

图 4-1　双膝关节骨性关节炎

诊断：痹症（膝骨性关节炎）。

中医辨证：风寒外袭，气滞血瘀。

治则：疏风通络，活血散寒。

选方：蠲痹汤加味。

用药：羌活 10g，姜黄 10g，当归 10g，黄芪 10g，赤芍 10g，白芍 10g，防风 10g，独活 10g，牛膝 10g，豨莶草 10g，络石藤 10g，五加皮 10g，制川乌 10g，制草乌 10g，水煎服，每日 1 剂。同时取药液局部湿热敷，每日 2 次。患者用药后 5 日局部疼痛减轻，肿胀消失。

药已中的，效不更方，原方续服 5 剂，同时局部湿热敷。患者用药后局部肿胀、疼痛消失，行走自如。原方研细水丸，每次 10g，每日 2 次，温开水送服，以巩固疗效。随访半年，患者未诉疼痛。

【按语】膝关节骨性关节炎，又称膝退行性关节炎、膝增生性关节炎、老年膝等，是以膝关节软骨退行性病变，关节间隙狭窄，滑膜炎症性增生以及关节边缘骨质增生为主要病理变化的慢性骨关节病，以膝关节疼痛、僵硬、功能障碍为主要表现。本病多见于 40 岁以上的中老年人，尤多见于肥胖妇女，上下楼时疼痛尤甚，可有关节积液，活动时可有弹响及摩擦音。严重影响人们的生活。本例患者双膝关节肿胀疼痛，膝关节 X 线片示双膝关节退行性病变，显系"痹症之老年膝"范畴。蠲痹汤（羌活、姜黄、当归、黄芪、赤芍、防风）有疏散寒邪，温经通络，消肿止痛之功。加白芍、独活、牛膝、豨莶草、络石藤、五加皮、制川乌、制草乌等，补益肝肾，祛风除湿，通络止痛，以助药力。配合局部湿热敷，增加其活血散寒，消肿止痛作用，促进膝部的血液循环，促使炎症消散，组织修复，疼痛改善，症状消失，历时 2 年之痼疾得以缓解。本病属中医学"痹症"范畴。多为气血不足，肝肾亏虚，风寒湿邪侵入骨骼、经络，以致瘀血阻滞，痰湿凝聚，经络运行失畅，不通则痛所为。

病案 4

姚某，女，66 岁。

主诉：病史右膝关节疼痛乏力 1 年余，行走 10 分钟左右觉疼痛乏力不适加剧未经特殊治疗，诊见：右膝伸屈正常，膝关节局部无压痛，侧方挤压试验（－），偶有腰酸；X 线片示膝关节轻度退变，关节间隙无明显狭窄；舌淡红、苔薄，脉细。

诊断：膝关节炎。

中医辨证：肾气不足，气血失和，筋骨失养。

治则：补肾强筋健骨，调和气血通络。

用药：附子 10g，山药 15g，牡丹皮 15g，肉桂 6g，山茱萸 15g，茯苓 15g，生地黄 15g，熟地黄 15g，泽泻 15g，制南星 6g，威灵仙 15g，牛膝 15g，锁阳 10g，鹿角 9g，路路通 15g，没药 6g。每日 1 剂，水煎服。

二诊：患者服药后，疼痛症状稍有改善，但膝关节仍有乏力之感，续拟补肾通络，调和气血。处方：黄芪 30g，鹿角 18g，丹参 30g，熟地黄 30g，淫羊藿 15g，骨碎补 15g，莱菔子 15g，鸡血藤 15g，鹿含草 15g，牛膝 15g，白鲜皮 15g，黄柏 10g。

三诊：患者服药后，膝关节症状改善，但觉髋关节活动不适，右下肢有麻木感，骨盆平片示髋关节退变，膝踝反射正常，患者近期口干，舌质红、苔薄，脉细，续拟加强养阴清热之功。处方：生地黄 15g，熟地黄 15g，玄参 15g，麦冬 10g，玉竹 15g，天花粉 15g，牛膝 15g，石斛 15g，南沙参 10g，北沙参 10g，桑叶 10g，白扁豆 10g，山药 15g，牡丹皮 15g，莱菔子 15g，仙鹤草 15g，青风藤 15g。

四诊：患者自觉下肢麻木改善明显，但膝关节上下楼梯又觉疼痛，舌脉如前，续拟补肾通络止痛。处方：制川乌 6g，制草乌 6g，路路通 15g，制胆南星 10g，熟地黄 40g，炙乳香 3g，炙没药 3g，骨碎补 15g，淫羊藿 15g，黄柏

10g，知母 10g，砂仁 6g，生甘草 15g，白豆蔻 6g。

五诊：患者症状较前明显缓解。效不更方，原方加细辛 6g、桂枝 6g，黄芪 30g。

【按语】在治疗膝骨关节炎方面，有一个很经典的论述，此为"本痿标痹"之证。意即膝关节炎外在表现为疼痛，正如气血瘀滞所引起的痹病表现，而其内在病因则是肝肾不足所导致的筋骨无力之痿证表现。故而，治疗膝关节炎疾病时，急性疼痛时以活血化瘀通络法治标为主，缓解期以补益肝肾法治本为主，标本兼顾。由于包括膝骨关节炎在内的很多骨伤科慢性疾病，病情容易反复，根据患者具体情况，灵活调整各类治疗方法具有非常重要的意义。该患者膝关节初始疼痛症状并不十分剧烈，但病程较久，初始即以桂附地黄丸和抗骨质增生汤为主，以调补气血，补益肝肾的治本之法为主。四诊时患者症状又有反复，及时改换治疗方法，加用制川乌、制草乌、制南星、炙乳香、没药等温经豁痰、通络活血之品，而终使症状得以控制。

病案 5

张某，女，81 岁。

主诉： 患者双膝关节疼痛乏力 10 余年，关节肿胀半年。

病史： 在外院治疗多次效果不明显，上下楼梯较困难，行走欠利索，双膝关节屈曲伸直活动均正常，关节肿胀，膝眼饱满，浮髌试验（−），回旋挤压试验（−），研磨挤压试验（−），股四头肌无明显萎缩，膝反射正常，跟腱反射正常；X 线片示膝关节退变，关节间隙无明显狭窄；平素觉腰酸；稍有畏寒，纳可，寐安；舌淡红、苔薄，脉细。

诊断： 膝骨关节炎。

中医辨证： 气血亏虚，肝肾不足，筋脉失却濡养，阳虚水停于膝。

治则： 补益肝肾，调和气血，温阳利水。

用药： 鹿角 9g，熟地黄 30g，干姜 3g，白芥子 6g，麻黄 3g，桂枝 10g，炙甘草 10g，黄芪 30g，防己 10g，猪苓 15g，茯苓 15g，淫羊藿 15g，骨碎补 15g，莱菔子 15g，栀子 10g，忍冬藤 15g。每日 1 剂，水煎服。

二诊：患者经治后好转明显，膝关节肿胀明显消退，仍觉膝关节少力，续予补肾健骨。原方加龟甲 9g，川续断 15g，狗脊 15g。

三诊：患者经治后症状继续好转，膝关节略有肿胀，仍觉膝关节少力，需加强补肾利水之功。方加大腹皮 10g，路路通 15g。

四诊：患者经治后症状好转，膝关节疼痛肿胀等症状已不明显，仅遇劳后稍有膝关节不适之感，续予原治。方加羌活 6g，独活 6g，仙鹤草 30g。

【按语】治疗膝骨关节炎方法很多，总以"本痿标痹"的病机认知为原则，补肾活血祛瘀为具体治法。但对于一些膝关节明显肿胀的患者，如果没有明显热象，阳和汤是常用的处方。阳和汤出自《外科证治全生集》，由熟地黄、白芥子、鹿角胶、肉桂、麻黄、炮姜炭、甘草等药物组成，有温阳补血、散寒通滞的功效。这是一张外科名方，以患部不红、不热、漫肿、酸痛、舌淡、脉细为辨证要点，临床应用非常广泛。该患者以膝关节肿胀为主症，无明显热象，符合阳和汤应用的指征。故而以阳和汤为主方，配合黄芪、防己、猪苓、茯苓等利水之品，再加淫羊藿、骨碎补等少许补肾之品以扶本，加莱菔子、忍冬藤、栀子等药以防郁热的产生。湿为阴邪，病情缠绵，在后面的治疗中，仍以阳和汤为主方，不断加大补肾固本的药物，以达标本兼顾之功。

髋关节骨关节炎

病案 1

姚某，女，49 岁。

主诉：左髋关节疼痛 3 年、活动受限逐渐加重。

病史：未经特殊治疗。

查体：扶双拐行走，左股三角区压痛，髋关节活动受限，左髋活动度，屈伸 90°~0°，0° 内收 15°，外展 10°。X 线检查示左髋关节间隙明显变窄，股骨头扁平，软骨下骨硬化，囊性变（图 4-2）。

诊断：髋关节骨关节炎。

中医辨证：肝脾肾亏虚，气血生化不足，遂致关节筋骨失养，不荣而痛。

选方：补肾健骨汤加减。

用药：猴骨 30g，补骨脂 15g，丹参 15g，延胡索 15g，鸡内金 9g，鹿角片 18g，炮穿山甲 10g，黄芪 30g，三七 3g（冲服），松节 15g，当归 30g。水煎服。上药入罐中加水 500ml，浸泡 1 小时左右，先用武火煎至沸腾；再用文火煎取浓缩液 300ml 左右。每日 1 次，分早、晚 2 次温服。

二诊：15 剂后，患髋疼痛明显减轻，于是住院治疗，以本方药为主，间以手法点穴辅助治疗。

三诊：3个月后患髋疼痛基本消失，可不用拐杖行走，左髋活动度基本正常。随诊3年，无复发。

【按语】该方用补骨脂、猴骨、鹿角片、炮穿山甲补肾健骨，温肾通经；当归、黄芪、丹参、三七益气活血；鸡内金、炮穿山甲消瘀滞，通经络；松节通关利节。全方共奏补肾壮筋，化瘀通经，活血止痛之功。上述药物的配伍，使该方具有治疗寒热骨痹、治虚治实、治气治血等多种双相作用，故临床应用适应证广泛，可治疗各部位骨质增生性关节炎。临床应用需辨证加减：肝肾亏虚者可加桑寄生、木瓜、黄连。寒湿阻滞者可加桂枝、制川乌。气滞血瘀者可加乳香、红花。颈椎病变甚者可加葛根、羌活。胸椎病变者可加狗脊。腰椎病变者可加杜仲、牛膝。髋髎关节病变者可加当归。膝关节病变者可加白芷、桑枝。跟骨部疼痛甚者可加川芎、槟榔。坐骨神经痛重者可加白芍。

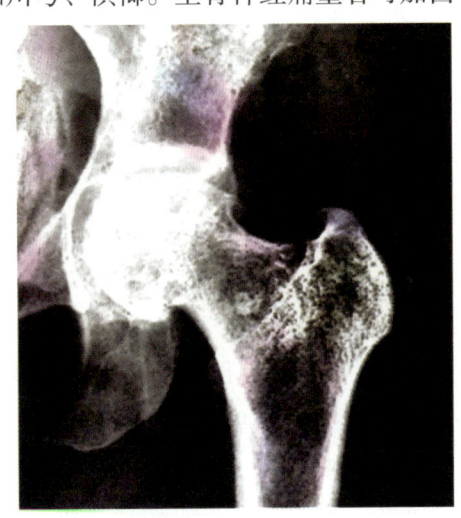

图4-2　髋关节骨关节炎

病案2

黄某，男，31岁。

主诉： 左侧髋关节疼痛15日，加重2日。

病史： 左侧大腿根部、左侧大腿外侧肌肉疼痛，放射至左膝酸软无力，持续半个月，天气晴朗时减轻，近两日下雨疼痛加重，行走坐卧均会疼痛。腰背部肌肉酸胀感，久坐后明显，受凉后酸胀感、僵硬感。既往有慢性鼻炎，晨起打喷嚏。进食寒凉易胃部不适。舌淡暗苔白腻。

当地医院查腰椎＋骨盆MR示：左侧骶髎关节炎，T11~L1椎体前角少许骨髓水肿，L3 椎体许莫式结节。

中医辨证：气血亏虚，寒湿阻络。

用药：黄芪 40g，桂枝 15g，党参 20g，炒白术 20g，高良姜 15g，生姜（切丝）20 片，茯苓 30g，猪苓 15g，厚朴 15g，鸡血藤 20g，杜仲 15g，桑寄生 15g，3 剂。急性发病疼痛期三餐喝白粥，严格戒肉鱼蛋奶水果酸奶饮料，晚上 10 点前睡觉。2019 年 6 月 16 日患者微信反馈：腿已完全不痛了。

【按语】腰背部及臀部周围疼痛者，多与下焦病变有关。若遇下雨天发作或加重，多是寒湿困于下焦，阻碍气血运行而作疼痛。《金匮要略》曰："肾著之病，其人身体重，腰中冷，如坐水中……病属下焦腰以下冷痛，腹中如带五千钱。甘姜苓术汤主之。"治疗当以温化寒湿、益气通络为法，重用生姜以暖脾散，辅以桂枝、茯苓疏散肌肉中所聚寒湿，再配以黄芪、党参等益气通络，标本兼顾，则急性发作亦可快速缓解。

类风湿关节炎

病案1

刘某，女，32 岁。

主诉：双手指间关节反复胀痛 7 年余。

病史：双手指间关节肿大、疼痛，伴肩、颈、腰、膝、踝、足趾等诸关节疼痛，头晕不著，夜寐安，纳食不多，胃胀，二便调，舌淡红，苔薄黄，脉细弦。实验室检查：类风湿因子（RF）（+），红细胞沉降率（ESR）45mm/h，C 反应蛋白（CRP）：65mg/L，抗环瓜氨酸肽抗体（抗 CCP）（+）。

诊断：类风湿关节炎。

中医辨证：尪痹（肝肾亏虚证），因筋骨失养，湿热痰瘀内生，久蕴酿毒，相互凝结，留着于关节而成，故病在四肢关节而其咎在肝脾肾。

治疗：治以补肝肾，强筋骨，祛风利湿，清热泄毒，活血通络，兼顾胃气。

选方：独活寄生汤加减。

用药：黄芪 30g，淫羊藿 10g，熟地黄 15g，当归 10g，白芍 10g，川芎 10g，忍冬藤 15g，桑寄生 15g，怀牛膝 10g，秦艽 10g，九香虫 10g，地龙 10g，延胡索 10g，安痛藤 15g，威灵仙 10g，甘草 3g。共 20 剂，每日 1 剂，水煎分 2 次温服。嘱：清淡饮食，关节保暖，忌食生冷、辛辣、油腻、瓜果。

二诊：患者诉药后诸关节肿痛减轻，大便软溏，每日解 2 次，舌淡红，苔薄黄，脉濡细弦，治守原法增强健脾燥湿。治疗方药组成：黄芪 30g，淫羊藿 10g，炒苍术 15g，当归 10g，熟地黄 15g，川芎 10g，白芍 10g，威灵仙 10g，九香虫 10g，延胡索 10g，安痛藤 15g，薏苡仁 20g，秦艽 10g，乳香 5g，没药 5g，桑寄生 15g，葛根 20g。共 15 剂，煎服法同前。

三诊：药后相安，已久未诊治，目前除双手指关节及肩关节偶发疼痛外，其余诸关节疼痛均已蠲除，舌淡红，苔薄黄，脉细弦。实验室检查：RF（－），ESR 10mm/h，CRP 9mg/L。王行宽教授认为：类风关者，似风湿而实非风湿外受，乃肝脾肾虚弱，水湿痰瘀风内生使然，原法有效，加减续治。上方加片姜黄 10g，共 15 剂，煎服法同前。后随访患者指间关节、肩关节疼痛已除，嘱关节保暖。

【按语】患者初诊处于类风湿关节炎活动期，病史已有 7 年余，病程日久，迁延不愈损及肝肾，气血俱虚，筋脉失养，风寒湿邪乘虚而入与内生寒湿相互搏结，气血受阻，痹阻经络则见诸关节疼痛。初诊治以独活寄生汤补肝肾，强筋骨，祛风利湿，清热泄毒，活血通络，兼顾胃气之法。方中桑寄生、淫羊藿、牛膝补肝肾、祛风湿、强筋骨；白芍、熟地黄、川芎养血活血；黄芪、当归益气活血；秦艽、威灵仙祛风胜湿，活络舒筋；忍冬藤清热解毒，疏风通络；安痛藤祛风止痛，舒筋活络；延胡索活血、利气、止痛；九香虫、地龙涤痰逐瘀，剔透经络；甘草调和诸药兼健脾。药后患者疼痛大为减轻。患者二诊时出现大便软溏，考虑患者中气亏虚，痰湿内停，故增强健脾燥湿之功，加薏苡仁健脾燥湿兼有除痹止泻之效，苍术燥湿健脾、祛风湿，增加乳香、没药调气活血散瘀止痛。三诊患者诸症已除，加片姜黄疏通督脉，通经止痛。复查西医指标大致恢复正常。可见辨证之准，药证合拍，终获实效。

病案 2

杨某，女，57 岁。

主诉：四肢大小关节肿痛 3 年。

病史：患者在外院治疗 2 年余，诊断为类风湿关节炎，服用甲氨蝶呤、来氟米特、双氯芬酸钠等药物 3 个月余疗效不佳，2020 年疫情期间查肺部 CT 发现肺部多发结节，最大者 12mm×15mm，边界清楚，无毛刺，肿瘤标志物正常，无明显咳嗽，双侧腋窝多发淋巴结肿大。3 个月后复查无明显变化。2021 年 6 月复查肺部结节，最大为 21mm×24mm，边界清楚，无毛刺，肿瘤标志物正常，建议穿刺活检，活检结果为炎性病灶，双侧腋窝多发淋巴结肿大。症见：四肢大小关节对称性肿痛，关节发热，怕冷怕风，口干口苦，多汗，大便干，小便黄，纳差，有时咳嗽，有白痰。舌红、苔浅黄厚，脉细滑。辅助检查：RF 342 U/ml，ESR 88mm/h，CRP 65mg/L，ACCP 122U/ml，肝功能、肾功能、血常规基本正常。

诊断：类风湿关节炎，肺结节，多汗症。

中医辨证：寒热夹杂、虚实互见。

治疗：治当寒热并用、攻补兼施。

选方：小陷胸汤合小青龙汤加减。

用药：黄连10g，法半夏10g，黄芩10g，前胡10g，桂枝10g，五味子10g，白芍10g，盐补骨脂10g，续断10g，盐杜仲10g，川牛膝10g，枳壳10g，瓜蒌15g，炙甘草15g，茯苓15g，泽泻15g，天花粉15g，鱼腥草30g，桑枝30g，鸡血藤30g，党参30g，浮小麦30g，葛根30g，蚂蚁30g，干姜9g，山茱萸45g，细辛3g，大黄3g。15剂，每日1剂，水煎，分3次服。西药同前。临睡前服马钱子木瓜丸，每次2g；马钱子鳖甲丸，每次2g。

二诊：关节疼痛减轻，大便通畅，饮食增加，咳嗽消失，出汗减少，舌红、苔白厚，脉细滑。效不更方，初诊方去大黄，加黄芪30g，再进15剂。

三诊：患者感关节疼痛进一步减轻，已停服双氯芬酸钠，守二诊方稍事加减，再服30剂。患者病情进一步改善，复查RF 65 U/ml，ESR 32 mm/h，CRP 24 mg/L，ACCP 32 U/ml，复查肺部CT示结节最大为11mm×12mm，边界清楚，腋窝淋巴结较前缩小。按上述方案继续治疗3个月，肺部结节消失，关节疼痛肿胀基本消失，风湿指标进一步下降，其后以本院院内制剂跌打促愈丸口服以巩固治疗。

【按语】本案患者年近花甲，属于痰热阻肺、痰浊凝聚、肝肾亏虚、营卫不调、卫表不固，故以小陷胸汤加黄芩、鱼腥草清热化痰散结，小青龙汤温肺化痰，寒热并用，以治寒热并存之病。桂枝汤调和营卫，重用山茱萸、浮小麦敛阴止汗。葛根、天花粉生津止渴、舒筋化痰。桑枝、鸡血藤、蚂蚁通经活络，尤其是蚂蚁还可搜剔经络痰浊瘀血，强筋壮骨。盐补骨脂、续断、盐杜仲、川牛膝补肾固本、祛风湿。马钱子木瓜丸、马钱子鳖甲丸散结消肿。许多风湿病患者都有肺部结节、淋巴结肿大，干燥综合征患者常出现腮腺肿大结节，大多属于痰热阻肺或痰浊凝聚，需要清肺化痰、活血散结，中药治疗后肺部结节常常能消失，腋窝淋巴结也能变小，采用马钱子通络散结消肿、鳖甲软坚散结，配合化痰、活血、解毒等药味，常常能快速取效。本案治疗4个月，肺部炎性结节消失，腋窝肿大之淋巴结也变小，关节疼痛明显减轻，可谓一箭双雕。

病案3

周某，男，52岁。

主诉：右手中指近端指间关节肿胀、疼痛，约20日。

病史：患者因受凉发生右手中指近端指间关节肿胀、疼痛，约20日波及全身多个关节，呈对称性，以四肢小关节明显，伴关节晨僵。在当地治疗服用过中药和西药（药名不详），效果不佳。诊见患者四肢多关节对称性肿痛，以小关节为主，关节晨僵持续约3小时，影响生活和工作，病变关节畏寒、酸痛，遇阴雨天加重，伴胃脘满，食欲差，神疲，行动迟缓，双手握力差，双腕、膝、踝及手指关节肿胀、压痛，舌质淡，有瘀点，苔薄白，脉弦紧。

诊断：顽痹（类风湿关节炎）。

中医辨证：寒湿闭阻。

治则：散寒祛湿，活血通络。

用药：羌活30g，制川乌9g、制草乌9g，桂枝9g，透骨草30g，萆薢30g，海风藤30g，木瓜30g，薏苡仁30g，当归30g，丹参30g，鸡血藤30g，甘草9g。水煎服。

二诊：患者服用上方10剂后全身多关节肿痛减轻，行动较前方便。精神及饮食较前好转。上方加生地黄20g，继续服用20剂；痹苦乃停片，服用3个月。

三诊：患者关节肿痛消失。继服痹苦乃停片3个月，巩固疗效。

【按语】类风湿关节炎是一种常见的多发性、慢性、全身性疾病，以骨关节疾患表现最为突出。患者多为青壮年，女性多于男性。临床主要表现为早期关节肿痛和功能障碍，晚期可出现关节畸形、骨质改变和骨骼肌肉萎缩、关节僵硬，从而导致患者丧失劳动力。此病属于中医学的"骨痹、顽痹、历节风"范畴。该病的病因和病机为外受风寒湿邪侵袭，内因肝肾精血虚弱，以致经络闭阻，气血凝滞，为肿为痛。外邪侵入，深入筋骨，久病导致肝肾更虚，筋骨失养，出现痉挛、骨枯，形成关节僵硬变形。该患者因防护不慎，感受寒湿，寒湿之邪客于经脉，气血运行不畅，阳气不达，故肢体关节疼痛、肿胀、僵硬，遇寒湿加重。湿困于脾，故胃脘满，食欲不振。经脉闭阻日久，必有瘀血形成，而见舌有瘀点、脉弦细。证属寒湿凝滞，瘀血闭络，多见于类风湿关节炎早期，用此方多获佳效。

病案4

马某，女，76岁。

主诉：全身多个关节肿痛36年，手畸残6年。

病史：患者全身多个关节肿痛36年，手畸残6年。患者生产后数日出现"拉风箱"症状，手指关节发生剧烈肿痛，1个月后已波及全身多个关节。10年后患者双手指梭形改变，20年后双手典型鹅颈样类风湿手，间断服用激素30年。诊见患者全身多个关节肿痛、酸困、僵硬，四肢及下颌关节为甚，张口困难，生活不能自理，肢体畏寒怕冷，倦乏无力，情绪悲观。家族中，患者的三姐及大姐的儿子患有类风湿关节炎（已残疾）。

查体：形瘦，面苍白，四肢肌萎痉挛，类风湿手。舌淡暗，苔薄白，脉弦细涩。

诊断：顽痹（类风湿关节炎）。（图4-3、图4-4）

中医辨证：痰瘀痹阻。

治疗：养血活血，蠲痹通络。

用药：当归30g，丹参30g，鸡血藤30g，炒穿山甲12g，桂枝12g，独活20g，千年健30g，木瓜18g，香附30g，川牛膝30g，陈皮15g，甘草9g。共9剂，水煎服。

二诊：患者服药9剂后，疼痛肿胀减轻，傍晚下肢水肿，夜尿频。上方加制附子6g，茯苓20g。共6剂。

三诊：患者肿痛较上次减轻，下肢水肿及夜尿频亦不明显。上方加三七3g。共10剂。将药研为细末，水为丸，每日服3次，每次9g。

四诊：患者坚持服用完上药后，虽手畸残未改观，但关节肿痛消失，身体感觉舒适，可自行上下楼活动，四肢肌肉较前丰满。守法继服，巩固疗效。

1年后随访，患者病情稳定，生活基本自理。

【按语】类风湿关节炎至Ⅲ期，患者关节畸形，骨损筋缩，多数医者认为此时瘀血顽痰凝结，以虫类药搜风剔络，破瘀涤痰为主。根据临床所见，此时虽确有瘀血顽痰凝结，但正气虚弱，筋骨失养更多。病至Ⅲ期的治疗指导思想为改善症状，提高生活质量。除个别患者体质尚可，适当或临时用虫类攻逐药外，主要当扶正固本。该案用当归、丹参、鸡血藤活血养血，以血药为主，辅以炒穿山甲行血止痛；独活、千年健、木瓜、桂枝、川牛膝为祛风除湿散寒之平剂，祛邪而不伤正气；陈皮、甘草共为佐使。该方养血活血、蠲痹通络，缓缓调之。

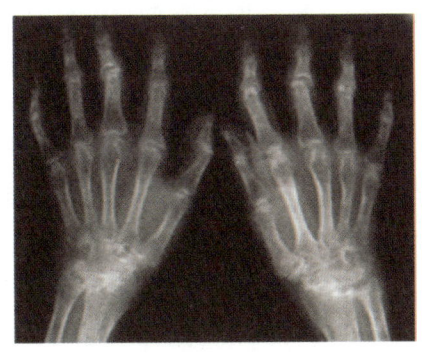

图 4-3　类风湿关节炎影像

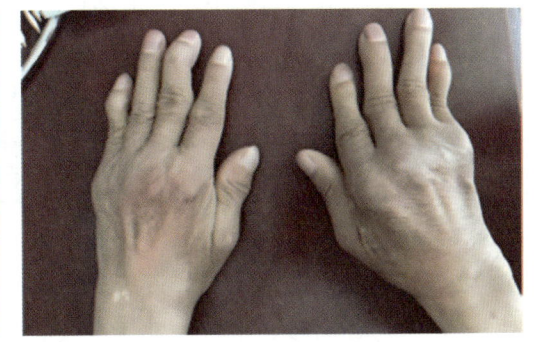

图 4-4　类风湿关节炎

风湿性关节炎

病案1

患者男，33 岁。

主诉：膝关节活动疼痛。

病史：自述患风湿 5 年来病情时好时坏，严重时可伴关节肿痛，屈伸不利，活动受限，劳累后加重，尤以膝关节较严重，曾服多种西药、中药未见明显效果，故来我科就诊。

查体：面色无华，体疲，右膝关节肿大，触之热感，屈伸不利，舌质红，苔黄腻，脉弦数，红细胞沉降率 45mm/h，抗"O"1 000U。

诊断：风湿性关节炎，湿热偏重型。

中医辨证：痛痹。

选方：投蠲痹汤加减。

用药：独活 15g，羌活 15g，秦艽 15g，当归 15g，川芎 15g，桑枝 25g，海风藤 25g，桂枝 15g，木香 10g，乳香 10g，甘草 10g，茯苓 15g，薏苡仁 15g，杜仲 20g，苍术 20g，木瓜 15g，6 剂。水煎服，每日 1 剂。

二诊：自觉周身及关节酸痛减轻，右膝关节肿胀渐消，活动较轻便，守原方继服 6 剂。2000 年 10 月 30 日诊，自述关节疼痛大减，肿胀的膝关节也恢复正常。实验室检查："O"500U 以下，红细胞沉降率 20mm/h。嘱其继续服药以巩固疗效，守前方略行加减继服 1 个月余，随访 3 年未复发。

【按语】风湿性关节炎是北方地区的常见病、多发病之一，属中医学"痹病"范畴，临床可按风寒湿痹辨治，其发病主要与气候条件、生活环境、个人体质及抗病能力有关，《素问》认为"所谓痹者，各以其时重感于风寒湿之气也"。《济生方》明确提出"皆因体虚腠理空疏，受风寒湿之气而成痹也"。可见风湿关节炎除重受风寒湿等邪气之外，素体的强弱也起着重要的作用，体虚阳气不足，腠理空疏，卫阳不固，风寒湿邪得以乘虚侵袭脉络，致气血运行不畅而引起肢体关节疼痛、酸沉、重着、麻木等。也有素体的阳气偏盛，内有蕴热或感受风寒湿之邪久治不愈，留邪于经络，蕴而化热者。蠲痹汤出自《医学心悟》，主治风寒湿痹，肢体关节疼痛或沉重麻木，本病是由肝、脾、肾三经素虚，复感风寒湿邪而发，方中独活、羌活、桂枝、秦艽、海风藤、桑枝祛风除湿，当归、川芎、木香、乳香理气活血止痛，甘草调和诸药，诸药合用使风邪得去，气血得充，肝肾得补，扶正祛邪。共奏祛风除湿，蠲痹止痛之效。

病案 2

张某，男，31 岁。

主诉：两膝关节疼痛 17 年。

病史：10 余岁时经常去河里洗冷水澡，致两膝关节疼痛，痛有定处，屈伸不利，局部发冷，皮色不红不热，得热则减，病情时轻时重。服中西药及针灸治疗，效果不佳。

查体：局部无红肿，疼痛在双膝盖处，屈伸不利。舌苔薄白，脉象弦紧。红细胞沉降率 24mm/h，抗"O"800U。

诊断：风湿性关节炎。

中医辨证：痛痹。

治疗：益气补血，祛风除湿，温经散寒。

用药：乌归关节丸 30 丸，每次服 1 丸，每日 3 次；黄芪 90g、当归 90g、白术 90g、制川乌 40g、制草乌 40g、甘草 40g、羌活 60g、独活 60g、威灵仙 60g。制法及服法：将上药共研细末，过 100 目筛，炼蜜为丸，每丸 6g，白开水送下。

二诊：10 日为 1 个疗程。服药 20 日疼痛缓解，活动自如，红细胞沉降率 10mm/h，抗"O"300U。再服药 10 日以巩固疗效。2 年后随访未见复发。

【按语】风湿性关节炎属于中医学"痹症"范畴。乃体虚阳气不足，腠理疏松，卫外不固，或阴虚内热，湿热内蕴，风寒湿之邪乘虚而入，留滞于肌肉、筋骨、关节，致气血运行不畅，邪气闭阻而成。故有风寒湿三气杂至，合而为痹的论述。治宜益气补血固本，蠲痹祛邪。方中黄芪补气固表，当归补血活血，白术健脾燥湿，制川乌、草乌祛风散寒除湿，舒筋通络，羌活祛上半身风湿，独活祛下半身风湿，威灵仙通行十二经络之风邪，甘草调和诸药，解川乌、草乌之毒，诸药合用，具有益气补血固本，蠲痹祛邪之功，使肌肉、筋骨、关节组织得以荣养康复，病邪自然除矣。

病案3

唐某，女，32岁。

主诉：患者下肢关节疼痛4日。

病史：两年来常有关节痛史，体温38.6 ℃。血检：白细胞9.4×10^9/L，中性粒细胞比率78%，淋巴细胞比率22%，红细胞沉降率59mm/h。心电图检查：心肌有轻度损伤。患者下肢关节疼痛，红肿灼热，痛不可近，重着难移，烦热口渴，心忡气促，小便黄，苔黄腻，脉沉弦数。

中医辩证：此为湿热阻滞经络，流注关节，宜清热导湿化滞，以当归拈痛汤去升麻、葛根，加红花、桃仁、姜黄、薏苡仁、蚕沙、乳香、没药等品，针取风市、膝眼、足三里、阳陵泉，用泻法。施治一星期，关节痛减，红肿消退，仍宗前方加减，经治旬余，康复如常。

【按语】风湿性关节炎，在中医方面属于"痹症"范畴。其发病因素一般认为与潮湿、寒冷及机体抵抗力的减弱有关。中医的痹症亦认为与外界风、寒、湿的刺激有关。《素问·痹论》曰："风寒湿三气杂至，合而为痹。"《伤寒论》曰："风湿相搏，骨节烦疼掣痛，不得屈伸，近之则痛剧。"《济生方》指出："痹皆因体虚，腠理空疏。受风寒湿气而成痹也。"临床观察，本病确是风寒湿邪乘虚侵袭，痹阻经络所致。由于感受风寒湿气，有偏多偏少之异，因而在临床症状亦有所不同，所以《素问·痹论》有"风气胜为行痹，寒气胜为痛痹，湿气胜为着痹"之分。而风寒湿邪之中，又以湿为主要因素，所以张子和说："痹病以湿为源，风寒为兼。"根据本病例的临床症状及患者体质、类型，证实前贤所见，甚为恰当。本病基于外邪侵袭，痹阻经络，因此，在治疗上以祛邪通络为法，并按风寒湿热的偏胜，采用祛风、散寒、清热、利湿等法。在本病早期治疗，不宜过度发散，免伤气血，亦不可妄投滋补，壅遏病机。病久不愈，疼痛屡发，体尚实者，应予破滞消瘀，搜剔络道；如病久体虚者，则宜培补气血，滋养肝肾，破血逐瘀之品，所当慎用。总宜随机应变，随症参化，方不致误。

病案 4

王某，男，37 岁。

主诉：腰膝酸痛，并伴有麻木，膝关节屈伸不利。

病史：患者因工作原因，长期于室外工作。偶见腰膝痛并未在意。几日前因天气变冷，患者出现腰膝酸痛加重，并伴有麻木，膝关节屈伸不利等症状，遂来门诊就诊。

查体：腰膝酸痛，并伴有麻木，膝关节屈伸不利。舌红苔白，脉细弱。

诊断：风湿性关节炎（痹症）。

中医辨证：肝肾不足，筋脉失于濡养温煦。

治则：祛风湿，止痹痛，益肝肾，补气血。

选方：独活寄生汤加减。

用药：石菖蒲 20g，灸远志 20g，茯苓 20g，川芎 10g，独活 15g，桑寄生 15g，续断 15g，杜仲 15g，威灵仙 15g，当归 15g，牛膝 15g，防风 15g，郁金 15g，莱菔子 15g，赤芍 10g，龟甲（先下）30g，甘草 10g。7 剂，水煎 2 次，分 2 次温服。

针灸治法：通痹止痛，疏通经络。选穴：以病痛局部为主。以平补平泻手法行针。主穴：阿是穴、局部经穴。配穴：血海、梁丘、膝眼、足三里、三阴交、阴陵泉、肾俞、腰俞。

二诊：2015 年 3 月 15 日。服药 7 剂，腰膝酸痛减轻，麻木减轻，膝关节屈伸活动改善。嘱效不更方，继续服上方药 7 剂，水煎 2 次，分 2 次温服。针灸处方不变。

三诊：2015 年 3 月 22 日。腰膝酸痛消失，麻木减轻，膝关节屈伸能自由活动。不更方，继续服上方药 7 剂。针灸处方不变。

【按语】本证由痹症日久不愈，累及肝肾，耗伤气血而致。并因长期感受风寒湿邪，风寒湿邪侵犯肌肉关节，则腰膝酸痛，久而肢节屈伸不利。肝肾不足，气血亏损，筋骨失养，则肢节麻木不仁。本方用独活寄生汤化裁，方中独活辛苦微温，善祛深伏筋骨之风寒湿邪，且性善下行以治腰膝腿足之痛；防风祛一身之风而胜湿；威灵仙以助防风祛风湿、通筋络之效；桑寄生、续断、杜仲、牛膝补益肝肾，祛风湿而强壮筋骨，牛膝上能活血以通利肢节筋脉；当归、赤芍、川芎、郁金养血和血；茯苓、甘草、莱菔子益气健脾，使气血充而筋骨筋肉得以濡养；肾主骨，肾虚不能主骨，故骨痿不用，故用龟甲滋阴潜阳，补肾；石菖蒲、远志、茯苓交通心肾，开窍化痰；甘草调和诸药。并配合针灸治疗以增加醒脑调神，疏通经络之力。

通过以上疗程的治疗患者腰膝酸痛消失，麻木消失，膝关节屈伸能自由活动。并嘱患者避风险、禁劳累。

痛风性关节炎

病案 1

邓某，男，38 岁。

主诉： 左侧下肢脚踝疼痛，轻度肿胀，左侧膝关节疼痛。

病史： 发热感，畏寒，恶风，劳累后疼痛加重，进食高蛋白食物后疼痛加重，体型肥胖，平素嗜食肉食，尚无痛风石形成，纳眠尚可。大便正常，夜尿 3~4 次。舌质淡红，舌体胖大，边有齿痕，苔白腻稍黄。既往有饮酒史。肾功能检查示：尿酸 572μmol/L，胆固醇 10.2mmol/L。

诊断： 痛风性关节炎。

中医辨证： 痹证，湿重于热，兼肾虚证。

选方： 防己黄芪汤加减。

用药： 防己 15g，黄芪 18g，白术 10g，薏苡仁 30g，土茯苓 25g，防风 8g，桂枝 6g，甘草 6g，生姜 10g，益智仁 12g，绵草薢 12g，延胡索 15g，乌梢蛇 10g。15 剂，水煎服，每日 1 剂，早、晚分服。嘱患者服药期间忌食生冷、辛辣、油腻之品，少食或不食肉类及动物内脏，忌暴饮暴食及酗酒。嘱患者畅情志，注意休息，多饮水。

二诊（2019 年 3 月 28 日）：患者诉左踝部疼痛较前减轻，肿胀基本消失，左膝关节仍有疼痛，无肿胀，仍畏寒，恶风，纳眠可。大便正常，夜尿 2~3 次。舌质淡红，舌体胖大，边有齿痕，苔腻稍黄。守原方继服 15 剂，水煎服，每日 1 剂，早、晚分服。

三诊（2019 年 4 月 16 日）：患者诉左踝部、左膝关节疼痛明显减轻，畏寒减轻，仍恶风，纳眠可。大便正常，夜尿 2 次。舌质淡红，苔薄，舌根部稍腻。守初诊方不变，去山楂，减防己为 12g，黄芪 15g，防风 6g。继服 15 剂，水煎服，每日 1 剂，早、晚分服。

四诊（2019 年 4 月 30 日）：患者诉疼痛症状均减轻，无畏寒肢冷，无恶风，纳眠可，二便正常。舌淡红，苔薄黄。治疗：防己 12g，白术 10g，防风 6g，土茯苓 25g，益智 12g，鸡血藤 25g，生姜 10g，甘草 6g。15 剂，水煎服，每日 1 剂，早、晚分服。服药 2 个月后复查肾功能示：尿酸 241μmol/L，胆固醇 6.3mmol/L，为巩固疗效，继服上方 15 剂，后随访 6 个月未再复发。

【按语】防己黄芪汤载于张仲景的《金匮要略·痉湿暍病篇》，临床常用于加减治疗痛风性关节炎，临床疗效较好。痛风性关节炎之所以发病，其病因无外乎外感和内伤两方面，外感常为风邪兼夹湿、寒、热致病，内伤主要为脾虚失运，湿邪为患，或因体质易感寒感热而致病，现代人患病常常虚实夹杂、寒热夹杂，无单纯的虚证，治疗时要根据其偏重加减变化，对证、对病治疗。防己黄芪汤应用时应辨证加减，偏于外感之邪时，酌情加入疏散外邪之药；偏于内伤时则加健脾祛湿之药；寒、湿、热较重时，则加入驱寒、胜湿、清热之品；浮肿者，甘草的用量不超过 10g。

病案 2

常某，男，52 岁。

主诉： 足背痛 8 年，伴红、肿、热、痛 1 日。

病史： 患者自诉 7 年前开始发作，曾内服中药 7 包，肿痛消失，又服 5 包，维持 6 年未发，1 日前饮酒后晚 8 点发作，出现感右足肿痛不能入睡，纳尚可，二便平，舌体淡红，苔薄黄，数弦脉。

查体： 体温 37.0 ℃，呼吸 24 次/min，心率 90 次/min，血压 135/76mmHg。行走困难，右膝关节以下至拇趾均有红、肿、热、压痛，跛行。实验室检查：白细胞计数（WBC）$8.7×10^9$/L，中性粒细胞百分比 74.3%，尿酸（UA）606μmol/L，红细胞沉降率 72mm/h。

诊断： 急性痛风性关节炎。

中医辨证： 痹症（湿热蕴结，瘀血痹阻）。

治则： 清热化湿，活血通络排毒。

选方： 自拟鸡蛇汤加减。

用药： 苍术 10g，白术 10g，黄柏 10g，川牛膝 10g，茯苓 15g，蛇舌草 15g，栀子 10g，鸡血藤 20g，秦艽 12g，肿节风 15g，虎杖 15g，香附 10g，甘草 10g，丹参 20g，透骨草 20g。共 7 剂，每日 1 剂，水煎服，分 2 次服。嘱患者注意休息，禁饮酒、海鲜等高嘌呤食物。

二诊（2019 年 9 月 19 日）：患者自诉服用上方后右踝关节及拇趾跖关节红肿热痛消失，疼痛减轻，关节活动功能正常，身热已退，仍感关节偶有隐痛，但能入睡，脘腹胀闷，舌质淡红，苔薄黄，弦脉。复查尿酸 407μmol/L，红细胞沉降率 45mm/h。继续服用自拟鸡蛇汤加减：鸡血藤 20g，蛇舌草 15g，苍术 10g，白术 10g，黄柏 10g，川牛膝 10g，茯苓 15g，栀子 10g，黄芪 10g，肿节风 15g，虎杖 15g，香附 10g，甘草 10g。共 7 剂，每日 1 剂，水煎服，分 2 次服。

三诊（2019 年 9 月 25 日）：诸症悉除，舌体淡红，苔薄黄，弦脉。复查尿酸 201μmol/L，血沉 12mm/h。继续服用方剂巩固治疗：鸡血藤 15g，蛇舌草 15g，苍术 10g，白术 10g，川牛膝 10g，黄柏 10g，防己 10g，薏苡仁 15g，山药 10g，炙黄芪 20g，虎杖 10g，土茯苓 10g。共 7 剂，每日 1 剂，水煎服，分 2 次服。嘱患者注意生活调适，3 个月后随诊未见复发。

【按语】痛风一症，多因素体脾虚，复因寒湿痹阻，患者关节久则蕴热，搏结气血，导致湿热瘀三凝痹阻经络，治宜清除三邪；患者通过清热化湿，活血排毒，病已得治，病势已缓；痛风为病多以饮食失常，尤以善食油腻酒水等助食生热之品有关，故而多为湿热壅结，郁阻经脉，治疗时则应调治注重健脾化湿，清热排毒。临床若合并湿热者，与三妙散合用；若合并湿瘀闭阻者，与防己黄芪汤合用；若合并脾虚湿胜者，合参苓白术散。临床常按此法辨证用药，每获佳效。

病案 3

李某，男，37 岁。

主诉：痛风 7 年。

病史：痛风 7 年。形体壮实，面部皮肤红光油腻，现右肘关节，左拇指关节疼痛时发时止，关节及周围组织红肿热痛，活动后患处关节疼痛明显，大便溏薄，肛门觉热，粪色深黄，小便略黄。无发热、寒战、头痛、心悸和恶心等全身症状，舌淡红苔黄腻，脉沉细。

诊断：痹证（痛风性关节炎）。

中医辨证：湿热入络。

治疗：拟麻黄连翘赤小豆汤化裁。

用药：青连翘 20g，杏仁 15g，赤小豆 30g，大枣 20g，桑白皮 15g，炙甘草 5g，伸筋草 20g，土茯苓 50g，海螵蛸 20g，嫩桂枝 10g，7 剂。

二诊（12 月 11 日）：服药后疼痛大减，守方续进 7 剂。

【按语】麻黄连翘赤小豆汤出自《伤寒论·辨阳明病脉证并治第八》，原方主治"伤寒瘀热在里，身必黄，麻黄连翘赤小豆汤主之"。临床不少医生认为用此方时当脉浮，其实脉浮有表证时用麻黄连翘赤小豆汤并非仲景原意，是后人因方中有麻黄、生姜、连翘等走表之药，所以认为此方有解表功能，从而认为当脉浮有表证时运用此方效果才好。其实仲景原文说的是"伤寒瘀热在里"，也就是说"伤寒"（表证或里证）以及"瘀热在里"（里证）皆可运用。

运用此方时，见脉沉者常去麻黄、生姜等解表之药，如本案即去麻黄、生姜加伸筋草、土茯苓、海螵蛸、嫩桂枝通络祛湿，主治由湿热兼表，转而变为主治湿热入络，从而更符合病情需要。海螵蛸一药临床常用来收敛止血、涩精止带、制酸敛疮，海螵蛸其实还有通经络的功效，海螵蛸（又名乌贼骨）的配伍应用最早见于《黄帝内经》的"四乌鲗骨一芦茹丸"，原用于治疗血枯经闭，从而可推知本药有通经络之效，而《要药分剂》则直接说明其有：通经络，去寒湿的效果。

病案4

符某，男，46岁。

主诉：痛风5年。

病史：患者5年前患痛风性关节炎，2~3个月发作1次，每次口服秋水仙碱等药后症状可缓解。5个月前因病情复发口服秋水仙碱及甾体消炎止痛类药物，导致上消化道出血，经治症状缓解。此次入院症见：左足第1跖趾关节红肿疼痛，影响活动，屈伸时疼痛明显，夜晚加重，舌质红、苔薄黄腻，脉濡数。体温38.7℃，脉搏105次/min，红细胞沉降率54mm/h。

诊断：痛风性关节炎。（图4-5）

辨证：痹证（湿热型）。

治则：化瘀泄浊，清热解毒，通络止痛。

用药：土茯苓50g，萆薢20g，牛膝20g，当归20g，赤芍20g，杜仲20g，刺五加20g，泽泻20g，威灵仙30g，生薏苡仁30g，黄柏10g，苍术10g，桃仁10g，红花10g，独活10g，秦艽10g，甘草6g。每日1剂，并配合中药外洗方：大黄30g，苏木30g，金银花30g，薄荷30g，透骨草30g，黄柏20g，两面针20g。用法：水煎倒入洗浴盆内，待药液温度降至30~32℃时洗浴患处，上下午各1次，每次20分钟。纯中药治疗15日，患者关节红肿热痛消失，活动正常，复查红细胞沉降率18mm/h。

出院后续以健脾和胃，渗湿祛浊法，处方：黄芪、白术、蚕沙、萆薢各15g，车前子、土茯苓、薏苡仁、泽泻各20g，防己10g，木瓜12g。1个月后复查，患者关节活动如常，血尿酸235μmol/L。

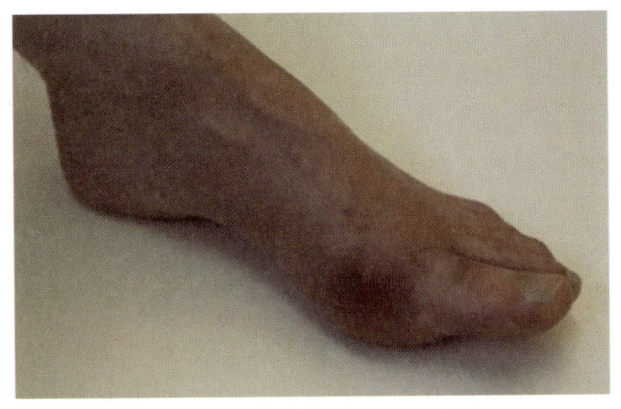

图 4-5 痛风性关节炎

【按语】急性痛风性关节炎是由于机体内嘌呤代谢紊乱与尿酸排泄减少，致血尿酸水平升高，尿酸盐结晶沉积于关节，其发病诱因为暴饮酗酒，根据现代医学对本病的认识，本病为内因发病，浊毒内伏为病理机要，病变脏腑为脾肾两脏。病变脏腑在脾肾两脏，其原因有三：①本病常和高血压、冠心病、高血脂、糖尿病、肥胖患者伴发，而上述疾病的共同土壤为代谢综合征，即相当于中医的痰浊内阻，而脾为生痰之源。②本病的诱因常与饮食不节，暴饮酗酒或食用某些特定食物有关，为浊毒内伏体质，与饮食不节的诱因相互作用，引起脾胃运化功能缺陷，肾之分清泌浊功能失调。③现代医学治疗痛风性关节炎缓解疼痛的有效药物秋水仙碱，口服后的副作用为腹泻，临床观察，患者出现腹泻症状，则关节疼痛缓解明显，若服药后无出现腹泻副作用，则疼痛减轻不明显，提示本病与阳明腑实，肠道积热有关，亦为中医通腑泄热治疗本病提供理论依据。总之，急性痛风性关节炎以标急为主，临床突然发病，以下肢中小关节红肿热痛为主，部分患者伴发热、心烦，口渴，舌红、苔黄，辨病当属中医学热痹或痛痹范畴，病机为痰瘀湿浊热毒下注，痹阻关节经络，不通则痛。治疗当以化瘀泄浊，清热解毒，通络止痛。此期治疗，在中药内服的基础上，配合中药外洗方，局部用药，使药物直达病所，充分发挥药效，这种独特的给药途径避免了药物口服后被各种消化酶分解破坏的弊端，从而提高了药物的利用度。

强直性脊柱炎

病案 1

吴某，男，16 岁。

主诉：腰背部僵硬、左臀下痛、髋痛2个月。

病史：患者2个月前无明显诱因出现腰背部疼痛，曾于当地注射曲安奈德配利多卡因（具体剂量不详），加口服滑膜炎胶囊3粒/次，3次/d，症状未见好转，遂来本院就诊。刻下患者腰部酸胀疼痛明显，脊柱呈强直状，活动受限，左臀下痛连及腿部，髋关节疼痛明显，活动受限，纳可，眠差，小便可，大便不成形，舌淡、苔白腻，脉沉弦细。

查体：腰椎活动受限，腰骶部压痛（＋），左侧"4"字试验（＋），双骶髂关节压痛（＋）。磁共振成像（2014年1月3日）：双骶髂关节表面欠光滑，双关节腔积液。理化检查：HLA-B27试验（－），C-反应蛋白5.69mg/L，红细胞沉降率50mm/h，类风湿因子6.1IU/ml，抗链球菌溶血素"O"试验11U。

诊断：强直性脊柱炎。

中医辨证：大偻（肾督亏虚，寒湿痹阻）。

治则：通督解凝，舒筋除痹。

选方：腰痛1号方加减。

用药：鸡血藤25g，骨碎补20g，狗脊20g，杜仲20g，鹿角霜20g，肉苁蓉20g，枸杞子15g，延胡索15g，豨莶草15g，牛膝15g，泽泻15g，丹参15g，天麻15g，砂仁5g，乌梢蛇20g，白蒺藜20g，鸡矢藤15g，薏苡仁（包煎）30g，汉防己20g，淫羊藿30g，巴戟天20g，肉桂10g，制附子15g。7剂，每日1剂，水煎，早、晚分服。

二诊（2014年1月17日）：患者自述症状略有好转，晨起后腰背部仍略感僵硬，稍微活动后僵硬感消失，腰背部活动度增加，臀腿及髋部痛症状减轻，纳眠可，舌质淡，苔薄白，脉沉弦紧。

查体：腰椎活动度增加，腰骶部压痛减轻，双骶髂关节压痛减轻，左侧"4"字试验仍为阳性，但疼痛程度较上次减弱。现证属肾虚寒凝，遂于前方基础上巴戟天改为30g，制附子改为3g，加川草薢10g，独活15g，以温阳补肾，散寒除湿。7剂，煎服法同前。继服骨金丹胶囊，剂量同前。

三诊（2014年1月27日）：患者自述腰已不痛，晨僵基本消失，仅腿部略有不适，纳眠可，大小便正常，舌质淡苔薄白，脉沉弦细，腰椎活动度基本正常，腰骶部及骶髂关节压痛明显减轻，左侧"4"字试验仅为弱阳性。现症为患者在肾阳亏虚的基础上体内仍有寒湿之邪及少量瘀血痹阻经络，遂在温阳补肾强督的同时，辅以除湿散寒、活血化瘀。在二诊方基础上去掉汉防己、独活，将巴戟天调整为20g，制附子调整为10g，另加土鳖虫10g，羌活15g。10剂，煎服法同前。骨金丹暂时停服。

四诊（2014年2月7日）：患者自述疼痛基本消失，腰背部及髋部基本活动自如，但稍久坐后，腰部仍有不适。纳眠可，大小便正常，舌淡苔薄白，脉沉弦细。查体结果基本正常，患者证型不变，遂按三诊方继续服用10剂。

五诊（2014年3月31日）：患者腰背部症状已消失，但坐2小时以上仍有轻微疼痛，其他情况同前，舌脉同前。查体情况正常，按前法在补肾通督的同时，散寒除湿，化瘀通络。处方：腰痛1号方加乌梢蛇30g，鸡矢藤20g，薏苡仁（包煎）30g，淫羊藿30g，巴戟天30g，制附子（先煎30分钟）15g，肉桂10g，羌活15g，独活15g，土鳖虫15g，川萆薢10g。10剂，煎服法同前。同时加骨金丹胶囊口服，剂量同前。

六诊（2014年5月9日）：患者自述腰背部略感僵硬，背伸受限，纳眠尚可，大小便正常，脉沉弦细，舌苔薄白，查体仅腰背部有轻微压痛。因患者背伸受限，遂对五诊方进行加减，去掉乌梢蛇，加伸筋草15g，白僵蚕20g。10剂，煎服法同前。同时口服骨金丹胶囊，剂量同前。

七诊（2016年1月18日）：患者停药1年多，其间注射 TNF-α 拮抗剂依那西普25mg/次，2次/周，腰背部疼痛几乎未再出现，仅受凉时有轻微不适，舌淡，苔薄白，脉沉细。

查体：腰椎活动自如，腰骶部及髋部未见压痛，"4"字试验阴性。理化检查：HLA-B27试验（－），红细胞沉降率34mm/h，C-反应蛋白4.81mg/L，类风湿因子10.7IU/ml，抗链球菌溶血素"O"试验5U。根据当前症状治以温肾散寒、祛风除湿，以巩固疗效。

治疗：腰痛1号方加羌活15g，独活15g，伸筋草15g，肉桂10g，川萆薢20g，制附子（先煎）15g，全蝎6g，徐长卿15g，白僵蚕20g。7剂，煎服法同前。2个月后随访，病情未再复发。

【按语】本病例为先天不足所致的肾督亏虚，并受风寒湿之邪，故疾病治疗过程中以补肾强督为主，再根据患者早中后期不同的状态分别给予祛风除湿、散寒止痛、活血化瘀。治疗该病时，先以腰痛1号方为底方进行加减，其中鸡血藤活血行血的同时，还可通络止痛，为方中君药。骨碎补、狗脊、杜仲补肝肾强筋骨，均入肝、肾经，助君药补肾健骨，共为臣药。鹿角霜、肉苁蓉补骨生髓；枸杞子补肾壮腰；豨莶草、牛膝、泽泻活血祛瘀，消肿利湿；延胡索、丹参、天麻疏通经络，活血止痹，为佐药。砂仁健脾和胃，缓解滋补太过，为使药。初诊时患者以感受外邪为主，遂予肉桂、制附子、巴戟天以加强温肾补阳之效，同时合薏苡仁、淫羊藿、汉防己以祛风除湿，加白蒺藜、乌梢蛇、鸡矢藤以祛风活络。后考虑到本病发展过程中易造成痰瘀互结的病理状态，遂加入虫类药及活血化瘀药，如乌梢蛇、土鳖虫、全蝎等，善于走窜关节，破血逐瘀，与活血化瘀药共用，使络脉得通，气血方行。

医案 2

戴某，男，48 岁。

主诉： 背部疼痛 10 年，加重伴腰部酸胀 1 年。

病史： 患者 10 余年前劳累后出现背部疼痛，夜间痛甚，翻身困难，起床活动后缓解，症状持续半年后好转。1 年前背部疼痛伴腰部酸胀，查骶髂关节 CT：骶髂关节炎（双侧Ⅱ级），查 HLA-B27 试验（＋），诊断为"AS"，予抗炎消肿等治疗好转后自行停药，后疼痛反复予抗炎止痛药效不显。刻下：背部疼痛，夜间尤甚，腰骶部酸胀，颈部偶有疼痛，余关节无明显不适，怕冷，汗出可，夜尿频，大便尚调，纳寐可，舌淡黯，苔薄白，脉弦数。辅助检查：ESR45mm/h。

诊断： 强直性脊柱炎。（图 4-6）

中医辨证： 大偻。

选处： 阳和汤方加减。

用药： 鹿角霜 10g，熟地黄 10g，桂枝 10g，炒白芍 10g，防风 10g，麻黄 6g，白芥子 10g，独活 15g，川牛膝 10g，淫羊藿 10g，川续断 10g，蜂房 10g，炙甘草 3g。

二诊（2015 年 12 月）：背痛不显，怕冷如故，夜尿次减，舌淡黯，苔白腻，脉弦。药用原方加附子（先煎）10g，肉桂（后下）6g，28 剂，水煎服。

三诊（2016 年 1 月）：病情尚可，后背疼痛未作，活动自如，足踝偶有肿痛，鼻干，苔薄腻，脉细弦。药用：熟地黄 300g，鹿角片 200g，鹿角胶 250g，麻黄 150g，白芥子 200g，独活 200g，桑寄生 300g，桂枝 200g，茯苓 250g，秦艽 200g，防风 200g，防己 200g，川芎 200g，当归 250g，山茱萸 300g，菟丝子 250g，鸡血藤 200g，红花 150g，续断 200g，黄芪 300g，太子参 300g，阿胶 250g，陈皮 250g，枸杞子 200g，炙甘草 150g，冰糖 300g，蜂蜜 300g，收膏。病情向愈，后以膏方调理而安。此后每于冬季服用膏方一料防其复作，随访至今，病情稳定。

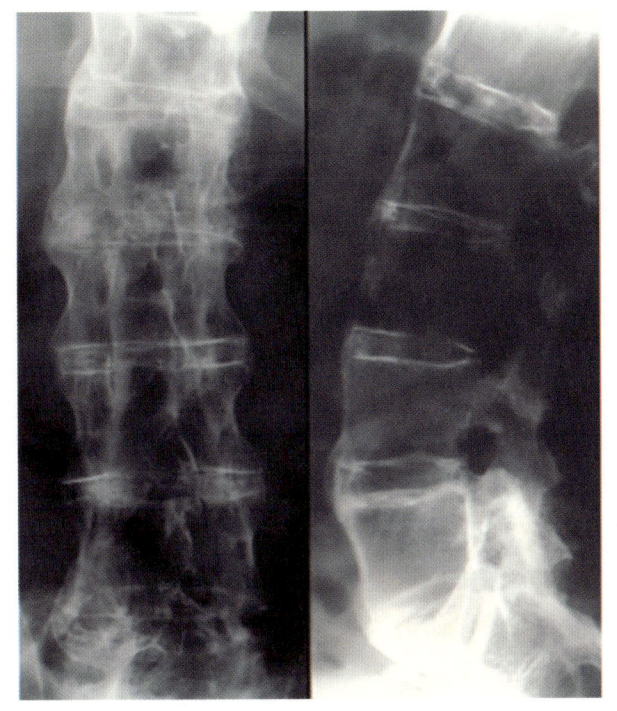

图 4-6　强直性脊柱炎影像

【按语】一诊时患者背部疼痛，夜间尤甚，腰骶部酸胀，怕冷显，夜尿频，结合舌脉，证属肾虚督寒，脉络虚滞，治以补肾强督，通补络脉。患者病情处于活动期，拟新加阳和汤为基础，进行加减，药水煎服，以鹿角霜、熟地黄为君，补肾强督，以桂枝、麻黄为臣，温阳散寒，独活、淫羊藿、防风散寒祛风，白芥子、川牛膝、蜂房活血祛痰通络，川续断、川牛膝强筋壮脊，炒芍药、炙甘草为使配合应用，酸甘化阴，养血柔筋。二诊时患者背痛不显，怕冷明显，故去桂枝，加附子、肉桂加强温肾强督之效。三诊时患者病情稳定，邪气未祛，正气未复，遂用膏方缓缓图之，用鹿角片、鹿角胶、阿胶血肉有情之品补肾强督，熟地黄滋补阴血，填精益髓，配以桑寄生、山茱萸、菟丝子、茯苓、川续断、生黄芪、太子参、枸杞子补肾健脾，麻黄、独活、桂枝、秦艽、防风、防己祛风散寒通络，川芎、当归、鸡血藤、红花、白芥子活血化瘀通络，陈皮理气通络，使全方补而不滞，炙甘草调和诸药。膏方立论从气血阴阳出发，补肾强督通络兼有顾护脾胃之功效，对于强直性脊柱炎病情稳定期尤宜。

病案 3

魏某，男，22 岁。

主诉：腰骶部反复疼痛 1 年余，加重 1 周。

病史：患者于 1 年前无明显原因出现腰骶部疼痛反复发作，1 年来由于不影响生活，而未引起注意。逐渐呈进行性加重，以晨起前为甚，起床活动后症状减轻或消失，阴雨天时疼痛加重，伴有腰膝酸软，体倦乏力，近 1 周前上述症状加重，并出现双膝关节肿痛，活动受限，夜间翻身困难，晨僵明显，持续时间大于 2 小时，纳差，二便调，舌苔薄白，脉沉弦。

查体：腰骶部疼痛，腰膝酸软，体倦乏力，双膝关节肿痛，活动受限，夜间翻身困难，晨僵明显，持续时间大于 2 小时，夜间盗汗，无低热颧红，纳差，二便调，舌苔薄白，脉沉弦。

查类风湿因子、ACCP、C 反应蛋白、红细胞沉降率正常，骶髂关节压迫试验，骶髂关节定位试验，髂嵴推压试验均阳性。腰椎正侧位片及双侧骶髂关节正位片示：腰椎无异常，双侧骶髂关节间隙无变化，骶髂关节骨质密度增高，边缘模糊，局部有虫蚀样改变。

诊断：强直性脊柱炎（痹病）。

中医辨证：肾虚督脉空虚则不能鼓舞卫阳之气抗邪，风、寒、湿之邪乘虚侵入机体，痹阻经络，气血不畅，筋骨失养。

治则：温肾散寒，除湿通络。

选方：右归饮合独活寄生汤加减。

用药：熟地黄 25g，山药 20g，山茱萸 15g，杜仲 15g，枸杞子 15g，肉桂 10g，独活 30g，桑寄生 30g，茯苓 15g，桂枝 20g，川芎 30g，当归 20g，白芍 30g，甘草 10g，秦艽 30g，细辛 5g，萆薢 10g，木瓜 15g。7 剂，水煎 2 次，分 2 次温服。

二诊（2014 年 2 月 19 日）：服药后，腰骶部疼痛及腰膝酸软缓解，体力改善，晨僵好转，持续时间约 1 小时，夜间时有盗汗，二便调，舌质淡，苔薄白，脉沉弦，继以前法，加延胡索、乌梢蛇。熟地黄 25g，山药 20g，山茱萸 15g，杜仲 15g，枸杞子 15g，肉桂 10g，独活 30g，桑寄生 30g，茯苓 15g，桂枝 20g，川芎 30g，当归 20g，白芍 30g，甘草 10g，秦艽 30g，细辛 5g，萆薢 10g，木瓜 15g，延胡索 15g，乌梢蛇 10g。14 剂水煎 2 次，分 2 次温服。

三诊（2014 年 3 月 5 日）：服药后腰骶部疼痛及夜间盗汗症状消失，体力改善，晨僵好转，持续时间小于 1 小时，舌质淡，苔薄白，脉沉有力。前方去延胡索、细辛，加白芥子、鸡血藤、威灵仙、伸筋草。熟地黄 25g，山药 20g，山茱萸 15g，杜仲 15g，枸杞子 15g，肉桂 10g，独活 30g，桑寄生 30g，茯苓 15g，桂枝 20g，川芎 30g，当归 20g，白芍 30g，甘草 10g，秦艽 30g，萆薢 10g，木瓜 15g，乌梢蛇 10g，白芥子 5g，伸筋草 15g，鸡血藤 30g，威灵仙 30g。14 剂水煎 2 次，分 2 次温服。

继服 14 剂以巩固疗效，复查双侧骶髂关节正位片，前后对照提示：局部虫蚀样改变稍有改善，其余无明显变化，随访至今未复发。

【按语】先天肾精不足，督脉空虚是强直性脊柱炎发病的关键，风寒湿热之邪等因素起着诱发作用，《黄帝内经》中对强直性脊柱炎的发病已经进行了论述，谓"骨痹不已，复感于邪，内舍于肾……肾痹者，善胀，尻以代踵，脊以代头"。历代医家遵《黄帝内经》之旨，多以"肾虚邪痹"立论，认为肾虚为本病形成的内在因素，风寒湿邪侵入督脉为本病发生的外在条件。因此本病肾虚督脉空虚为本，感受外邪为标。本案患者肾虚督脉空虚则不能鼓舞卫阳之气抗邪，风、寒、湿之邪乘虚侵入机体，痹阻经络，气血不畅，筋骨失养而发病，证属肾虚寒湿痹阻。治以补肾益督、散寒通络。右归饮合独活寄生汤加减运用，可温补肾阳，祛风湿，止痹痛，方中用独活、秦艽、细辛、木瓜祛风除湿，散寒止痛，白芍、川芎、当归、熟地黄养血和血，使气血旺盛，有助于祛风除湿；桂枝、肉桂温阳散寒，茯苓、山药补气健脾，杜仲、桑寄生、白芍、山茱萸补肝肾、强筋骨，各药合用，标本兼顾，扶正祛邪。可随症加鸡血藤、威灵仙、伸筋草等以增通经活络之效。

病案 4

陈某，男，32 岁。

主诉： 腰骶部疼痛间作 3 年，加重 2 个月。

病史： 患者 3 年前无明显诱因出现双侧臀部交替疼痛，未予重视及系统治疗，2022 年 1 月开始出现双髋关节疼痛，影响正常行走，遂至当地医院就诊，检查示：HLB-27（+），双髋关节间隙正常，左侧髋关节积液，左侧股骨头少量骨髓水肿。刻下：腰骶部及双侧髋关节疼痛，夜间明显，晨起活动后好转，弯腰转身等活动未见明显受限，无明显怕冷，纳寐可，二便调，舌黯淡，苔腻，脉弦细。既往有慢性萎缩性胃炎病史 4 月余。

诊断： 强直性脊柱炎。

中医辨证： 大偻（肾虚督寒证）。

选方：新加阳和汤加减。

用药：熟地黄10g，鹿角片10g，麻黄10g，桂枝10g，川牛膝15g，炒蜂房6g，炒白芥子（麸炒）10g，苍术10g，生薏苡仁15g，醋延胡索10g，茯神15g，炙甘草3g，金银花10g，法半夏10g，郁金10g，羌活15g，葛根10g。14剂，每日2次，一日2次200m水煎温服。

二诊（2022年3月30日）：患者服药后症状明显减轻，腰骶部及髋关节疼痛好转，翻身不受限，纳寐可，二便调，舌红苔薄腻脉弦细。继续按前法施治，上方去白术，加郁金10g，炙甘草改3g。

三诊（2022年5月11日）：服药后自觉症状缓解明显，遂停药半个月。刻下髋关节疼痛不甚，仅腰背部夜间稍有疼痛，晨起缓解，翻身、弯腰均不受限，无明显怕冷感，纳寐可，二便调，舌苔薄，边有齿痕，脉弦数。方选新加阳和汤加羌活15g，葛根15g加减。

后续几次来诊均以三诊处方为基础加以巩固，随访至今，病情稳定。

【按语】一诊时患者以腰骶部及双髋关节疼痛为主，且具有夜间疼痛加重、晨起活动后好转等强直性脊柱炎的典型特征，结合舌脉，证属肾虚督寒，脉络虚滞，治以补肾强督通络。此时患者病情处于活动期，拟新加阳和汤为基础方，并在此基础上加减化裁。该方以熟地黄、鹿角片为君，补肾强督，滋阴助阳，以治其本；以麻黄、桂枝为臣，温经散寒、通络止痛；川牛膝、炒蜂房、炒白芥子活血祛痰、温经通络；炒苍术、法半夏、薏苡仁健脾化湿，祛痰消肿；延胡索通络止痛，金银花解毒消肿，茯神宁心安神；炙甘草为使，既可缓急止痛，又能调和诸药。诸药配伍，共凑补肾强督通络之功。二诊时患者诸证改善明显，体内寒湿之邪逐渐消退，遂去白术，但腰骶及双髋疼痛仍有，故加郁金以增强活血止痛之功。三诊时患者病情稳定，邪气渐去，正气渐复，此时患者各主要症状皆得到有效控制，但由于邪气缠绵难净，流连于脊柱关节之间，因此患者仍感腰背疼痛。《诸病源候论·腰痛不得俯仰候》载："肾主腰脚，而三阴三阳、十二经、八脉，有贯肾络于腰脊者。劳损于肾，动伤经络，又为风冷所侵，血气击搏，故腰痛也。"故加羌活、葛根以祛风通络，解肌止痛。

膝关节滑膜炎

病案1

张某，男，50岁。

主诉：因长时间行走后双膝肿痛 2 周就诊。

病史：双侧膝关节肿胀明显，触之局部皮温稍高，膝关节间隙轻压痛，浮髌试验（＋），双膝关节麦氏试验（－），抽屉试验（－），侧方挤压试验（－），膝关节屈曲受限。舌淡红、苔薄白，脉弦。膝关节正侧位片示：双膝关节间隙增宽，提示关节内积液，骨质未见明显异常。血常规、血沉均正常。

诊断：双膝关节滑膜炎。

中医辨证：膝痹（气滞血瘀证）；本病因劳损而成，滑膜脉络损伤，气滞血瘀，关节内津液生成转化受损，瘀水互结，稽留其间，郁久化热，病情反复，肿胀难消，肌筋弛弱。三期辨证为急性期，治宜行气活血、通络利湿。

选方：方用活血通利汤加减。

用药：薏苡仁 30g，茯苓 30g，三七 15g，地龙 15g，桃仁 15g，红花 15g，川芎 15g，赤芍 15g，川牛膝 15g，泽泻 15g，猪苓 15g。7 剂，每日 1 剂，水煎，早、晚分服。配合金黄跌打散外敷。嘱患者休息，避免膝关节屈伸活动。

二诊：双膝关节肿胀疼痛明显消退，肤温正常，继续予上方加党参 15g，白术 15g，陈皮 15g，以健脾益气，续服 7 剂。

三诊：诸症消失，浮髌试验（－）。继服 5 剂以巩固疗效，微信随访半年，未见病情复发。

【按语】患者中年男性，因长时间行走，膝关节劳损，膝部脉络受损，血溢脉外，发为瘀血。而瘀血痹阻经络，气机不畅，不通则痛。加之津液输布失利，聚而成湿，湿聚则肿，而成本病，故见膝关节红肿疼痛。舌淡红、苔薄白、脉弦为气滞血瘀之舌脉。患者发病时间为 2 周，按三期辨证为急性期，按四型辨证为气滞血瘀型，故治宜行气活血、通络利湿。方中三七、桃仁、红花、赤芍、川芎为君，三七散瘀止血、消肿定痛；桃仁活血祛瘀；赤芍清热凉血、散瘀止痛；川芎为血中气药，气中血药，有活血行气之效。薏苡仁、茯苓、猪苓、泽泻四药为臣，薏苡仁利水渗湿，最善利关节痹证之水肿。《本草经疏》曰："薏苡仁性燥能除湿，味甘能入脾补脾，兼淡能渗湿，故主筋急拘挛不可屈伸及风湿痹，除筋骨邪气不仁，利肠胃，消水肿令人能食。"《本草新编》曰："薏苡仁最善利水，不至损耗真阴之气，凡湿盛在下身者，最适用之。"茯苓为健脾第一药，最善利水渗湿，猪苓淡渗利湿，泽泻利水，《本草纲目》曰："泽泻渗湿热，行痰饮，止呕吐、泻痢，疝痛，脚气。"四药共用，利水渗湿、疏利湿邪而不伤正。地龙为佐，利尿消肿，又通络止痛。川牛膝为使，引药下行至痹之所。本方用药合理，诸药共奏行气活血、通络利湿之功，故收效颇佳。

病案2

刘某，女，74岁。

主诉：右膝关节肿痛1年余，加重2个月。

病史：年轻时劳务过重，经常感觉下肢酸痛，活动加重，休息后减轻，与天气无关，1年前上下楼后右膝疼痛加重，蹲起困难。

查体：右膝关节明显肿胀，不红不热，压痛阳性，屈伸受限，浮髌试验（＋），舌淡，苔薄白，脉沉细。右膝关节CT示：右膝关节退变，内有积液，滑膜增厚，半月板未见异常。

诊断：右膝关节骨性关节炎、滑膜炎。

中医辨证：着痹（脾失运化、湿浊下注证）。

治则：补益肝肾、健脾利湿、消肿止痛。

用药：①熟地黄30g，山茱萸25g，山药25g，牡丹皮10g，茯苓15g，泽泻15g，苍术20g，白术15g，黄芪30g，鸡血藤25g，怀牛膝25g，桂枝15g，龟甲15g，每日1剂，水煎，早、晚分服。②外敷方。透骨草50g，威灵仙30g，伸筋草50g，赤芍25g，泽兰15g，半枝莲20g，穿山龙25g，川牛膝25g，附子15g，土茯苓25g，茜草25g，每日1剂，加热敷于膝部，每日2次。

二诊：右膝关节肿痛减轻，浮髌试验弱阳性，屈伸改善，遂继续按上述方案治疗，1个月后，询问其家属，诉病症明显好转，嘱患者避免外伤劳累，注意保暖，随诊。

【按语】60岁以上患者多有慢性劳损病史。由于年老体虚，肝肾亏虚，脾失健运，致使关节气血不畅，经络不通，水失运化，湿性趋下，下注关节，积留成液，发为膝痹，治宜补益肝肾、健脾利湿、利水消肿。方中前6味为六味地黄汤，加以白术、苍术、黄芪补气健脾，龟甲加强补肝肾，牛膝引药下行。此外，为了使积液更快速吸收和排出，采用中药外敷法提高了疗效，缩短疗程。

踝关节滑膜炎

病案1

廖某，女，57岁。

主诉：双膝、踝关节肿痛 20 余日。

病史：20 余日前因劳动后出现双膝关节肿痛，当时未重视，后逐渐加重，并出现双踝关节肿痛，遂前往县人民医院诊治。MR 检查示：右膝关节退行性变，右胫骨后缘游离骨片，内外侧半月板前后角变性，右膝关节积液，膝部软组织肿胀。医生当时建议膝关节置换，患者畏惧手术，经朋友介绍来我院就诊。刻下：双膝、踝关节肿痛，灼热，着地则痛剧，行走不便，口中和，纳可，无腹胀，大便调，小便可，夜尿 2~3 次，睡眠可，舌淡苔薄白，脉紧。

诊断：踝关节滑膜炎，膝关节滑膜炎。

中医辨证：痹症，少阴太阴阳明合病。

治则：予桂枝芍药知母汤加独活方。

用药：桂枝 12g，白芍 10g，知母 15g，麻黄 6g，苍术 20g，防风 10g，炙甘草 6g，生姜 10g，淡附片 15g，独活 10g。7 剂。

二诊（2021 年 10 月 18 日）：诸关节肿痛减，仅左膝关节仍肿痛，灼热，行走还有点不便，口中和，纳可，大便时干，每日 1 次，夜尿 2~3 次，睡眠可，舌淡苔薄白，脉紧。前方知母增至 18g，加防己 10g，白术 30g 以加强祛湿效果。

三诊（2021 年 10 月 25 日）：踝关节肿痛已去，膝关节痛减九成，行走可，口中和，纳可，大便调，夜尿减至 1~2 次，睡眠可，舌淡苔薄白，脉紧。继守上方 7 剂以巩固。

2021 年 10 月 31 日已基本痊愈，故介绍同村患者来诊。后随访未再复发。

【按语】当地医院要求膝关节置换，用经方治疗三诊已痊愈，充分说明了经方在治疗痹证中的优势。双膝、踝关节肿痛，关节腔积液，夜尿 2~3 次，为有水饮；灼热，为饮停化热；整体表现为不及，故六经辨证为少阴太阴阳明合病，方用桂枝芍药知母汤加独活，二诊关节痛减轻，仍肿胀，灼热，加大知母用量以消肿清虚热，加防己、白术增强祛水除痹作用，方证对应，故三诊效果非常明显，巩固 1 周而痊愈。

病案 2

赵某，女，46 岁。

主诉：左膝关节肿痛半个月余。

病史：有轻度外伤史，自服滑膜炎冲剂和壮骨关节丸，不见效果。查体：左膝关节肿胀，两膝眼饱满，局部轻度压痛，皮温略高，浮髌试验（＋），关节活动受限。X线片示：左膝关节间隙略增宽，胫骨髁间隆起变尖。舌红苔黄腻，脉滑数。

诊断：左膝骨关节炎、滑膜炎。（图4-7、图4-8）

中医辨证：此系局部挫伤出血，积瘀与水湿（渗出滑液）稽留。瘀血阻滞经络，而致肿痛不已，功能受限。

治疗：活血化瘀，除湿消肿。

用药：薏苡仁（包煎）30g，王不留行（包煎）20g，苍术20g，丹参15g，泽兰15g，穿山甲（炮）15g，赤芍15g，紫草15g，泽泻15g，黄柏15g，川牛膝15g，陈皮15g，每日1剂，水煎服。嘱服1周。

二诊（3月25日）：左膝肿胀渐消，活动进步，痛已减轻，脉濡数，舌红，苔薄白。嘱按前方继服2周。左膝肿胀基本消退，已不甚痛，但走路多时仍有轻度疼痛。治仍用前方加延胡索15g，淫羊藿15g，骨碎补20g，继服2周，后服壮骨伸筋胶囊2周，调理而愈。

【按语】膝关节结构复杂，经筋会聚，素有"膝为筋之府"之说。中医认为本病是由于卫气虚弱，气血痰湿凝滞，经脉痹阻，湿浊瘀血留滞膝部而成。膝关节滑膜炎有急性与慢性之分，多数病例有外伤史。急性期一般在1~2小时内发生肿胀、疼痛，活动困难，走路跛行，甚或不能行走，局部皮温略高，浮髌试验阳性；慢性者，多见于老年人，有劳损或关节疼痛（骨关节炎）的病史，遇劳累或受凉后症状加重，膝肿，两膝眼处饱满，皮温不高，浮髌试验亦呈阳性。本病例系一膝部捩伤后为病，属亚急性滑膜炎，局部出血与渗液积滞，不得流行，故为肿为痛。本病一般多为无菌性感染，故西药抗生素治疗效果不明显。中药具有温经散寒、活血化瘀、祛风除湿、强筋健骨之功。其治以拟"薏苡仁化瘀汤"为主。药用薏苡仁、苍术之益气健脾除湿为君药，配川牛膝、泽兰、丹参、王不留行、穿山甲之活血通经，消肿止痛为臣药；合黄柏、泽泻、赤芍、紫草以清热凉血，除湿化瘀，消肿止痛之功为佐使药。

在治疗期间，为使其骨性关节炎得到同时治疗，故加入骨碎补、淫羊藿，以补肝肾、坚筋骨；延胡索化瘀止痛。后期嘱服壮骨伸筋胶囊更加强舒筋壮骨、化湿通络祛痛的功效。薏苡仁化瘀汤原方加三棱、莪术、皂角刺、山慈菇、穿山甲等活血破瘀、散结消肿药，对膝腘窝囊肿有良效。薏苡仁化瘀汤原方加水蛭7.5g（入汤药水煎），三七粉7.5g（分3次服），对下肢静脉炎亦有较好效果。

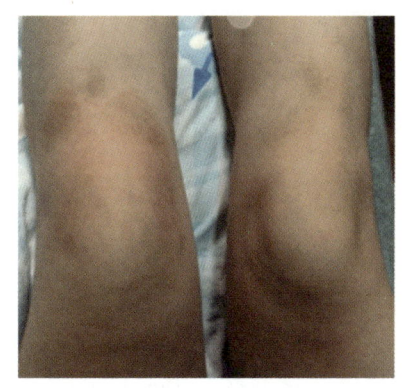

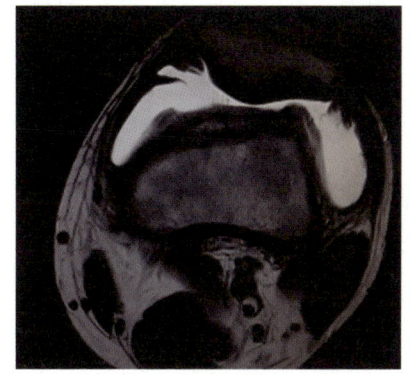

图 4-7　膝关节滑膜炎　　　　　　图 4-8　膝关节滑膜炎影像

病案 3

贾某，女，52 岁。

主诉： 双膝关节疼痛、肿胀 1 年余。

病史： 1998 年春在稻田插秧时，发现肌肉痛，3 日后发现双膝关节肿大，到各医院治疗，诊断为滑膜炎，但疗效不见好。主证：双膝关节肿大、发硬，皮色不变，不能屈伸。X 线片示：左膝关节间隙变窄。疼痛剧烈，夜间更甚，无法入睡，怕凉。脉诊：弦紧。舌诊：舌质紫暗、苔厚。

诊断： 双膝关节滑膜炎（鹤膝风）。

辨证分析： 该患者为滑膜炎病中之重者。

方药： ①红药散。每日 3 次，每次 0.5g；②白药散。每日 3 次，每次 0.5g；③小药引子。附子 10g，制川乌 10g，干姜 10g，肉桂 10g。

患者用药后，疼痛加剧，1 个月后，肿胀甚微，故令患者加量服之，疼痛更剧，肿胀开始渐明显。日渐肿大，7 个月未见消肿，医嘱禁止服用任何止痛药。服至 7 个半月时，至 2000 年 1 月 15 日，疼痛渐轻，肿胀渐消，双膝关节功能开始恢复，只是关节无力，酸沉、僵硬。继服上药 3 个月后，小汤药停。又用 3 个月患者与常人无异，可以做农村体力工作后停药。

【按语】《医宗金鉴》曰："鹤膝风证，单生者轻，双生者最重。"该患者发病明显，是在春季水田中受邪，寒湿之邪直中之阴经。病后治疗不得当，延误治疗最佳时机，使关节滑膜遭到破坏。该病当以大辛大温之品攻之，否则难释寒凝之害，关节肿胀，内有积液，而今关节肿胀发硬，故液已成痰，关节不能屈伸，说明关节滑膜已有损害，夜间疼痛剧烈、怕凉，说明寒湿之邪极盛。

故患者无法入眠。脉弦紧，苔白厚说明寒湿极盛，X线片示关节间隙变窄，说明关节滑膜受损较重。

急性化脓性骨髓炎

病案 1

张某，男，13岁。

主诉： 患者因发热、左小腿红肿疼痛14日。

病史： 患儿既往有扁桃体炎病史，本次发病后曾给青霉素肌内注射加庆大霉素静脉滴注。

查体： 体温39℃，左小腿上段红肿明显，压痛阳性。舌红绛，苔光滑，脉数。X线检查示：左胫骨上段急性骨髓炎。

诊断： 左胫骨上段急性骨髓炎。

中医辨证： 热毒蕴结证。

治疗： 入院后继续给予抗生素，内服附骨痈汤加牛膝，处方组成：金银花15g，紫花地丁15g，蒲公英15g，连翘12g，黄连6g，黄芩6g，黄柏6g，丹参12g，赤芍9g，地骨皮9g，天花粉9g，甘草3g，牛膝9g，7剂，水煎服，每日1剂；左小腿上段红肿处采用生肌消炎膏（象皮粉、血余炭、黄连、黄芩、黄柏、当归、生黄芪、煅石膏、炉甘石、茶油、蜂蜡），摊在油绵纸上，绵纸侧敷在患处，外盖消毒纱布包紮，每日换药1次。

二诊（2004年2月13日）：体温降至正常，局部红肿疼痛缓解，停用抗生素，继续服附骨痈汤加牛膝7剂，外敷生肌消炎膏。

三诊（2004年2月20日）：患者体温正常，局部红肿疼痛消失，X线片复查示：右胫骨上段未见破坏。患者出院，让其带附骨痈汤10剂回家，以巩固疗效。经随访未复发。

【按语】创口炎症感染后形成溃疡，常经久不愈，除内服药物外，须用药外治。方中象皮粉可敛疮生肌，为君药。血余炭亦是血肉有情之品，可化瘀止血、收敛疮口为臣药。佐以黄连、黄芩、黄柏清热解毒；当归、生黄芪补益气血；煅石膏、炉甘石清热泻火，收敛生肌；冰片清热止痛，防腐生肌。上药加入茶油文火煎熬，滤去药渣，加入蜂蜡调拌成软膏。附骨痈又称急性骨髓炎，是骨与周围组织的急性化脓性感染。治疗应以清热解毒、凉血消痈为原则。附骨痈汤是由《医宗金鉴》治疗痈疡初起的名方"五味消毒饮"加减化裁而得，该方减去天葵子，加黄连、黄芩、黄柏清热解毒；丹参、赤芍、地骨皮活血凉血；天花粉清热生津，解毒消痈；甘草调和诸药。全方共奏消除附骨痈肿、疮、毒之功。

病案 2

徐某，女，18岁。

主诉： 患者2016年9月下旬全身不适，关节酸痛，伴有发热，下肢活动不利。

病史： 用过多种抗生素。病情时轻时重，左大腿逐渐粗大，活动障碍，疼痛日益加剧。伴有发热（38℃），胃纳不香，全身不舒。X线片示：右股骨急性化脓性骨髓炎。

查体： 右大腿中下段骨骼胖肿、粗大；皮色未变，压痛明显。右下肢不能向腹侧弯曲。白细胞总数12 500/mm³，中性粒细胞百分比91%。苔黄腻，脉细数。

诊断： 右股骨急性化脓性骨髓炎。

中医辨证： 毒邪内盛，经脉阻塞，营卫不和，血凝毒聚。

治则： 拟清热解毒，活血通络。

用药： 紫花地丁30g，蒲公英15g，半枝莲15g，重楼15g，制苍术9g，黄柏9g，川牛膝12g，当归9g，赤芍15g，丝瓜络4.5g，丹参12g。外敷：大布膏、红灵丹。

二诊（2017年1月15日）： 上方加减服药3周余，发热已退，局部肿胀疼痛仍存，压痛明显。苔薄腻，脉细数。症有化脓溃破之象。拟和营通络、益气托毒为要。处方：丹参12g，当归9g，赤芍12g，汉防己12g，土茯苓30g，潞党参9g，生黄芪12g，炙穿山甲9g，皂角刺9g，忍冬藤30g。外用同前诊。

三诊（2017年2月12日）。 肿胀疼痛均有减轻，屈伸活动已较前进步，压痛已不明显。X线片示：骨质破坏有改善，有新骨形成。胃纳、二便正常。苔薄，脉濡。前方去皂角刺、穿山甲。加野赤豆18g，泽兰9g。2017年4月19日痊愈出院。3年后随访，能参加体力劳动。

【按语】 骨髓炎属中医血"附骨疽"范围。急性发作者用清热解毒、和营通络法。当发热已退时，即可用《医宗金鉴》中托里消毒散加减，取其补益气血、托毒消肿的功效。方中党参、黄芪、白术、甘草健脾益气，当归、芍药、川芎和营活血，金银花、茯苓、白芷清热解毒利湿，皂角刺、桔梗有透托作用。此方加减，治愈本例化脓性骨髓炎，且没有破溃缠绵，远期疗效良好。

病案 3

曹某，男，21 岁。

主诉： 右手中指蛇头疔症起半个月。

病史： 曾在外院做局部切开术 3 次，庆大霉素肌内注射，并拔除指甲。X 线片示：右手中指软组织炎症波及骨质，以药线探查疮口，有骨破坏的粗糙感，并有稀薄黑污脓液自疮口溢出，西医诊断为脓性指头炎合并指骨髓炎。诊查：手指肿胀疼痛，苔黄腻、质红，脉弦滑。

诊断： 脓性指头炎合并指骨髓炎。

中医辨证： 疔毒火盛，蕴郁日久，致损筋蚀骨，俗名蛇头疔。

治疗： 清热消肿解毒，并需待死骨脱落后方能收口。内服方：紫花地丁 30g，野菊花 6g，半枝莲 15g，金银花 9g，连翘 9g，重楼 9g，生地黄 15g，伸筋草 9g，丝瓜络 6g，皂角刺 9g，生甘草 3g。外治方：二宝丹药线引流，外敷金黄膏。7 帖。

二诊： 经药线引流后，脓液排出畅达，手指肿痛减轻。X 线片示：右中指远节指骨可见骨质破坏，基底部可见骨折片。苔薄润，舌尖红，脉濡数（84 次 /min），再拟清解托毒。内服方：紫花地丁 30g，野菊花 6g，半枝莲 15g，赤芍 9g，忍冬藤 15g，牡丹皮 9g，重楼 9g，生地黄 15g，伸筋草 9g，丝瓜络 6g，皂角刺 9g，生甘草 3g。外治方：以蚊式钳自疮口处钳出末节指骨死骨，骨体如虫蚀状蛀空。外敷红油膏、九一丹。1 周后疮口痊愈而出院。

【**按语**】蛇头疔 7~10 日最易损筋蚀骨。这是因为疔毒火盛，外不得清泄，则内可损筋蚀骨。参考现代人体解剖，手指末节为封闭结构，一旦为炎症侵袭，肿胀压迫营养指骨的血管，引起指骨缺血坏死。说明中医经验是有科学依据的。亦提示我们在治疗该疾时应及早控制炎症和注意切开引流以避免指骨的破坏。

慢性化脓性骨髓炎

病案 1

娄某，男，43 岁。

主诉： 右胫骨上端骨折术后感染寻求治疗。

病史： 自述 2017 年 10 月车祸伤致右胫骨上端粉碎性骨折，于外院急诊行内固定＋伤口 VSD 引流术，术后细菌培养示金黄色葡萄球菌感染，行抗生素治疗，后确诊为慢性化脓性骨髓炎，行部分内固定物取出＋皮瓣移植术。2018年12月11日以"右胫骨上端骨折术后感染14日"于我院门诊就诊，诊时右小腿肿胀，皮温高，见内侧1.5cm×4.0cm感染疮口，少量淡黄的脓液渗出，味腥，周围皮肤紫暗色素沉着，面色暗黄，精神萎靡，舌赤、苔厚，脉沉涩。

诊断：慢性化脓性骨髓炎。

中医辨证：附骨疽（余毒未清，经络瘀阻，气血不足）。

选方：解毒汤加减。

用药：赤芍15g，马齿苋15g，陈皮9g，丹参15g，地龙6g，金银花15g，黄柏9g，川芎9g，醋延胡索9g，生地黄12g，当归12g，蒲公英15g，川牛膝9g，紫花地丁15g，牡丹皮10g，玄参12g，野菊花10g，土茯苓15g，板蓝根15g，生黄芪20g，甘草6g。15剂，水煎服，每日1剂，早、晚饭后1小时分服并配合2号洗药外洗。

二诊：用药半个月，患者精神好转，饮食增加，疼痛、肿胀较前减轻，疮口缩小，脓液减少，局部皮色红润。解毒汤加穿山龙6g，配合2号洗药继用1个月。

三诊：患者精神倍增，肿胀消退，疮口愈合，皮肤转为红润，症状消失。

【按语】本患者病程较长，就诊时症状典型，局部肿胀，疮口未敛并伴有脓液渗出，局部皮肤紫暗、色素沉着，属急性期，局部热毒壅盛阻碍气血，造成气滞血瘀，酿肉腐骨成脓。治疗以解毒汤为底方，加用扶正补益之药，以奏清热解毒、活血化瘀、气血双补之效；配合2号洗药外用，收湿敛疮，排脓生肌。半个月后患者症状改善，效不更方，加穿山龙增强活血作用，促进疮口收敛，1个月后患者痊愈。

病案2

张某，男，72岁。

主诉：左下肢溃烂，感觉减退。

病史：患者自述1个月前左下肢不慎摔伤，自行使用外用药后，未见好转，进行性加重，出现局部创面溃烂、肿胀、左侧胫骨处感觉减退，于当地医院就诊。

查体：左胫骨前创面处肿胀疼痛，夜间尤甚，活动受限，创面大小约5cm×10cm，溃烂流脓，左侧胫骨处感觉减退，稍有灼热感，局部皮肤温度略高于健侧对应部位，创面周围皮肤颜色变黑，夜寐欠安，纳便尚可，舌暗苔黄，脉沉细。

诊断：慢性化脓性骨髓炎。

中医辨证：附骨疽。

治疗：黄芪 30g，忍冬藤 10g，炮穿山甲 2g，丹参 15g，当归 10g，蜈蚣 1 条，苍术 10g，薏苡仁 25g，防风 10g，牛膝 15g，黄柏 10g，木香 10g，皂角刺 6g，炒白术 15g，党参 15g，白芷 10g，甘草 5g。7 剂，每天 1 剂，水煎，分早、晚 2 次温服。

二诊（2018 年 8 月 31 日）：左胫骨前创面处疼痛减轻，未见明显肿胀，步行时疼痛加重，创面大小约 4cm×9cm，未见流脓，左侧胫骨处感觉减退，无明显灼热感，局部皮肤温度略高于健侧对应部位，夜寐欠安，纳便尚可，舌淡苔黄，脉沉细。效而不更方，在原方基础上去蜈蚣、忍冬藤、木香、白芷，加桔梗 10g，升麻 6g，柴胡 10g，黄芪加至 35g，皂角刺加至 10g。10 剂，用法同前。

三诊（2018 年 9 月 12 日）：患者左胫骨前创面处疼痛较前明显减轻，可缓慢行走，创面大小约 3.5cm×8cm，未见肿胀、流脓，左侧胫骨处感觉较健侧稍减退，无灼热感，局部皮肤温度正常，夜寐一般，纳食可，二便调，舌淡苔黄，脉沉细。在前方基础上去桔梗，加三棱 5g，陈皮 10g，泽泻 10g，菟丝子 10g，枸杞子 12g，升麻增为 10g。10 剂，用法同前。

四诊（2018 年 9 月 21 日）：患者左胫骨前创面处疼痛不明显，步行尚可，创面大小约 3cm×5cm，无肿胀、流脓，左侧胫骨处感觉较健侧稍减退，局部皮肤温度正常，创口皮色大致正常，夜寐尚可，纳食可，二便调，舌淡苔黄，脉沉细。在二诊处方基础上去防风、党参、桔梗，10 剂，加锁阳 10g，用法同前。

五诊（2018 年 10 月 4 日）：患者左胫骨前创面大小约 1cm×4cm，无疼痛，局部皮温、感觉、皮色正常，左下肢运动功能基本正常，夜寐尚可，纳食可，二便调，舌淡苔黄，脉沉细。继服前方，7 剂而愈，劳作如常。

【按语】附骨疽是一种毒邪深袭，附着于骨的化脓性疾病，可浸及整个骨组织，甚至周围的软组织。多发于四肢长骨，尤以胫骨最多，其临床表现为局部胖肿，附筋着骨，推之不移，疼痛彻骨，溃后脓水淋漓，不易收口，可成瘘道，损伤筋骨，病后余残，甚者危及生命。"附骨疽"理论的源流属《灵枢·痈疽》范围。经云："热气淳盛，下陷肌肤，筋髓枯，内连五脏，血气竭，当其痈下，筋骨良肉皆无余，故命曰疽。疽者，上之皮夭以坚，上如牛领之皮。"隋代《诸病源候论》明确提出附骨疽病名，并对其病因病机进行阐述："附骨疽者，由当风入骨解，风与热相搏，复遇冷湿；或秋夏露卧，为冷所折，风热伏结，壅遏附骨成疽。"清代《疡科心得集》载："五脏蕴毒，附骨而生，方觉大如伏瓜者为疽。"亦可视为附骨疽。可见"附骨疽"可近似理解为现代医学的骨髓炎，在治疗上西医多以手术和药物综合疗法为主。而本例单纯应用中药治疗，最终使创面愈合，功能恢复，其治疗附骨疽的有效性在临床中较为罕见。

病案 3

马某某，女，25 岁。

病史： 前年 10 月份右腿挫伤，用活血镇痛药，肿痛非但未消，反而导致月经复至、量多，且发展为急性骨髓炎。手术后屡以抗生素、托里消毒散等续治，病势日渐转剧而来就诊。右腿内侧阴谷穴下，有 1cm×6cm 垂直刀口，口内有 0.5cm×3cm×1.5cm 之溃槽，其色粉白、脓液清稀、量少、腥臭，创口周围暗红、凹陷，全腿明显萎缩，膝关节弯曲成 90°，已半年多不能直伸。近年来腹冷便溏，日行 2 次，善饥纳少，肌肤枯糙，形体羸瘦，颜面萎黄，畏寒身酸，四末不温。舌暗无苔，脉沉细而迟。

诊断： 慢性骨髓炎。

中医辨证： 脾阳虚衰，便多血亏，肢失润养，邪气久陷。

治则： 温中止泻，益气泄浊。

用药： 制附子 40g，白术 20g，干姜 10g，薏苡仁 30g、败酱 30g，木香 10g。水煎，饥则频饮，不拘剂数。溃槽局部敷提毒散，外贴麝香回阳膏，隔日一换，以愈为止。

服上方 32 剂，纳谷增多，大便日行 1 次，略成形，脓量多，质转稠，并排出瓜子大死骨 3 片，余症皆好转。原方去白术、干姜、木香，加黄芪 40g，狗脊 20g，牛膝 15g，附子减半，之后随症加减，继服 80 余剂，腿复如常。

【按语】 慢性骨髓炎之治，莫不以扶正为主。但扶正之法，必须因人而异，因势利导，奏效方捷。本例之正虚，乃初病时服活血药太过，引起月经量多，阴血受损，此其一；术后屡服托里消毒散，尽阅其方，连翘、紫花地丁等苦寒之品大量使用（驱邪药超过扶正药将两倍），中气受损，纳少便多，化源乏绝，此其二。基此两因，并据以上见症，而用附子、白术、干姜止泻健脾，木香畅膈开胃，薏苡仁、败酱逐瘀泄浊。药后中气渐复，纳化转常，更易益气生血、补骨壮肾之黄芪、狗脊等品续治，终使其气血旺盛，顽疡随之而除。

病案 4

刘某，男，34 岁。

主诉：手术伤口未愈，反复发热 1 年

病史：1 年前因外伤手术后伤口一直未愈，开始按照线头过敏予以处理，发热反复，继而右大腿筋骨疼痛，不红不热，疼痛彻骨，痛如锥刺，筋骨不能伸屈转动，大腿通肿，皮色不变。逐渐发红肿胀，持续性发热不退而住院。

诊断：股骨上部急性化脓性骨髓炎。治疗采取手术切开引流和用大量抗生素治疗，术后症状改善，但难以收口，反复急性发作。

查体：初诊时患者肌肉消瘦，面色苍白，神志淡漠，形容憔悴，腹胀，恶心，纳呆，右大腿通肿，不红不热，外侧生一恶疮，紫黑塌陷。舌淡苔白，脉微而沉。

西医诊断：慢性化脓性骨髓炎。（图 4-9）

中医诊断：附骨疽。

中医辨证：气虚寒凝。

治则：补虚逐寒。

选方：大防风汤加减。

用药：党参 15g，防风 10g，白术 15g，茯苓 15g，当归 10g，白芍 15g，川芎 10g，黄芪 25g，肉桂 5g，柴胡 10g，桔梗 15g，白芷 10g，牛膝 15g，穿破石 20g，皂角刺 10g，3 剂，水煎服，每日 1 剂，每剂煎 2 次。

二诊（1996 年 3 月 22 日）：每日服 3 剂，精神佳，饮食可，二便调，睡眠安，右大腿疼痛，疮形红肿突起，脉实而大。究其变化乃阴证转阳，脓成欲溃之兆。治宜补气养血，托毒透脓。处方：托里透脓汤加减。党参 15g，白术 15g，茯苓 15g，当归 10g，白芍 20g，川芎 10g，黄芪 30g，桂枝 10g，柴胡 10g，桔梗 15g，白芷 10g，牛膝 15g，穿破石 20g，皂角刺 10g。5 剂，水煎服，每日 1 剂。

三诊（1996 年 3 月 28 日）：疮破溃，脓出不畅，用 3% 过氧化氢溶液冲洗，应用芙蓉叶烫熟贴于疮溃破口以拔脓。处方：托里透脓汤。党参 15g，白术 15g，茯苓 15g，当归 10g，白芍 20g，川芎 10g，黄芪 30g，桂枝 10g，柴胡 10g，桔梗 15g，白芷 10g，牛膝 15g，穿破石 20g，皂角刺 10g。水煎服，连 10 剂，每日 1 剂。

四诊（1996 年 4 月 9 日）：肿消痛除，精神大振，伤口未愈。仍用 3% 过氧化氢溶液冲洗伤口，应用引流条引流以使伤口引流通畅。处方：上方加黄芪至 50g，党参 15g，白术 15g，茯苓 15g，当归 10g，白芍 20g，川芎 10g，桂枝 10g，柴胡 10g，穿破石 20g，皂角刺 10g，鹿角霜（先煎）20g。水煎服，再连

10 剂，每日 1 剂。

五诊（1996 年 4 月 19 日）：伤口新生肉芽淡红，用 3% 过氧化氢溶液冲洗。饮食睡眠俱佳。处方：上方加大黄芪至 60g，党参 15g，白术 15g，茯苓 15g，当归 10g，白芍 20g，川芎 10g，桂枝 10g，柴胡 10g，穿破石 20g，皂角刺 10g，鹿角胶（烊化）10g。水煎服，隔日 1 剂。

六诊（1996 年 5 月 13 日）：肉芽生长旺盛，溃疡收口，治以补气养血，生肌长肉。处方：继续用上方加大黄芪至 70g，党参 15g，白术 15g，茯苓 15g，当归 10g，白芍 20g，川芎 10g，桂枝 10g，柴胡 10g，鹿角胶（烊化）10g，水煎服，隔日 1 剂。

七诊（1996 年 6 月 12 日）：患者面色红润，头发黑亮，精神焕发，身体转胖，疮面痂皮脱净，平整光滑，右下肢功能恢复正常，运动自如，再予十全大补丸 3 个月以善后。

【按语】本患者由急性化脓性骨髓炎转为慢性化脓性骨髓炎，迁延日久，右大腿反复红肿，反复发热，致使身体极度虚衰，气血虚弱未能托毒外出，热毒内陷，伤口肿而不红不热，塌陷色黑。治宜大补气血，托毒外出。方以托里透脓汤为主加减，透脓汤出自《外科正宗》，主治痈疽诸毒，内脓已成不穿破者，与此病病因相符，从初诊到终诊，始终坚守此法，大剂黄芪、党参、白术、茯苓、当归、白芍、川芎以补气血，桔梗、白芷、穿破石、皂角刺托毒排脓，初用柴胡、桂枝以退热通阳，继则以大补气血为主，加入鹿角霜以补阳又有托毒之功，后又用鹿角胶补阳生肌敛疮，治疗期半年而愈，随访 3 年未见复发。

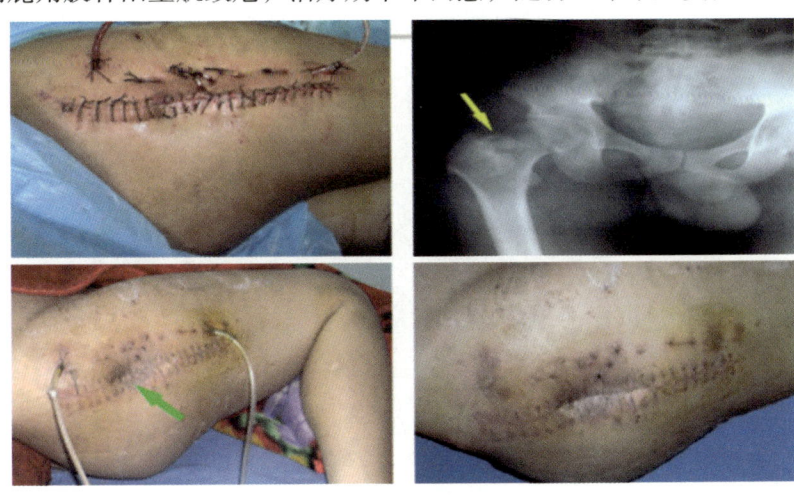

图 4-9　慢性化脓性骨髓炎（一）

病案5

祁某，男，62岁。

主诉：急性骨髓炎术后伤口溃烂半年。

病史：半年前曾患急性骨髓炎住某医院，以保守治疗，仍不效而出院，延期往诊。诊见：左小腿内侧有一术后疮口，肌肉发黑、溃烂，有脓液渗出，左下肢膝关节以下肌肉明显萎缩，肤色灰暗、触冷，面色萎黄，精神差，舌淡、苔白，脉沉细。

西医诊断：慢性化脓性骨髓炎。（图4-10）

中医诊断：附骨疽。

中医辨证：证属厥阴血寒，邪毒阻滞。

治则：温经散寒，养血托毒。

用药：当归15g，桂枝10g，白芍10g，炙甘草10g，通草6g，细辛4g，大枣5g，黄芪50g。每日1剂，水煎分2次服。连用40剂。药后疮口愈合，肤色转正常，肌肉萎缩明显改善，面色红润，精神佳，已活动自如。

【按语】当归四逆汤出自《伤寒论》，由当归、桂枝、白芍、细辛、大枣、木通、炙甘草组成。具有养血通脉、温经散寒之功，原治血虚有寒、血行不畅等病症。慢性骨髓炎属中医学"附骨疽"范畴。本例患病日久，气血大伤，久病入络，又过服清热解毒消肿之寒凉药，使阳气更损；小腿内侧为厥阴肝经所络，厥阴受寒，血寒凝滞，脉行下利，肢端失养。所谓寒者温之，虚者补之，凝者散之，滞者通之，毒者解之。故以温经散寒、养血通脉之当归四逆汤治疗，加黄芪并重用，以补气生血，补气行血，扶正托毒而效。

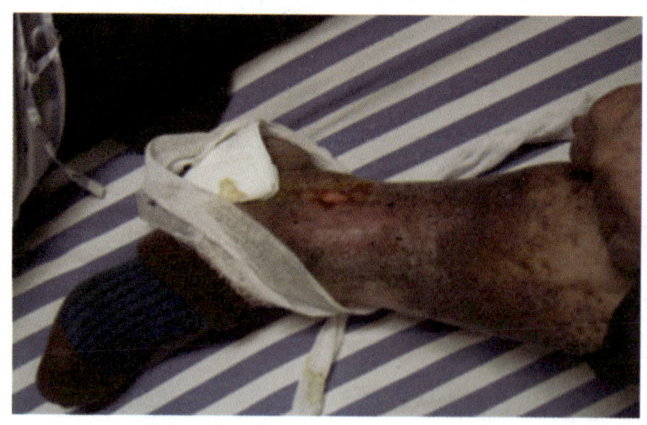

图4-10 慢性化脓性骨髓炎（二）

化脓性关节炎

病案 1

李某，女，38 岁。

主诉：患者发热、左膝红肿疼痛 5 日。

病史：体温 38.5 ℃，左膝红肿，浮髌试验（＋）。舌红，苔薄黄，脉数。X 线片示：左膝关节间隙增宽，关节周围软组织阴影增大。

诊断：左膝化脓性关节炎。（图 4-11、图 4-12）

中医辨证：热毒蕴结证。

治疗：入院后行左膝关节穿刺，抽出脓液 30ml，关节内注射庆大霉素 80mg，内服清热消脓汤，处方组成：金银花 15g，蒲公英 15g，黄芩 9g，黄连 9g，太子参 15g，黄芪 15g，生地黄 12g，赤芍 12g，皂角刺 9g，玄参 15g，玉竹 12g，狗脊 9g，千年健 9g，3 剂，水煎服，每日 1 剂。

二诊（2014 年 5 月 19 日）：体温降至 37.5 ℃，左膝关节穿刺未抽出脓液，但关节外侧仍红肿，波动征（＋），内服三黄透脓方，处方：黄连 10g，黄芩 10g，黄柏 10g，金银花 10g，连翘 10g，蒲公英 10g，白芷 10g，当归 12g，赤芍 10g，炮穿山甲 3g，皂角刺 10g，生黄芪 15g，甘草 3g。7 剂，水煎服，每日 1 剂。外用生肌消炎膏（象皮粉、血余炭、黄连、黄芩、黄柏、当归、生黄芪、煅石膏、炉甘石、茶油、蜂蜡）摊于油绵纸，敷在左膝上，每日换药 1 次。

三诊（2014 年 5 月 26 日）：左膝关节外侧脓肿破溃，流出少量脓液，体温降至正常，继续内服三黄透脓方 7 剂，将生肌消炎膏摊于油绵纸，敷在疮口上。

四诊（2014 年 6 月 2 日）：患者体温正常，局部红肿疼痛消失，疮口消失；X 线片复查示：左膝关节间隙及周围软组织阴影正常。患者出院，经随访未复发。

【按语】化脓性关节炎急性期局部红、肿、热、痛，尚未形成脓肿时，应清热解毒、托里消脓。用金银花、蒲公英、黄芩、黄连清热解毒，太子参、黄芪补气生津，生地黄、赤芍清热凉血，玄参、玉竹养阴生津，皂角刺消肿解脓，狗脊、千年健补益肝肾、强壮筋骨，共奏清热消脓之功。关节流注中期已成脓而未破溃者，应清热解毒、托里透脓。用黄连、黄芩、黄柏清热燥湿，金银花、连翘、蒲公英清热解毒，生黄芪、当归、赤芍补益气血，加上皂角刺、炮穿山甲、白芷托里透脓，甘草行气和中，调和诸药。

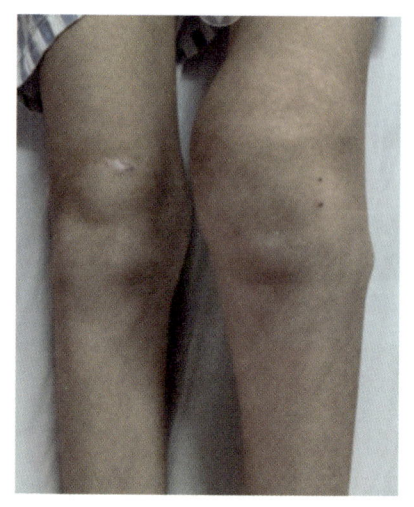
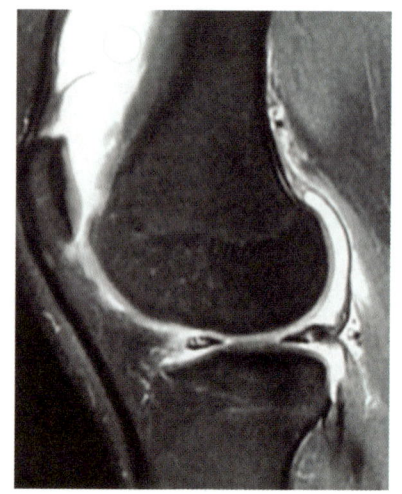

图 4-11　化脓性关节炎　　　　　图 4-12　化脓性关节炎影像

病案 2

李某，男，54 岁，农民。2008 年 3 月 2 日就诊。

主诉：右踝关节红肿热痛，活动受限 3 日。

病史：患者于 2 周前因感冒在当地口服"感冒药"后症状缓解，于 3 日前无明显诱因而发右踝关节红肿热痛，活动受限求诊本院。

查体：右踝关节红、肿、热，压痛明显。踝关节伸屈活动受限，无明显波动感。舌红，苔黄，脉数。

X 线片示：右踝关节肿胀，关节间隙稍窄，未见骨质破坏。血常规：白细胞总数增高。

诊断：右踝化脓性关节炎。

中医辨证：热毒蕴结证。

治疗：入院后右踝外敷生肌消炎膏（象皮粉、血余炭、黄连、黄芩、黄柏、当归、生黄芪、煅石膏、炉甘石、茶油、蜂蜡），每日换药 1 次；内服七味脓肿汤（刺葱、三叉虎、鲫鱼胆、武靴藤、野牡丹根、岗梅、两面针），3 剂，水煎服，每日 1 剂。

二诊（2008 年 3 月 5 日）：患者红肿热痛症状缓解，右踝继续外敷生肌消炎膏，内服七味脓肿汤 7 剂。

三诊（2008 年 3 月 12 日）：患者局部红肿热痛基本消失，停敷药膏，患者要求出院，带回七味脓肿汤 14 剂，嘱门诊复查。后持续再服上方 3 个疗程，半年随访，未见复发。

【按语】三叉虎、武靴藤、岗梅清热解毒，祛风止痛；红心刺葱、鲫鱼胆消散痈肿，活血止痛；两面针行气止痛，活血散瘀；鲫鱼胆消肿祛腐、生肌接骨；此方共奏清热解毒、消散痈肿、活血止痛之功。

脊柱结核

病案 1

李某，女，49 岁。

主诉：腰背痛 5 个月余。

病史：患者在 2002 年 2 月初，因腰痛在当地医院门诊断续治疗。由于病情日趋严重，7 月底发生截瘫而住院治疗。经 X 线片确诊为脊柱胸腰段结核，并采用西药抗痨治疗。接受抗痨治疗，患者的精神饮食情况日益恶化，身体逐渐消瘦，并出现午后骨蒸潮热和盗汗，转上级医院治疗。2002 年 9 月 5 日 CT 示：L1、L2 椎椎体骨质破坏明显，早楔形改变，并波及椎管；椎管内密度不均，呈压迫脊髓样改变；椎旁可见 5~12mm 的低密度带影，其余各椎无异常改变。肝功能：ALT 141u。乙肝三系：HBsAg（+），HBeAb（+），HBcAb（+）。因仅能接受手术治疗和抗痨治疗，于 2002 年 9 月 23 日来我院就诊。

查体：痛苦面容，贫血貌，消瘦，卧床不起，不能自行翻身。自述纳呆滞，泛恶，胃脘胀满不适。盗汗，午后骨蒸潮热。脊柱稍后凸畸形，脊柱 L2、L3 棘突处有压痛和叩击痛，无放射痛。舌红，苔薄，微黄腻，脉细数。

诊断：脊柱结核。（图 4-13）

中医辨证：骨痨。

选方：龙虎汤加减。

用药：柴胡 10g，黄芩 10g，法半夏 10g，白花蛇舌草 20g，水牛角 10g，甘草 10g，焦白术 10g，党参 10g，绞股兰 15g，山豆根 15g，土茯苓 10g，虎杖 20g，每剂 3 煎，每日 1 煎，日服 3 次，隔 2 日 1 剂。

二诊（2003 年 10 月 21 日）：其夫于门前来代述，治疗情况经述治疗后，患者精神饮食情况日益改善。每餐可进食 150g 左右的主食，盗汗和午后骨蒸潮热已停止 5 日，患者可以自己翻身。10 月 20 日实验室检查，肝功能已恢复正常。停服中药，其余各药用法同前。续治 29 日，手支撑以在床边自坐。又续治 28 日，患者在单拐支撑下跛行。半个月后，腰部疼痛较剧烈，又卧床不起。限制活动，仍守上方案续治。

三诊（2003 年 2 月 12 日）：患者前来面诊，自述单拐支撑可以走 1km 以上。6 月 30 日来诊，自述已丢拐 3 个月，并一直坚持轻家务劳动。

四诊（2004 年 3 月 31 日）：无不适，X 线片示原骨病灶：已畸形愈合，临床痊愈。

随访（2004 年 11 月 8 日）：随访，无功能障碍，可以从事各种体力劳动。

【按语】脊柱结核是一种难治的慢性危重病，本案手术治疗和西药抗痨治疗均非所宜。以龙虎汤治疗骨与关节结核疗效可靠，无毒副作用，后遗症少而轻。龙虎汤祛腐生新，健脾益气，扶正抗痨，是对骨与关节结核进行全身性治疗的有效用药。主用治痹证和痿证。

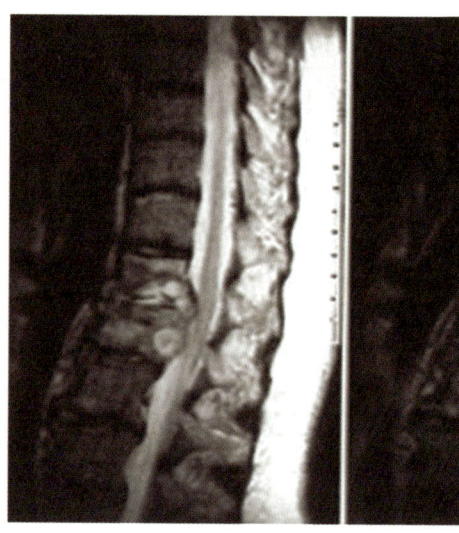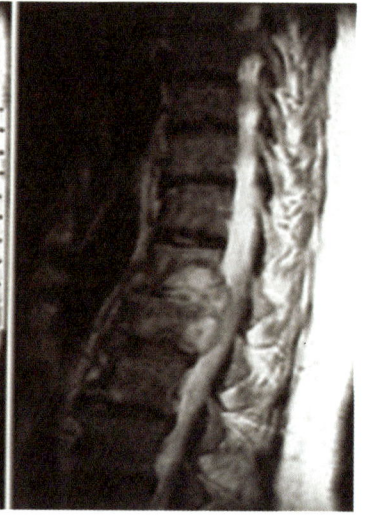

图 4-13　脊柱结核影像

病案 2

曲某，女，33 岁。

主诉：背脊酸痛 1 年余。

病史：患者 3 年来，曾患右肺结核和结核性脑膜炎，均用抗痨药物而控制。1 年前妊娠 7~8 个月时，背脊疼痛阵发，摄片见 T7—T11 胸椎有弧形阴影，又用抗痨药物而控制。产后背脊疼痛复发，向肩胛及胁下放射。俯仰和持重则痛甚，精神萎靡，腰酸无力。检查 T10 棘突部压痛较著，左胁肋关节隆起、压痛，击顶和拾物试验均呈阳性。摄片见 T10 大部分破坏，其上缘较整齐，椎体两侧呈圆形阴影。舌质红，苔薄白，脉右弦左弦紧。

诊断：T10 结核，并发椎旁脓肿。

中医辨证：骨痨（肾虚精亏，痰血互凝）。

治则：补肾填精，软坚化痰，活血消瘀。

用药：熟地黄 15g，山药 12g，狗脊 12g，鳖甲 12g，土鳖虫 12g，昆布 12g，海藻 12g，赤芍 9g，生白术 9g，桃仁 6g，红花 6g，羌活 4.5g。服药 2 剂，诸症不减，思之乃肝部不舒，背脊经筋气机不利而然，故加柴胡、白芍各 9g，鸡血藤 12g 以疏肝解郁，舒利背脊经筋。再进 2 剂，背脊疼痛顿减，仰俯无碍，持重 10 余千克。续进 10 剂，背脊疼痛渐消，腰酸亦除，精神饱满，击顶和拾物试验均呈阴性，胸椎摄片，病灶稳定，可以参加中等强度的体力劳动。后又改服蜡巴豆，观察 3 日，未见不适；胸椎摄片复查，患椎修复，脓胀消失。

【按语】脊椎结核属流痰范畴。其发于背脊者又称龟背痰，病机在于肾精亏损，阴虚火旺，虚火煎津液，聚为痰浊。痰浊阻于骨，与血互结而致气不通。另外，火腐骨血，也可蕴化成脓，而为流痰，故此病之形成，肾精亏损为本，痰血凝聚为标，本症故用补肾填精、活血化痰之剂治疗。病发于胸椎者，必致肝部，引起足太阳和足少阴经筋气机不利，而使俯仰受限。故用柴胡、白芍疏肝，利经筋之气。首服补肾填精、软坚化痰而诸症不减，又加柴胡、白芍而见效。补肾填精可加强患病椎体之修复，软坚化痰可杀痨虫，补肾填精治其本，软坚化痰治其标，故能收获。

病案 3

刘某，女，38 岁，职员。

主诉：腰痛 3 年多。

病史：该患腰痛时轻时重，曾按风湿治疗，不见明显效果，近 2 个月症状加重，腰酸痛无力，夜间尤甚，腰及两腿怕冷，小便频数。

查体：体质瘦弱，面色苍白，腰活动受限，拾物试验（+），胸腰段轻度角凸，棘上棘旁（右）压痛（+），直腿抬高试验（−）。脉沉细无力，舌质淡，苔薄白。X 线片示：L1、L2 椎间隙变窄，椎体边缘不整。椎旁可见脓肿阴影。X 线片示两肺门增大，肺纹理增粗。实验室检查：血、尿常规正常，红细胞沉降率 80mm/h。

诊断：腰椎结核。

中医辨证：命门火衰，痰凝脊梁，腐骨蚀筋。

治则：补肾壮阳，温通经脉，化痰健骨。

用药：熟地黄 30g，鹿角霜 20g，熟附片 15g，紫肉桂 10g，炮姜 10g，补骨脂 15g，淫羊藿 15g，白芥子 15g，蜈蚣 2 条，守宫 3 条，山茱萸 15g，当归 15g，川芎 15g。水煎服，每日 1 剂，连服 15 剂。

二诊（2017 年 9 月 1 日）：服药 2 周，畏寒乏力，尿频症状消失，食欲增加。下肢行走较前有力、腰痛减轻、腰部肿块渐小。嘱按前方加炮穿山甲 15g，山慈姑 15g，服 1 个月。

三诊（2017 年 9 月 30 日）：患者精神状态良好，面有华色，脉象沉缓，舌苔薄白。腰活动轻度受限，局部压痛轻度，腰部（右）肿块基本消散，触痛（－）。X 线片复查：L1、L2 骨质有修复，轮廓清晰，骨密度增浓，椎旁肿块阴影基本消失。实验室检查：红细胞沉降率 25mm/h。嘱按原方（2017 年 9 月 1 日方）减炮穿山甲，继服 1 个月。后服骨结核散 1 个月，以巩固疗效。

【按语】脊柱结核称"龟背痰"，属"骨痨"范畴。缘由气血不足，营卫失和，劳倦过度，肾气虚衰，骨骼空虚，是本病之本；风寒乘虚侵袭，痰浊凝聚，或因跌扑闪挫，损筋伤骨，致使气血凝滞，积聚漫肿，则是本病之标。在整个病程中，其始为寒，久则寒化为热，热壅成脓，但溃疡甚慢，一旦溃破，脓水淋漓，不易收敛。若治疗不当，缠绵日久，穿筋蚀骨，极易致残。本病的演变较为复杂，为阴寒入骨之证。盖肾主骨，为先天之本，命门火衰，则精气不旺，若冬无夏，气血凝滞于筋骨而成此患。肾水亏乏，则骨髓空虚，不能司作强技巧之职，故《素问·脉要精微论》曰："……转摇不能肾将惫矣""不能久立，行将振掉，骨将惫矣"。所以其病在肾，其治在骨，其证属寒。按上述病例乃属阴寒之证，其病邪在阴分，非用阳和通腠之法，不能解其寒凝，阳和一转，则阴分凝结之毒便能化解，故以补肾壮阳之法为主。方中以肉桂、附子为主药，肉桂下行益火之源，附子乃命门之要药，温补肾阳，壮命门之火，命火旺则寒凝之气得温而散，配炮姜以助温经之力。张景岳云："善治阳者，必于阴中求之，以阳得阴助，则生化无穷。"故熟地黄、山茱萸补肾阴而收敛，扶阳宜养阴也。用鹿角霜、淫羊藿、补骨脂壮肾添精益髓；当归、川芎调和营卫，使气血流畅；白芥子、守宫、蜈蚣、炮穿山甲、山慈菇抗痨散结，化痰祛瘀，温通经脉，促使脓肿吸收。是以寒凝一解，阴阳气血双补，化精有源，精足髓充，痨祛骨健，诸症无不瘳矣。

病案 4

王某，男，38 岁。

主诉：脊柱高突 3 年，疼痛 2 年。

病史：1999 年不慎跌伤脊背，因疼痛不能行走，在当地医院诊治，摄片为"胸腰椎骨折"。以后虽能坚持工作，但阴雨天背部酸痛，屈伸活动不利。伴低热，2002 年 3 月起，发热可高达 38 ℃左右，神疲乏力，胃纳减少。2003 年 4 月发现脊背高突，并日见明显，拍片确诊为"胸腰椎结核"。经连续注射链霉素、口服异烟肼后发热即退。2003 年 8 月，又感腰背酸痛不能伸直，低热，同时发现右腰背起一肿块，不热不红，逐渐增大，请当地医院骨科会诊，确诊为"胸腰椎结核并发冷脓肿"。后转我院，经诊查为脊背明显后凸。T11、T12 及 L1、L2、L3 均有明显压痛，运动受限制。左腰背侧有一肿块，范围 15cm×15cm×3cm 左右，皮色未变，已有明显波动。拍片：T10 椎体完全破坏，T9、T11 近 T10 边缘也不整齐，T11~T12 前缘见有骨桥相连，T12、L1 椎体边缘不整，间隙变狭。诊断为：① T9~T11 及 T12、L1 椎体结核。②腰椎肥大性变化。

查体：右肾俞流痰大如覆碗，漫肿色白边界不清，按之中软应指，但无触痛。神疲腰酸。既往有肺结核病史及腰部外伤史。苔薄腻，脉濡数。

诊断：脊柱结核。

中医辨证：气血两亏，骨骼不充，虚痰凝结，蕴久化热为脓，阻于肾腑。

治则：益气养营，补肾壮骨，佐以托毒。

用药：生黄芪 9g，潞党参 9g，焦白术 9g，全当归 9g，炒赤芍 9g，大熟地黄 12g，炒川断 9g，炙狗脊 9g，桑寄生 9g，皂角刺 4 5g。

二诊（2004 年 1 月 7 日）：肾俞流痰在局麻下切开，流出脓液 250ml 左右，质地稀薄夹有败絮状物质。苔薄，脉濡。再拟前法出入。前方去皂角刺，加鹿角片（先煎）12g，白芍 9g。外用红油膏、二宝丹药线引流。以后一直服上方药，至 3 月 10 日疮面收敛。后发现两腹股沟也起肿块，外敷大布膏、十香散、桂麝散 2 个月而消散，体重增加 15kg，化验皆正常，出院后即上班。

【按语】本例脊柱结核有 3 处冷脓肿。腰背部之冷脓肿，中医认为属"肾俞虚痰"，要和流注（多发性肌肉深部脓肿）相鉴别。后者是阳证，初起至化脓只需 1 个月左右，预后好。肾俞虚痰多发于气营两亏之体，是肝肾精血衰微，属虚劳，预后较差，故《疡科心得集》中说"本证溃脓，不能收功"。临床中曾治疗本证多例，切开引流，效果皆良好。不少未成熟冷脓肿外敷十香散、桂麝散可以消散吸收，而不必切开排脓，说明外科病内外同治很重要。中医的外用药能使脓肿消散，值得进一步研究。

髋关节结核

病案1

林某，男，39岁。

主诉：右侧髋关节疼痛，伴有关节僵硬、功能障碍、不能站立行走1年3个月。

病史：2001年初发现右髋关节于右侧卧睡或久坐后僵硬，活动功能受限，经活动后稍缓解，并能参加运动，上体育课。但逐渐于休息时僵硬加重。2月底，经某医院X线检查示右髋关节结核性坏死，即住当地医院行死骨刮除术。术后关节功能更差，不能站立走动。1个月后，由于坚持锻炼，靠双拐杖支撑于平地上缓慢行走。发病来无明显盗汗、口干、五心烦热、面颊潮红。X线肺部（－），饮食、睡眠尚好，二便通调。否认结核病史。

查体：神清、病史自述，面色不华，形瘦，心肺（－），腹平软未扪及包块，肝脾（－），右腹股沟处有10cm×0.5cm大小的手术瘢痕，右髋关节活动受限，功能障碍，仰卧呈110°～130°屈曲状，被动伸直阻抗力大、疼痛，患侧臀股、股肌萎缩，痛温觉存在，病理反射阴性。舌质淡红，苔薄白，根部微浊，脉沉缓。

诊断：结核性右髋关节功能障碍。

中医辨证：骨痨（肝肾不足，气血两虚，经脉失养）。

治则：调补肝肾，益气补血，充养经络。

内服：桑寄生15g，白芍15g，枸杞子15g，五加皮15g，千年健15g，狗脊15g，木瓜12g，骨碎补12g，牛膝12g，黄芪30g，鸡血藤20g，甘草3g。每日服1剂，分3次煎3服。

外敷：全当归15g，赤芍15g，川芎15g，骨碎补15g，威灵仙15g，乳香15g，没药15g，鸡血藤20g，丝瓜络20g，桃仁12g，红花12g。煎药汤1脸盆，去渣先熏后热敷。方法同上。本汤药可连用3日。

针刺取穴：肾俞、环跳（右）、阳陵泉、承扶、髀关、天应。毫针患部腧穴深刺术，得气后留针半小时。日针1次，12次为1个疗程。

二诊（2001年5月11日）：诉针药后疼痛大减，热敷后感觉关节活动较灵，但下肢沉重无力。舌脉如上，中药内服加杜仲15g。余治同上。

三诊（2001 年 5 月 13 日）：在加强锻炼中有疼痛，另加验方皂角刺 120g，炖老母鸡（去毛，去内脏）1 只，将药物入炖熟透，服药汤，后食鸡肉。1 周 1 只老母鸡。

四诊：已开始上班，并能骑自行车，活动基本正常，关节屈曲约 45° 角，针药改隔日 1 次。

【按语】本病案采用针灸循经取穴，调补太阳、肾经、胆经所过局部输穴，以通经活络，疏通病灶周部经络气血，使其血氧充分，以吞食结核杆菌，清除痨瘵病邪，使经筋络脉疏通，关节功能逐步恢复。同时，结合中医辨证论治，以补肝肾、益气补血、充养经络筋骨为原则，处方以桑寄生、枸杞子、五加皮、千年健、狗脊、骨碎补和木瓜等补肾壮骨强筋，以黄芪、白芍、当归、川芎、鸡血藤补血益气，充养损伤病灶，促进营养代谢。再结合经验方以大补元气的血肉有情之品老母鸡文火炖皂角刺，1 周 1 服，连服 3 周。患者除局部关节疼痛得到缓解、功能得到明显的康复之外，体质亦大为增强。另外，治疗中注意嘱患者少运动、少站立。根据不同病理改变阶段，注意减轻受累关节的负重压力，防止股骨头发生畸形及髋关节发生关脱位，保持良好体位，使股骨头的关节软骨均匀着力，保持充分的血液循环，避免髋臼缘压迫股骨头；病情开始稳定时，可适当增加活动，初为拄杖慢步，根据患者自我感觉逐渐过渡到正常活动。

病案 2

郭某，女，46 岁。

主诉：患者左髋关节结核伴瘘道 2 年余，近期卧床不起，不进饮食，病势沉重。

病史：患者既往有肺结核病史。

查体：精神萎靡不振，面色灰白，身体消瘦，盗汗，不进饮食卧床，不能持立。体温 37.6 ℃。体重 32kg。右髋部一瘘口深 7cm，外口直径 2cm，流大量稀薄脓汁。

X 线片示：右髋关节间隙变窄，股骨头及粗隆部有 3 处直径为 2.0cm×2.5cm 透光区，骨质明显疏松。右低髂关节 1.5cm×1.0cm 坏死区。红细胞沉降率 77mm/h，白细胞总数 $1.55×10^9$/L。肝功能、尿常规正常。

诊断：左髋关节结核伴瘘道。（图 4-14）

中医辨证：骨痨。

处方：服抗痨净 7 日后，饮食量大增。

二诊：20 日能下床走路，40 日瘘道闭合，生活自理。54 日后检查：症状体征消失，X 线检查无死骨。肝、肾功能正常。56 日治愈出院。

复查：3 个月零 24 日，体重 44kg 千克，X 线片无死骨，骨坏死区趋于钙化。红细胞沉降率 4mm/h，血红蛋白 130g/L。恢复农村一般劳动能力。

【按语】骨与关节结核，中医称之为"流痰""骨痨"，好发于青少年，其病程缠绵，多留残疾。中医学认为"流痰""骨痨"的形成，先天不足，肾亏骨空是病之本，而痰浊凝聚或有所伤，则是病之标，因为病程缠绵，肾阴不足逐渐显露，此后阴愈亏，火愈旺，所以在病之中，后期出现阴虚火旺的证候。病久脓水淋漓不断，脓是气血所化，故又可出现气血两虚的症状，治则必以扶正祛邪。抗痨净配方：以味酸甘而微苦，性平温辛涩，气寒立方。盖血得酸即敛，得寒则止，得苦则涩。肝主筋，酸入肝而养筋，肝得所养，则骨正筋柔，机关通利而前证除矣。性涩而收，甘淡而寒，故能入肺止血，生肌治疮。苦能泄热，辛能散结，入于筋骨之中，能柔和滋养，与正气相调，则徵邪自退。入肾而不凉肾，凉骨反能益肾而生髓。肾药兼治肝，乙癸同源也。肾药兼治肺，金水相涵也。加之多种转化酶，健脾强胃。因为人以胃气为本，脾胃伤诸病由所生，脾胃是提供水谷精微的器官，脾胃强壮有利于各器官组织的生殖、再生与修复。患者服药 1~2 周饮食量增加，继之症状好转，直至较短时间临床治愈。抗痨净具有灭传尸（结核菌）、除骨蒸劳热，抗人类之敌骨痨之症，洗涤干净之意。现代医学的急性、亚急性实验结果表明：1 次口服抗痨净（21g/kg），动物无任何反应及死亡；连续给药（15g/kg）28 日，也未见动物血常规、肝功能、肾功能及诸脏器病理学改变。说明其无毒化反应，因此，临床用量是安全的。

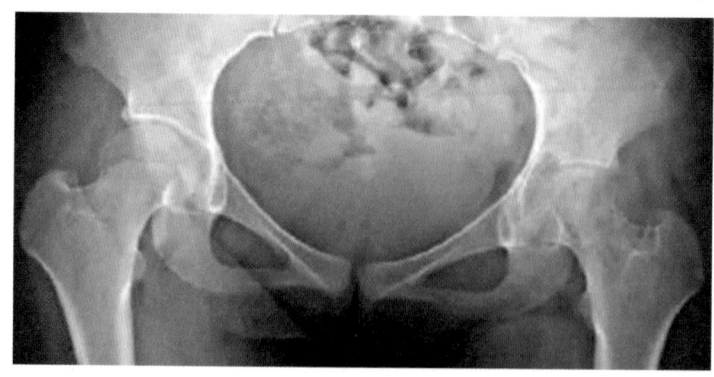

图 4-14 髋关节结核影像

病案3

范某，男，35 岁。

主诉：右髋部疼痛 10 年。

病史：右髋部疼痛已 10 年，初为酸痛，尔后疼痛逐渐增加，活动后更甚，不能久坐及久行，神疲乏力，午后低热、口干咽燥、夜睡多梦、便秘纳差。曾某医院诊治，并经 X 线片检查，诊为"右股骨大粗隆结核"。5 年来曾用异烟肼、链霉素等抗痨药治疗未愈。于 2015 年 10 月 29 日来诊。查患者右髋部无红肿灼热，大粗隆及腹股沟有压痛，腹股沟淋巴结稍肿大，右髋外展时疼痛，活动稍受限制，直腿抬高时牵拉臀部及大腿后侧疼痛，右大腿肌肉萎缩，舌绛红、苔白，脉弦细数。追查其病史，11 年前曾患浸润型肺结核，已治愈。经 X 线检查："右股骨大粗隆外上方可见边缘不规则之骨性破坏及增生，意见为结核性破坏。"

诊断：髋关节结核。

中医辨证：骨痨（肝肾不足、阴虚久旺）。

治则：滋养肝肾，凉血降火。

处方：鸡血藤 30g，桑寄生 30g，金樱子 12g，菟丝子 12g，白芍 15g，沙参 15g，云苓 18g，牡丹皮 10g，每日 1 剂，并嘱加强股四头肌锻炼，每周门诊 1 次。肌锻炼，尔后守上方加减：低热加青蒿 10g，地骨皮 15g；疲倦加党参 15g，白术 12g；多梦加五味子 10g，女贞子 12g；纳差加山药 30g、谷芽 30g，连服半年后，诸症好转，于第二年 7 月 14 日照片复查："所见骨质破坏情况有所吸收。"同年 11 月 6 日再复查："骨质破坏较前明显吸收，右股骨大粗隆外上方边缘略规整。"经治 2 年，于 2017 年 10 月 6 日摄片复查已愈。继用补肝肾、健脾胃之法以善其后。

【按语】"骨痨"历代文献都列入"阴疽（无头疽）""流注"等病中论述，有混淆之弊。直至清代《疡科心得集》始将其分出，称为"流痰"并加叙述，较为合理。流痰者，是因其病至后期，脓肿形成后破溃，流出稀脓及夹有干酪样物质，外形似"痰"而得名。但病初，未必"流痰"，故称为"骨痨"更为合适。因其全身症状似"痨"，但病在骨。中医学认为，本病属"阴证、虚证"范畴。先天不足、肾亏络空为本，痰浊凝聚、风寒侵袭或遭损伤而病为标。病始为寒，久则化热。诸医在初期多用阳和汤，后期采用大补阴丸、六味地黄丸以治。然本病经抗痨药物治疗多年而不效，属顽疾也。用补而不燥的桑寄生、金樱子、菟丝子、鸡血藤、白芍补肝肾，强筋骨，此乃扶正为本，再配牡丹皮养真血，与白芍同用而凉血泻肝，则虚火自灭，佐以沙参养阴补肝除烦，云茯苓益气健脾宁心，并取其甘淡而制腻。故本方通补开合，有补有泻，补而不燥不腻。治法虽有异，然能谨守病机，治其根本，故多年顽疾得收良效。

膝关节结核

病案 1

刘某，男，17 岁。

主诉： 因踢足球扭伤右膝关节 10 日来院就诊。

病史： 伤后 6 小时局部即出现肿胀、疼痛，伴发热、咳嗽、流涕、两下肢酸软无力。某医院诊断为关节炎，用"青霉素""四环素"等抗生素治疗，症状稍有好转，但患膝肿胀不消，伤部发热，并夜间盗汗、倦怠无力、口干渴、不思食。

查体： 体温 37.5 ℃，右膝关节弥漫性肿胀，呈屈曲状，关节伸直时疼痛加重，休息后疼痛减轻，活动后伤部肿胀加重，患肢局部皮肤温度略高于健侧，皮肤色暗发亮，触诊右膝髌骨下似有波动感，胸透见双肺门淋巴阴影增重。右膝关节正侧位片示右膝关节周围软组织明显肿大，阴影、界限模糊，骨与关节无异常发现。血常规检查：红细胞 4.8×10^{12}/L，白细胞 16×10^9/L，中性粒细胞百分比率 63%，淋巴细胞百分比率 37%。血培养，未发现抗酸杆菌，红细胞沉降率检查 32mm/h。

诊断： 右膝关节结核。（图 4-15）

中医辨证： 骨痨。

治疗： 螃蟹 10g，地龙 10g，蜈蚣 6g，全蝎 6g，麝香 6g，古墨 6g，功能清热祛风，解散结滞，消肿止痛，主治膝关节损伤、感染、结核等。螃蟹捣成泥状；除麝香外，其他药均研成细末，再用研钵磨细麝香，然后加香油适量，最好把上药调匀成软膏。使用时，取适量药膏，平摊于 2 层麻纸上，敷于患处，用绷带包扎、胶布粘好。4 日换药 1 次，一般 5~6 次即可。若皮肤过敏者，可在伤部先放薄纱布 1 块，然后再敷药。

【按语】 螃蟹味咸性寒，有小毒，软坚，清热散瘀的作用最强。地龙咸寒，散瘀清热，所含蚯蚓解热碱有退热作用，蚯蚓素有溶血作用。蜈蚣咸温，温经散瘀、通络止痛，含溶血蛋白质，对结核分歧杆菌等病原体也有抑制作用；全蝎毒素有非常强大的溶血作用，能促进新生血管床的建立，在骨科、外科有着非常广泛的应用前景。麝香芳香化浊、清热解毒作用显著,有着极好的渗透作用。古墨凉血止血、淡渗利湿、清热解毒之力也非常突出。上药配合对关节,特别是膝关节损伤、积液、血肿,以及关节增生、变性等有着明显的散结消肿止痛的治疗效果。

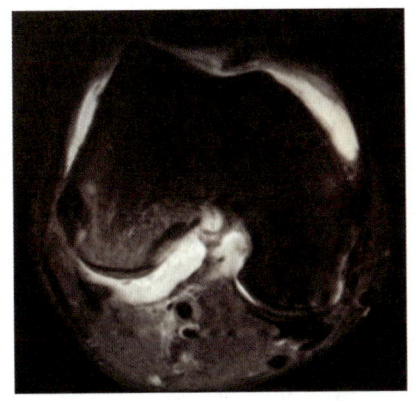

图 4-15　膝关节结核影像

病案 2

张某,男,8 岁。

主诉: 左膝跌扑外伤后肿痛 4 个月。

病史: 曾先后应用过各种抗生素、激素、抗结核等药物治疗无效。左膝外侧肿胀明显,肤烫灼手,压痛广泛。X 线片示在左股骨远端外侧干骨端见 2cm×2cm 圆形骨质破坏区,骨膜未见明显异常。内侧于骨端边缘模糊,骨质疏松,关节腔增宽,软组织投影肿胀明显。红细胞沉降率 73mm/h,白细胞 $8×10^9$/L。诊断为:面色苍白无华,肌肉瘦削,大便秘结,小便短赤,舌质偏红,苔黄腻,脉浮数。

诊断: 左膝关节全关节结核(中期)。

中医辨证: 骨痨(血热瘀结)。

治则: 泻火解毒,凉血清热。

选方: 三鲜汤加减。

用药: 鲜石斛 10g,忍冬藤 10g,生白薇 10g,牡丹皮 10g,茜草 10g,赤芍 10g,白芍 10g,炒白术 6g,制大黄 3g,鲜桑枝 1 尺,鲜生地黄 20g,仙鹤草 20g,鸡矢藤 20g。抬高患肢皮肤牵引,外敷消肿止痛膏。5 日后,疼痛减轻,寝安。加服生晒参、蜂乳。1 个月后膝肿大减,改用红参 3g,生晒参 3g,铁菱角（香茶菜）30g，鸡矢藤 30g，以扶正固本，连服 1 个月。解除皮肤牵引，改为床上伸屈膝关节活动。再用龟龄集、红参、六味地黄丸等以培补气血。

二诊：经治 3 个月后，复查红细胞沉降率 5mm/h，X 线片复查示边缘的硬化、破坏区已有新骨增生，软组织肿胀消退。病情稳定，出院调养。6 个月后，功能恢复。

三诊：2 年后来院复查示两下肢发育正常，肌肉丰满，肌力 V 级，左膝关节伸屈正常，惟外形略粗大。X 线片复查示：左股骨干骨后端内外侧骨质破坏区均已被新生骨质充填修复饱满，关节面增生平整光滑。

【按语】膝关节结核在全身骨关节结核中，仅次于脊柱和髋关节，多数是单关节发病，患者以儿童和青壮年多见。本病为慢性疾患，病久必耗损气血，形成邪实正虚，临证时必须从整体观念出发，运用辨证论治的原则，祛邪与扶正结合，调整机体，增强抗病能力，从而达到了治愈的目的。该方配伍合理，共奏泻火解毒，凉血清热之效，能明显提高疗效，缩短疗程。

病案 3

周某，女，9 岁。

主诉： 左膝关节肿大 2 个月。

病史： 患左膝关节肿大，当地医院诊断为"骨结核"。治疗 2 个月，前后开刀 5 次，病情如故，请余会诊。症见：患儿面色㿠白，左膝关节肿大且僵冷，不能站立。开刀之处渗渗流下清稀黑水，无疼痛感觉。终日嗜睡，舌润无苔，脉沉迟无力。

诊断： 膝关节结核。

中医辨证： 详询病史，知发病是由于冬令玩雪而引起。寒邪侵入经脉，治不得法，迁延日久，郁而不解。

治则： 通阳化滞和血。

选方： 加味阳和汤。

用药： 麻黄 6g，熟地黄 15g，白芥子 9g，鹿角霜 15g，桂枝 6g，肉桂 5g，炮姜 9g，当归 15g，甘草 9g。

二诊：上方服 5 剂后，面色由㿠白渐转红润，左膝关节稍转温，肿势渐消。用原方去鹿角霜，每剂加服鹿茸 1.5g，再服 5 剂。取鹿茸补精髓，壮元阳，大补督脉，强筋健骨。因肾主骨生髓，督脉为周身骨节之主；肾强，精髓足，则督脉盛，寒邪化，经脉通，而关节肿大可望渐消。

三诊：上方服 5 剂后，膝关节转温，且能站立。面色红润，食欲增进，精神转佳，患部所流之清稀黑水转为黄色脓液。此肾阳虽复，尚须补气、活血、生肌。方用张锡纯内托生肌散加减：生黄芪 30g，天花粉 10g，乳香 6g，没药 6g，山茱萸 15g。服用 7 剂后。创口逐渐愈合。

【按语】阳和汤，为治阴疽内陷方，因具有通阳化滞和血的作用，故命名"阳和"，取其如日光一照，寒邪悉解之意。惟原方剂量过轻，不能胜病。故用时应师其意而不泥其方。

本病无常形，医无常方，药无常品，顺逆进退，存乎其时，神圣工巧存乎其人。君臣佐使，存乎其用。如墨守成规，妄用成方，或执不变之方，以治变动不居之证，虽属效方，亦难取胜。内托生肌散，此方重用黄芪，取其性温、味甘，《神农本草经》谓"主痈疽日久败疮"。以其补气而能生肌，其溃脓自可排除。花粉治痈肿疮毒，配合黄芪更能增强生肌排毒之功。乳香、没药一能调血中之气，一可调气中之血。乳没合用，宣畅脏腑，疏通经络，善治疮痈，能去瘀滞。山茱萸肉温肝、补肝以通九窍。全方共呈益气生肌、排脓疏络、解毒之功。

病案 4

李某，男，31 岁。2011 年 12 月 19 日初诊。

主诉：膝部肿胀 3 年余。

病史：患者于 2008 年间左膝觉酸胀疼痛，当时即行治疗，曾用抗痨药物异烟肼等中西医药物医治，其膝部肿胀之势继续扩展，以致不能伸屈，影响行走，至今已有 3 年之久。当地医院诊断为"左膝关节结核"，需行截除术。患者不愿手术，来本院治疗。

查体：左膝关节肿胀疼痛，皮色不红，有发热感，活动不便。X 线肺部透视：心肺正常；左膝 X 线片发现在胫骨内踝呈明显钻齿状缺损，外踝亦有部分破坏，周围软组织肿胀，诊断为"左膝关节结核"。红细胞沉降率为 25mm/h。

诊断：左膝关节结核。

中医辨证：左膝色白漫肿，酸痛隐隐，步履不便，病名"鹤膝风"。脉滑带数，舌苔薄白，为寒湿与痰凝聚于骨骼所生，其脉尚数，为其病仍在进行发展，宗阳和法治之。

治疗：处方。①鹿角胶 4.5g，大熟地黄 12g，肉桂 1.5g，白芥子 6g，牛膝 9g，川独活 4.5g，川桂枝 3g，补骨脂 9g，川杜仲 9g，忍冬藤 9g，绵茵陈 9g。

每日 1 帖。断龟散：每服 3g，每日 2 次，水酒各半送服。西药处理：①抗痨药（链霉素、异烟肼）；②左膝石膏固定。

以上法治疗 1 个月，左膝的肿胀已消退，痛觉消失。3 个月以后拆去石膏，膝关节活动正常，行走无痛感。2012 年 7 月 31 日 X 线检查，示已趋向钙化，乃恢复工作。

【按语】骨结核又称"骨痨"，属于中医学的外科"阴疽"的一类，患此病者其身体必先"阳虚"在前，然后阴寒痰乘虚而凝。其病在骨间，故用补肾壮骨温阳的药物治之。凡生于关节处必须给其石膏固定，这样使病灶处可得到更好的休息，可加速自身修补及愈合的功能。

成年人股骨头缺血性坏死

病案 1

杨某，男，33 岁。

主诉： 双腿髋关节疼痛，行走困难。

病史： 病始右腿髋关节疼痛，行走困难。2 个月后，左腿亦开始疼痛，不能步行。腿部肌肉有明显萎缩现象，并伴有两腿抽搐拘急，经某医院检查，诊断为"双侧股骨头缺血性坏死"，建议手术治疗。舌质红绛，脉弦细。

诊断： 双侧股骨头缺血性坏死。

中医辨证： 阴血虚少，筋脉失养，血脉不利。

治则： 养血柔筋，缓急止痛。

选方： 芍药甘草汤。

用药： 白芍 24g，炙甘草 12g。水煎服。

二诊：3 日后，疼痛、拘急大减。治以疏通经络血脉，解毒止痛。仙方活命饮：当归 10g，赤芍 10g，天花粉 10g，甘草节 10g，牡丹皮 10g，乳香 6g，没药 6g，金银花 12g，川芎 10g，浙贝母 6g，陈皮 9g，炒山甲珠 10g，皂角刺 6g。水煎服。

三诊：7 日后，疼痛进一步减轻，改用赤小豆当归散与芍药甘草汤两方交替服用。2 个多月后，患者再诊，已能弃杖行走。医院复查 X 线片示两侧股骨头血流运行通畅，恢复正常。

【按语】本案下肢拘急疼痛，是为阴血亏虚，筋脉失满，治用滋养阴血、缓急止痛的芍药甘草汤；阴血既充，再予通利血脉、活血化瘀的仙方活命饮。

又继用芍药甘草汤与赤小豆当归散交替服用，颇为巧妙，不但缓急止痛，又能利血脉而清经脉湿热毒气，故能药到病除。

病案2

曾某，男，43岁。

主诉：右髋部疼痛，活动受限2年。

病史：2年前，在不明原因下出现右髋不适，逐渐感觉右下肢无力；半年后右髋疼痛加重，活动受限，跛行，呈进行性加重。检查见右侧腹股沟部压痛，右下肢纵轴叩击试验阳性，右髋关节活动受限。X线检查示：右侧股骨头有大小不等的骨密度减低区，股骨头形态变扁平，骨小梁排列不规则，关节间隙稍变窄。舌质红，苔黄腻，脉弦滑。

诊断：右侧股骨头无菌性坏死。（图4-16）

中医辨证：阴血虚少，筋脉失养，血脉不利。

选方：二仙汤。

用药：仙茅15g，淫羊藿15g，巴戟天15g，黄芪30g，当归10g，川芎10g，鸡血藤30g，牛膝12g，盐炒黄柏10g，木瓜15g，路路通10g。寒湿较甚者，加细辛3g，单薜30g；湿热较甚者，加生薏苡仁30g，苍术10g，木通10g，改盐炒黄柏为生黄柏10g。痰瘀较甚者，加白芥子10g，僵蚕15g，上方加水500ml，煎至300ml，每日1剂，分早、中、晚3次温服。

二诊：3个月后，右髋无疼痛，活动度基本正常，行X线检查示：右股骨头密度较均匀，稍扁平，关节间隙好转，再服药3个月。

三诊：6个月后，诸症消失，右股骨头密度均匀，关节间隙正常，扁平不明显。随诊3年无复发。

【**按语**】股骨头无菌性坏死，属于中医学"骨痹"范畴，主要是因为肾虚骨痿，加上风寒湿邪乘虚而入，侵于股骨头所致。治疗应补肾填髓，佐以祛风除湿，活血通络。本方用仙茅、淫羊藿、巴戟天温阳益肾，壮筋骨，祛风湿；用黄芪、当归、川芎、鸡血藤益气养血、活血化瘀；用黄柏为佐，祛除邪气久聚化热，坚肾阴，使君药温阳而不伤阴，用路路通、木瓜祛风湿，通经络，舒筋止痛；牛膝为引经信使，入肾经，补肝肾，壮筋骨，活血利关节。诸药共奏温阳益肾、祛风除湿，散寒化瘀通络之功。现代医学认为，上方具有促进股骨头血液循环，增强股骨头血供，促进坏死组织吸收和替代的作用。

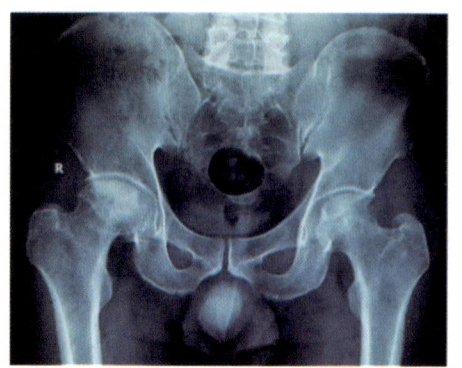

图 4-16　股骨头缺血性坏死影像

病案 3

严某，男，63 岁。

主诉： 双髋部疼痛半年，有下肢跛行 1 个月余。

病史： 双髋部无明显原因疼痛半年，有下肢跛行 1 个月余。双髋部 MR 示：双侧股骨头可见数个低信号区，双侧关节腔可见少量积液，考虑双侧股骨头坏死；双侧 CT 平扫及三维重建示：双侧股骨头轮廓尚完，双侧股骨头缺血性改变，左侧累及股骨头 1/3 骨质，右侧累及 2/3 骨质。

查体： 症见双髋部疼痛，活动受限，面色无华，舌质淡，苔薄白，脉沉缓。患者既往有长期大量饮酒史，由他人扶入诊室。

诊断： 股骨头缺血性坏死。

中医辨证： 此病属骨蚀范畴，为肝肾亏虚、血瘀痰阻所致。

治则： 补益肝肾，活血化瘀，强筋生骨。

选方： 自拟补肾复骨汤：

用药： 黄芪 30g，骨碎补 15g，土鳖虫 12g，丹参 12g，炒白芍 15g，当归 12g，炒白术 12g，牛膝 12g，茯苓 12g，醋炒延胡 12g，三七粉（冲服）9g，陈皮 12g，甘草 10g。上药 7 剂，水煎服，每日 1 剂，早、晚各 1 次。外用热敷散（陕西中医药大学附属医院方）：刘寄奴 12g，独活 12g，防风 12g，红花 9g，艾叶 9g，桑枝 30g，花椒 9g，草乌 9g，川乌 9g，伸筋草 12g，透骨草 12g，牛膝 12g，瓜蒌 12g。用食醋将药拌湿，包裹于纱布中，蒸热后敷于髋部，以不烫伤皮肤为度，每次 60 分钟，每日 2 次。局部用自制小针刀在透视引导下行双侧关节囊减压、股骨头减压，每周 1 次。嘱患者绝对卧床休息并膝踝套牵引，如生活需要应扶双拐下地，其平素应注意防风、防寒、防潮，避免居潮湿之地，注意生活调摄，忌食辛辣油腻食物，建议食富含蛋白质低脂食物。

二诊：上方药服 7 剂后，双髋部疼痛有缓解，但双髋关节活动仍受限，舌质淡，苔白，脉沉。此仍是肝肾亏虚血瘀经络，以上方稍加调整：黄芪 30g，骨碎补 15g，土鳖虫 12g，丹参 12g，炒白芍 15g，当归 12g，炒白术 12g，牛膝 12g，茯苓 12g，醋炒延胡 12g，三七粉（冲服）9g，鸡血藤 12g，陈皮 12g，甘草 10g，上药 7 剂，水煎服，每日 1 剂，早、晚各 1 次。继续双髋部热敷，小针刀松解减压 1 次，余嘱同前。

三诊：又服 7 剂药后，患者自感双髋部疼痛有所缓解，舌质淡，苔白，脉沉。遵循不更方原则，上方再进 14 剂。继续双髋部热敷，小针刀松解减压 1 次，余嘱同前。

四诊：又服 14 剂药后，患者自感双髋部疼痛缓解，行走仍受限，舌质淡，苔白，脉沉。遵循不更方原则，前方再进 24 剂。继续局部热敷，余嘱同前。

五诊：治疗 2 个月后，患者自感双髋部疼痛减轻，双髋关节前方压痛，以股骨头处压痛为甚，双髋关节活动受限，舌质淡，苔白，脉沉。遵循不更方原则，前方再进 24 剂。继续局部热敷，余嘱同前。

六诊：治疗 3 个月后，患者自感双髋部明显疼痛减轻，静息状态下疼痛消失，负重后隐隐作痛，双髋关节前方压痛，以股骨头处压痛为甚，双髋关节活动受限，舌质淡，苔白，脉沉。患者病情好转，改用口服骨复生胶囊（陕西中医药大学附属医院自制剂）每次 4 粒 / 次，每日 3 次；继续双髋部局部热敷，余嘱同前。

七诊：治疗半年复诊，患者自感双髋部疼痛消失，双髋关节活动改善。查双髋关节 MR 与前次比较双侧骨坏死区域面积减小，关节腔积液基本消失，有新生骨改变。

【按语】股骨头坏死属中医学"骨蚀""骨痹""骨痿""髋骨痹"等范畴。《素问·痹论篇第四十三》曰："风寒湿三气杂至，合而为痹也……痹在于骨则重。骨痹不已，复感于邪，内舍于肾。"从内、外两个方面说明骨痹的发病原因和发病机制：一方面是风寒湿外邪侵入人体的内部，致人体内的各个脏腑及相关系统发病；另一方面，由于正气虚弱，复感外邪，导致脏腑功能失调，外邪乘虚而入损害脏腑而发病。《灵枢·刺节真邪第七十五》曰："虚邪之于身也寒，寒与热相搏，久则内著，寒胜其热，则骨痛而肉枯，热胜其寒，则烂肉腐肌为脓，内伤骨为骨蚀。"说明各种邪气侵袭人体，久而久之，产生骨痛或者脓疮的症状，最终产生骨质破坏这样一个病理过程。这一病理变化过程，也同于现代医学对于骨坏死病理过程的认识，所以也可认为"骨蚀证"就是股骨头缺血性坏死的病理变化过程。

本病病机以肝肾亏虚为本，血瘀痰阻为标。肝肾亏虚，气血不足，筋骨失养，卫外不固，风寒湿邪趁虚而入，凝聚经脉，气血不行，瘀血阻络，不通则痛；或为创伤致瘀、血供不足、慢性劳伤、筋骨受损；或过度饮酒，产生湿痰，痰湿郁久蕴而化热，耗伤气血，气血瘀阻，运行不畅，筋骨失养，久则髓减骨枯，发为骨痿。临床应用中以补肾益气化瘀为主，此病病程久远在补益肝肾的同时需重视固护后天之本；方中用土鳖虫、三七、牡丹皮、当归、丹参等活血化瘀、除弊止痛；用巴戟天、肉苁蓉、淫羊藿、补骨脂等温补肾阳、活血化瘀，用黄芪、泽泻、茯苓等补气健脾祛湿，消瘀化痰。

病案 4

吕某，男，55 岁。

主诉： 右髋部疼痛，活动受限 5 个月，近 1 个月症状加重。

病史： 5 个月前无明显诱因出现右髋疼痛，活动受限，休息后略缓解，但每当劳累后疼痛加重，怕凉，纳可，寐差，二便调。既往有激素药史。曾在某医院治疗不见效，遂来我院就诊。

诊查： 心率 70 次 /min，血压 120/80 mm Hg，痛苦面容，查体合作，右髋关节外展、内旋及下蹲活动受限，右腹股沟中点压痛（＋）。骨盆 X 线片示：右侧股骨头外形与关节间隙无明显异常，骨质硬化，头内囊泡性改变，皮质下呈"新月征"和条状透亮带。

诊断： 右股骨头缺血性（无菌性）坏死。

中医辨证： 乃肝肾不足所致，肾气虚不能充髓养骨，肝血虚亏不能荣筋而致骨蚀筋痿，遂成本病。

治则： 补肾养肝，壮骨强筋，活血通经，化瘀止痛。

方药： 复肢胶囊，每次 8 粒，每日 3 次，口服。汉热袋熨熁患处，24 小时更换。3 个月 1 个疗程。嘱患者忌烟、酒，禁用激素类药物，扶拐缓慢行走，避风寒。

复诊（2012 年 12 月 3 日）：患肢基本不痛，活动进步，右侧腹股沟压痛轻度。X 线片示：右头内囊泡变小，骨密度明显改善。嘱继服复肢胶囊 1 个疗程，局部继用温热袋熨熁。

三诊（2013 年 3 月 5 日）：患肢不痛，活动自如，弃拐已能行 1 500m 无障碍。X 线片显示：右髋关节间隙及股骨头外形均正常，股骨头囊泡基本消失，骨密度明显改善。嘱继服复肢胶囊 1 个半月，以巩固疗效。

【按语】股骨头缺血性（无菌性）坏死，是一种发病机制尚不完全明了的骨病，早期诊断很困难，又因其病程长、预后差、致残率高，已成为骨伤科治疗上的疑难重症。近年来，由于临床上激素的广泛、长期使用，导致股骨头坏死有上升趋势。除引起医生的高度警惕勿盲目滥用激素外，还需寻找一种有效的方法来防治本病的进一步发展。治疗上，现代医学根据不同分期采取对症治疗和手术治疗，疗效尚不满意。中医药在早期（Ⅰ、Ⅱ期）的防治上有其独特的优势，每年都有大量的中医药防治激素或其他原因所致股骨头坏死的报道，但由于本病的病因病机复杂，导致目前临床上对本病辨证论治方法多样，各地疗效标准不统一，缺乏可比性，这给本病的预后判断和验证带来困难，因此很有必要研究本病的辨证论治规律，使证型、方药规范化，以便更好地指导临床。

研究表明，本病因长期或间断使用激素引起股骨头缺血性坏死，其机制为用药后引起脂肪代谢紊乱（高脂血症和脂肪肝），股骨头髓腔内脂肪细胞增生、堆积，股骨头的小血管内脂肪栓塞，导致早期骨细胞坏死，骨基质损害较晚，用药剂量越大，时间越长，骨细胞坏死越多。

《黄帝内经》曰："正气存内，邪不可干；邪之所凑，其气必虚。"先天不足，卫外不固，极易受各种外因的作用而发生本病。肝藏血、主筋，肾藏精、主骨生髓，筋骨的强弱与肝肾精血的状况密切相关。《素问·生气通天论》记载："岐伯曰：……因而强力，肾气乃伤，高骨乃坏。"故本病采用具有补肾养肝，强筋壮骨，通络止痛之复肢胶囊治疗，体现了"治肾亦即治骨"的经验理论，并辅以局部熨熅中药，以加强活血化瘀疗效。

儿童股骨头缺血性坏死

病案1

高某，男，7 岁。

主诉：左下肢于上下楼梯时关节僵直，跑步时跛行 1 年。

病史：去年暑假自诉腿酸无力。家长发现上下台阶时，左下肢髋、膝关节活动不利，呈挺直状，跑步时明显跛行状。前往当地医院检查，X 线片示：左股骨头有点片状、云雾状阴影，负重区变扁（排除小儿麻痹后遗症、骨结核病），建议卧床休息。2 个月后发现患侧臀股萎缩、不能行走，后转某医院诊治，服活血化瘀、肌营养药等治疗无效。既往曾于 4 岁时跌倒，神志不清约 1 分钟，无头部外伤史。

查体：神清，营养发育尚好，五官端正，发音清晰，左下肢失用性轻度肌萎缩，肌力Ⅳ，左 L2~L5 及臀肌明显萎缩、松弛，行走跛行，跑步更著，髋关节抬举无力，浅深感觉及反射正常，病理反射未引出。舌质红，苔薄白，脉细。

诊断：儿童股骨头缺血性坏死。

中医辨证：脏气未充，筋骨气血濡养失调。

治则：补肝肾、壮筋骨、调气血、养筋脉。

1. 内服中药：黄芪 12g，太子参 12g，白术 12g，五加皮 12g，杜仲 12g，白芍 12g，生地黄 12g，肉苁蓉 15g，骨碎补 15g，桑寄生 15g，茯苓 15g，川续断 9g，牛膝 9g。每日服 1 剂。

2. 外用中药：鹅不食草 3g，鸡血藤 20g，当归 15g，赤芍 15g，川芎 15g，浸白酒 500ml，1 周后以药酒外擦患处。

3. 针灸取穴：肾俞、环跳、风市、健膝、足三里、阳陵泉、绝骨。操作：每次取 3~4 穴，毫针飞针刺法，得气后留针半日，隔日 1 次，12 次为 1 个疗程。

二诊：去杜仲、牛膝，加当归，针灸同上，累计治疗半年时间，功能基本恢复正常，萎缩肌肉与关节摄片均恢复正常，已上学 1 年余。

【按语】儿童股骨头缺血性坏死又称股骨头骨骺软骨病、扁平髋、Perthes病，是一种累及股骨头骨骺的疾病。其发病原因尚不明确。多数学者认为，股骨头的局部缺血和外伤是引发本病的主要原因。中医认为，与先天肾气不足、脏腑成而未健有关；加之外伤劳损、骨端血脉受损、气血运行受阻所成。因此，治疗原则宜补肝肾、壮筋骨、健脾胃、补气血，充养筋骨经络。取肾俞、大肠俞、环跳、风市、足三里、阳陵泉等以通经活络，健腰壮骨。黄芪、当归、太子参、白术、茯苓以健脾益气生血；白芍、何首乌等养血活血；肉苁蓉、淫羊藿、骨碎补、菟丝子、巴戟天、山茱萸、五加皮、川续断、杜仲、生地黄、熟地黄等补肝肾、壮筋骨；桑寄生、狗脊、千年健补肝肾、强筋骨、祛瘀通络。外用药加强活血化瘀作用，借酒醇通达之性，使局部气血、经脉更加通畅。针药并用，内外结合，取效更快。

病案 2

关某，男，12 岁。

主诉：左髋关节疼痛 2 年，加重半年。

病史：患儿 2 年前左侧髋关节疼痛，经当地医生针灸治疗未效。近半年来疼痛加重、左腿无力、走路跛行、大腿向外侧活动受限，特来院诊治。X线检查诊断为"左侧股骨头无菌性坏死"。患儿体格瘦弱、面色苍白、舌质淡、苔薄白、脉弦细。

诊断：左侧股骨头无菌性坏死。

中医辨证：气血两亏，肾气不足而使骨骼失养所致。

治则：益气补血填精。

选方：十全大补丸加味。

用药：当归15g，白芍15g，熟地黄30g，川芎10g，党参12g，茯苓20g，白术10g，炙甘草10g，肉桂3g，黄芪20g，鹿角胶10g。

服药14剂，髋关节疼痛减轻，家长欣喜要求带药回家治疗，遂用上方加补骨脂10g，枸杞10g。又服20剂，嘱服完后复诊。患儿半年后方来复诊，家长一直按上方服药，现行走正常，髋关节已不痛，X线检查左侧股骨头未见异常，遂告病愈。

【按语】股骨头坏死属临床疑难杂症，综观本案脉证，实由气血双亏，肾精不足所致。若肾精不足，气血亏损，先后天俱亏，则可使骨骼发育迟缓痿软、易折、畸形或坏死。气血因虚而运行迟滞，故可见疼痛。治当益气养血，填精补髓。益气首推"四君"，养血莫如"四物"。本案用"十全大补汤"治之，乃《黄帝内经》"奇之不去则偶之"之意。加鹿角胶、补骨脂、枸杞子等药，以补肾中之精髓。待气血渐盛，精髓充盈，骨骼得养，则其病自能渐愈。本病痊愈较慢，服药应坚持不懈，否则影响疗效。

足舟骨缺血性坏死

患儿，男，8岁。

主诉：无诱因出现左足内侧疼痛、伴步态跛行9个月。

病史：疾病过程中无潮热盗汗、晨僵等症状。曾就诊当地医院，予摄X线片检查及消肿止痛等对症处理，病情反复发作。1周前再次出现左足内侧肿痛，夜间疼痛明显，伴行走不利，无畏寒发热，无其他关节肿痛等不适，遂就诊本院。X线片示左足舟骨扁平、塌陷、密度增高，血常规、红细胞沉降率、抗"O"及结核菌素试验等未见异常。

诊断：左足舟骨缺血性坏死。（图4-17）

中医辨证：骨痹。

治疗：内服特效接骨散，外用局部外敷药。特效接骨散：茸片、东北狗骨、紫河车、血竭、制马钱子。外敷药物：紫荆皮、五加皮、自然铜、牡蛎、苏木、莴苣子、榆树内白皮，同捣如泥敷局部。短腿石膏托固定，固定8周后拆除石膏，予中药熏洗，红花黄芪汤口服，并指导患儿行功能锻炼，2周后逐渐负重。1年后电话随访，患儿疾病无复发，右足功能活动正常。

【按语】足舟骨缺血性坏死临床上少见，目前病因不清。成人的足舟骨自发性坏死，称为Müller-Weiss病，也称Müller-Weiss综合征，治疗上以关节融合术为主要手段。儿童足舟骨自发性坏死，称为Khler病，是临床上少见的自限性足舟骨骨软骨病，病理上以足舟骨异常骨化为改变，并影响足舟骨初始发育机制为特征。有学者指出，由于足舟骨位于足弓的最高点，是足部最晚骨化的跗骨，负重时受到距骨和楔骨的挤压，随着儿童体重和活动量的增加，距骨软骨周围血管压力增加，导致血管闭塞，进而出现足舟骨骨化异常和缺血性坏死。Siffert认为Khler病是继发的关节骨软骨病，并指出足舟骨发育过程中，部分或全部的骨化中心的坏死将会影响整个足舟骨的骨化进程，骨化中心出现越晚，足舟骨骨化异常的概率越高。由于足舟骨异常骨化，发育迟缓，生物力学上不能耐受正常骨载荷，所以容易引起坏死。应用特效接骨散内服，重在补肝肾、健脾胃、益气血、通经络，以助生化之源，濡养筋骨促骨速生。外敷药能直经毛窍渗入病所，有改善局部血液循环，促进新陈代谢，松解粘连，强健筋骨之效。内外相合改善局部循环和骨的微循环，从而能使软组织挛者复舒，萎者复满，僵者复柔，骨坏死者复生。通过动静结合松解足舟骨周围软组织粘连达到治疗目的。

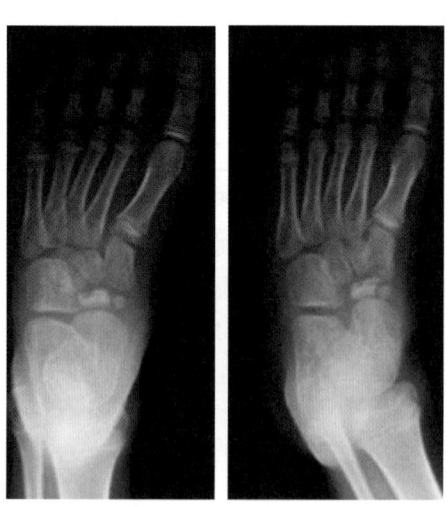

图4-17 足舟骨缺血性坏死影像

距骨缺血性坏死

病案1

李某，男，62岁。

主诉：自诉左踝关节肿胀疼痛，活动加重，行走困难1个月。

病史：1个月前踝关节扭伤，查踝关节MRI报告示：左胫骨胫距关节面下局部缺血性坏死并局部软骨损伤，内踝三角韧带损伤，左胫骨后软组织水肿，左胫骨后肌腱、拇长屈肌肌腱腱鞘积液、左跟腱周围少量积液，左踝关节、距下关节少量积液。

查体：左踝关节轻度肿胀，跖屈10°，背伸10°，内踝三角韧带压痛，距腓前韧带压痛，VAS评分：8分，舌红，少苔，脉沉细。

诊断：距骨缺血性坏死。

中医辨证：骨痹（气滞血瘀）。

治疗：生黄芪25g，当归10g，川芎10g，白芍10g，生地黄10g，云苓10g，牛膝10g，生栀子10g，牡丹皮10g，地龙各10g，桂枝6g，甘草6g，三七粉（冲服）1g，7剂。刃针针刺合穴位拔罐，刃针操作方法者取仰卧位，患肢伸直，踝关节常规消毒。医者用一根0.4mm×50mm的镀针，从患侧踝关节内踝下1cm处（胫后肌肌腱）、内踝前下1cm处（胫前肌肌腱）、外踝前下方凹陷处进针，注意与相应部位肌纤维走行方向平行，不能纵行切割。针达骨面后，沿放射状滑刺韧带、筋膜、肌腱3~5次，对距骨体略加压刺激，不进行捻转手法，不留针，出针即拔罐，待针刺点出血时留罐5分钟，出血量约3ml，起罐即用乙醇擦洗出血点，后用无菌创可贴覆盖，24小时内不沾水，避免感染；踝关节摇拔戳手法，操作要领：患者仰卧位，患肢在上，助手握住患者小腿近端，勿使摇动，医者两虎口相对，双手拇指按压患者的外踝缝或内踝缝，余四指拿住患足，对足旋转和摇晃，持续7次。然后将足外翻或内翻，拇指同时向下戳按外踝或内踝，力量轻柔。最后使用揉捻法对患足进行按摩，舒筋活络，促进修复。该手法隔日1次，持续3次；辅以关节热敷外洗敷料治疗，并嘱咐患者在治疗期间避免负重行走，鼓励非负重情况下踝关节功能锻炼，以恢复踝关节功能。

二诊（2020年7月16日）：患者自诉左踝关节疼痛缓解，VAS评分6分。予中药原方7剂，刃针针刺加穴位拔罐，踝关节摇拔戳手法治疗。

三诊（2020年7月23日）：患者自诉踝关节疼痛，VAS评分4分，予刃针针刺加穴位拔罐治疗。

四诊（2020年7月30日）：患者自诉症状持续，予刃针针刺加穴位拔罐治疗，后以踝关节摇拔戳手法。

五诊（2020年8月6日）：患者自诉左踝关节疼痛及活动受限明显减轻，VAS评分2分，目前患者病情稳定。复查左踝关节MRI，左距骨胫距关节面下局部缺血性坏死（病变范围略缩小）。患者自述左踝关节疼痛基本减轻，VAS评分1分。

【按语】本验案初诊时患者踝关节疼痛，行走不便，结合舌象脉象辨证为气滞血瘀。故中医治以活血化瘀，通经活络，补养气血为主。方中黄芪、当归、川芎、白芍、三七粉活血化瘀，补养气血。重用黄芪，补气助血，使气血同行。现代药理学表明黄芪具有抗感染、扩张血管、促进供血供氧的作用。可促进骨折和受损神经的愈合与修复。川芎被称为"血中气药"，助三七粉活血化瘀，还可行气止痛；栀子、牡丹皮、甘草清热利湿，凉血解毒；牛膝补肝肾，强筋骨、引药下行；地龙通经活络，引药下行；桂枝温通经脉，配伍白芍，一散一收，阴阳相兼，互补互用。甘草调和诸药。本验案方药采用圣愈汤和补阳还五汤化裁而得，两方均主治气虚血瘀。该方药补气血，化瘀血，使坏死距骨得到濡养，同时扶助正气，促局部瘀血排出。有相关研究发现圣俞汤可促进促红细胞生成素的分泌，促进骨髓细胞GM-CSF的表达，促进多种造血生长因子分泌，促进血细胞生成，进而发挥"补血生血"作用。

病案2

李某，男，69岁。

主诉：双侧踝关节疼痛6年，近半年加重。

病史：双侧踝关节疼痛6年，近半年加重。初诊诉双侧踝关节疼痛6年，近半年加重，尤以阴雨天加重，舌质红，苔白，脉沉缓。X线片示：左距骨坏死。

诊断：距骨坏死。（图4-18）

中医辨证：辨为骨蚀，此为肝肾亏虚、风寒湿痹所致，法当补益肝肾、祛风除湿、活血止痛。

选方：自拟活血生骨方加减。

用药：黄芪30g，桂枝12g，炒白芍12g，淫羊藿15g，鹿角胶（烊化）15g，炙甘草6g，熟地黄15g，骨碎补15g，肉桂9g，秦艽12g，香附12g，当归12g，白术10g，延胡索10g，木瓜12g，独活12g。上药14剂，水煎服。嘱咐左脚减少负重，忌食甜食及动物内脏。

二诊：上药连服 10 日后踝关节疼痛症状缓解，守方再服 14 剂，症状悉除，后于 2 个月后复查 X 线片示，坏死区域未扩大。

【按语】骨蚀是现代医学的一个疑难病，骨蚀的病机可概括为"滞虚并存"，具体来说就是气虚恋邪，气虚不能化湿而成痰，不能运血而致瘀，痰瘀互结，加以风寒湿邪，阻滞经络，结而不化致发病。临证时要详察病情，辨证论治。为此病理变化不论气血瘀阻，或痰湿内阻，或气虚肾亏均滞中有虚，虚中有滞，互为因果致经络不通，筋骨失养所致，治宜审证求因分型施治。本案患者肝肾亏虚，又感风寒湿邪，邪气聚于病处，发而为病，因此以补益肝肾、祛风除湿、活血止痛之法，补中有泄泻，标本兼治。

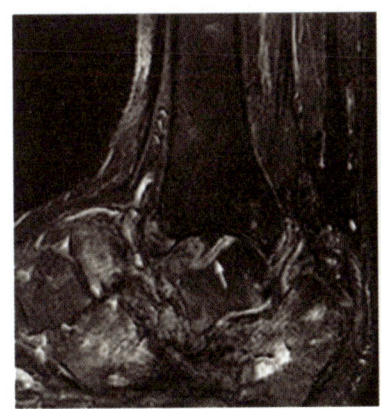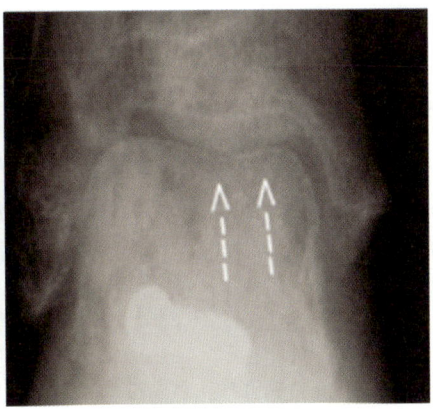

图 4-18　距骨缺血性坏死影像

骨质疏松症

病案 1

杨某，女，55 岁。

主诉： 饭后腹痛 5 年余。

病史： 过去以"胃下垂"治疗，效果不佳，延及前年，因腹痛加重，伴有恶心呕吐，住当地医院诊为"结核性腹膜炎，肠粘连"。在住院期间，出现头晕而四肢水肿，经用抗痨药治疗 2 个月有余，病情好转出院，腹痛、恶心呕吐减轻，但仍有水肿，又断续服用利尿药八九个月，水肿消退。直至目前，每遇着凉吃饭不适时仍有腹痛、肠鸣、大便稀薄。一般情况下二便尚调，睡眠尚可，纳少。去年 9 月，因感冒发热全身疼痛，经用青霉素、链霉素等药后退热，但仍全身疼痛，两胁腰部、两肩关节周围、两上臂及大腿痛重，活动时尤甚。走路需拐杖，畏寒，天气变化时疼痛加重。去年 10 月开始，疼痛逐渐加重，活动困难，曾服大活络丹 40 丸及其他止痛药物，效果均不显，来我院住院治疗。既往无其他病史，患者自幼生长于农村，未去过外地。

查体：强迫体位，变换体位时困难，身体消痛，营养欠佳。两侧第 11、第 12 肋骨压痛明显。舌苔薄、脉细。余无阳性体征。实验室检查：肝功能正常，血磷 162mg/L、血钙 800mg/L 碱性磷酸酶 35.5U、尿酸 120mg/L。尿钙 51~70mg/24h，红细胞沉降率为 18mm/h。血常规：血红蛋白 120g/L，红细胞 4.6×10^{12}/L，白细胞 9×10^9/L，中性粒细胞 0.72×10^9/L，心电图大致正常。

诊断：骨质疏松症。

中医辨证：脾肾亏虚，筋骨失养。

治疗：补充钙剂、维生素 D，予补气养血，舒筋活络、活血化瘀等中药。

二诊（12 月 18 日）：上述症状无明显改变。诉全身活动则痛，两胁痛甚，腰及两腿痛，尿黄、大便少、纳差。舌苔薄白，脉细弦。

用药：独活 6g，细辛 3g，熟地黄 30g，山茱萸 12g，菟丝子 12g，川续断 6g，杜仲 12g，川牛膝 12g，补骨脂 9g，鹿角霜 9g，核桃仁（咀服）2 枚。7 剂。

三诊（12 月 25 日）：患者自 12 月 20 日开始感到身上轻快，疼痛减轻，两胁及两腿疼症均较前减轻，效不更方，停用西药。

至 12 月 27 日，上肢活动较前灵活，自己能穿衣、梳头，腰已不痛。第 11、第 12 肋骨压痛明显减轻，下肢每于初下地走路时疼痛，活动后即减轻，已 2 日不服止痛片，嘱出院后将原方再服一段时间，以巩固疗效。

【按语】本例为骨质疏松症，《素问·长刺节论》曰："病在骨，骨重不可举，骨髓酸痛，寒气至，名曰骨痹。"骨痹成因，一则为冬令感受风寒湿三气；一则为"八正之虚风，八风伤人"，内含于骨节腰脊节腠理之间，为深痹也。其病机则为"虚邪之人于身也深，寒与热相搏，久留而内著，寒胜其热，则骨痛肉枯"。本例患者素有胃下垂，腹痛肠鸣，大便稀薄等症，本为虚寒之体，初冬感寒发热，应视为少阴表证，而以麻黄附子甘草汤发汗，因失治而内传，在经为少阴，在脏为肾，肾之合为骨，全身凡肩、臂、腰、腿无处不痛，系内传之邪，从肾之合而为病，大活络丹系驱皮脉筋肉间寒邪之方，故无效验。根据肾骨相生关系，取助阳补肾专方育娥丸加菟丝子、熟地黄、山茱萸兼补肾阴，以增其生骨之能力，更加鹿角霜与骨同类相求以助之；再加独活、细辛以温经，川续断、牛膝以止痛。虽曰标本兼顾，而主旨仍在于滋填。肾阳日壮，肾精日充，骨自坚强，其痛自止，此时西药钙剂等亦助骨质再生，与中药殊途同归，终使大病向愈，因出院时未做 X 线摄片以观察骨质变化，故尚不能据此分析中西医结合医治骨质疏松症的疗效，但对骨痹治疗，则可肯定补肾温经为其大法。

病案 2

朱某，女，63 岁。

主诉： 患者腰脊疼痛 2 年，无明显外伤史。

病史： 患者自觉站立久后疼痛明显，平卧症状有改善，曾外院中西药物治疗无明显好转。腰脊疼痛，便软，日行 3 次。

查体： 胸、腰椎广泛压痛，腰椎活动轻度受限。舌质偏干燥，苔薄，脉细。X 线片示，胸、腰椎骨质疏松，部分椎体唇样增生。

诊断： 脊柱骨质疏松症。

中医辨证： 脾肾亏虚，筋骨失养。

治则： 补益脾肾、固督止痛。

用药： 生地黄 12g，山茱萸 9g，焦白术 9g，云苓 12g，山药 9g，牡丹皮 4.5g，枸杞子 9g，楮实子 9g，川续断 9g，杜仲 9g，菟丝子 9g，延胡索 9g，甘草 3g。

二诊（2001 年 11 月 23 日）： 患者腰脊痛略有减轻，但近日阴雨天症状明显，大便日行 2 次。舌质偏红，脉细，前药见效，原方增减。予上方杜仲改炒杜仲 9g，加制玉竹 9g，女贞子 9g，桑寄生 9g。药渣煎水腰背部热敷。

三诊（2001 年 12 月 7 日）： 患者腰痛明显好转，坐位时疼痛减轻，腰椎活动较前灵活，但大便每日 3 次，便溏。舌红转淡，脉细。拟加强健脾益肾。上方加炙黄芪 12g，补骨脂 9g，大党参 12g，焦白术 9g，制狗脊 9g，谷芽 9g，麦芽 9g。

四诊（2001 年 12 月 14 日）： 患者便溏好转，大便日行 1 次，继原方 14 剂巩固。12 月 28 日复查：腰脊疼痛明显好转，唯劳累后腰脊有酸痛，休息后好转。

【按语】上述病例，在治疗中紧抓脾肾亏虚入手，健脾与益肾并重。脾运健则筋骨得养；肾气充则筋骨强健。方中楮实子一味，功善补肾强筋骨。《药性通考》一书论述楮实子能"助腰膝、益气力、补虚劳、壮筋骨"，故在上述病例应用甚为贴切。临床上，楮实子与千年健合用使滋肾壮筋骨之力倍增。

病案 3

李某，女，55岁。

主诉：腰背痛2年余，加重1个月。

病史：无明显诱因，自觉晨僵现象明显，四肢沉重，乏力，腰背酸痛，时轻时重，近1个月症状加重。50岁绝经。服过大量钙片等，无明显效果。

查体：轻度驼背，活动轻度受限，脊柱广泛压痛，直腿抬高试验阴性。X线片示：脊柱（胸腰段）后凸变形，各椎体呈鱼尾状改变，骨质疏松。脉沉弦，舌质淡，苔薄白。

诊断：骨质疏松症。

中医辨证：骨痿（肾虚髓减，脾弱精衰，骨失充养）。

治则：补肾、益脾、壮骨。

选方：自拟补肾壮骨羊藿汤。

用药：淫羊藿25g，肉苁蓉20g，鹿角霜15g，熟地黄15g，鹿衔草15g，骨碎补15g，全当归15g，生黄芪20g，生牡蛎50g，川杜仲15g，鸡血藤15g，广陈皮15g，制黄精15g，炒白术15g。每日1剂，水煎服。

复诊（8月29日）：服上药2周，症状逐渐减轻，唯睡眠欠佳。拟前方加首乌藤25g，生龙齿25g，嘱再服2周。

三诊（9月13日）：晨僵、腰酸背痛明显减轻。步履较前轻松、有力，睡眠好转。嘱仍按前方继续治疗月余，后服健骨宝胶囊而收功。

【按语】骨质疏松多表现为疼痛，常见腰背和腰骶部的疼痛，以中间脊柱为主，长骨部位也是高发区。骨质疏松非常严重的时候，大约有1/3的患者会逐渐出现畸形，如驼背，关节、肌肉出现萎缩，关节变形等。骨折好发的部位为腰椎、胸椎、髋关节、尺骨桡骨等。还有的患者表现为心肺和消化系统的异常，如有些患者会表现为憋气、胸闷，甚至会有心功能不全等。骨质疏松多见于老年人或绝经后的妇女，是腰背痛较常见的原因之一。国外文献报道，凡年龄大于50~60岁的男性和大于40~50岁的女性，都有不同程度的骨质疏松症状。国内郭世绂（1983）报道100例，年龄多在50~70岁，男女之比约为1：2。因此，本病又有增龄性骨质疏松、老年性骨质疏松等称谓。中医对本病的认识虽无系统的论述，但从其临床表现及骨结构改变上看，当属"骨痿""腰背痛"等范畴。《素问·痿论》曰："肾气热，则腰脊不举。骨枯髓减，发为骨痿。"腰脊不举，就是腰部不能挺直过伸，此与骨质疏松症主要特征"圆背"畸形以及腰背不能挺直是一致的。由此可见本病的真正病因是肾虚等内在因素为根本，风寒湿邪以及小外伤的侵袭、积累等外因也与发病有关。本病日久势必影响后天之脾胃，运化失职，营养补给不充，有气血虚衰等表现。故其治当在补肾益精的同时，兼理脾胃以求全功。

病案 4

张某，女，57岁。

主诉：颈肩腰背疼痛 3 年余。

病史：颈肩腰背疼痛 3 年余。停经 6 年，曾于某三甲医院住院。骨密度检测示：严重骨质疏松症。腰椎 CT 示：腰椎骨质增生，腰椎间盘轻度膨出。颈椎 MRI 示：颈椎骨质增生，椎间盘变性。膝关节 MRI 示：膝关节轻度骨质增生，双膝半月板变性。关节腔少量积液。RF、CRP、抗 O、风湿免疫全套无异常。予药物治疗配合康复理疗同时服中药汤剂，3 年来未获良效。疼痛逐渐加重，遇冷疼痛显著，站立吃力，移步倚仗，辗转来我院就诊。初诊面色苍白，舌苔白润，脉沉紧。

诊断：骨质疏松。

中医辨证：本病属中医学"骨痿""痹症"范畴。肾阴亏精血不足，肾阳虚寒凝经脉。

治则：益火扶阳消阴翳，填精补肾强筋骨。

用药：制川乌 3g，白附片 3g，细辛 3g，白芍 9g，炙甘草 6g，黄芪 12g，生地黄 12g，续断 9g，骨碎补 9g，川牛膝 12g，茯苓 12g。每日 1 剂，水煎服，分 3 次服，共 7 剂。

二诊：疼痛减轻，脉沉紧。阴寒未散则脉紧，加大益火之力，川乌 15g、附片 15g。并加有形血肉之品填精补髓，加鹿角胶、龟甲 10g。共 7 剂。

三诊：冷痛明显减轻，行动站立平稳，脉沉。命门之火徐徐而生，阴霾散了，则冷痛锐减，脉不紧。川乌、附片均减量为 9g，并去细辛，共 7 剂。

四诊：疼痛缓解，但觉腰膝酸软，舌淡苔白，脉沉而迟。选方用右归丸，温补肾阳，填精补髓，共 14 剂。

五诊：骨密度测定：中度骨质疏松。选用龟鹿二仙胶（汤）填精补髓、益气壮阳。

六诊：2 个月后再诊，行走便宜，无腰膝酸软，脉有力。四君子汤等补益后天脾胃，使气血生化有源。

【按语】本病为绝经后严重骨质疏松症，属中医学"骨痿"范畴。雌激素能刺激成骨细胞制造骨基质，绝经后雌激素明显减少，成骨细胞活性降低，骨形成减少，导致骨质疏松。《素问·上古天真论》曰："女子七七，任脉虚，太冲脉衰少，天癸竭，地道不通，故形坏而无子也。"此篇论述肾气盛衰对人体生理功能的影响。"形坏"即骨质疏松，"无子"即生殖功能丧失。说明古人早就认识到绝经后生殖功能丧失与骨质疏松同时存在，绝经与骨质疏松的关系密切，这与西医的认识是一致的。阳化气，阴成形，此时气形皆损，肾阴肾阳俱亏，治当阴阳双补。

川乌透寒温经止痛，附子温阳补火散寒，二者力大共用为君，补火散寒止痛。细辛散寒止痛，又助附子扶阳。白芍、炙甘草缓急止痛，制约附子、川乌毒性。填精补肾本该使用熟地黄，但患者长期以来多次输注活血温通药物，难免血热，本兼骨枯，故改用生地黄滋阴液，润骨质，凉血。天虽冷，但久旱逢甘霖岂不可喜。续断、骨碎补、川牛膝补肾强筋骨，黄芪补气，气主动为用，则骨强便宜行动。若阴寒盛极，冷痛厥逆，不少医家制川乌用至30g，制附子用至60克，但需循序渐进，不可猛然重投。尽管制川乌、制附子都经过严格炮制，但仍有毒性，需要久煎。煎2小时以后可将药物中双酯型生物碱的酯基水解成毒性小的单酯型生物碱或醇胺，不易引起心律失常和中枢抑制等。饮药前口尝以不麻为度。非寒极痛厥，不可重用纯阳之附子、川乌，阴寒散尽，转而改用温补之巴戟天、淫羊藿、鹿角胶等，正所谓"壮火食气，少火生气"。中西医在治疗方面有实质性的区别。西医注重人体物质形态的改变，以"形"为主，研究的是身体；而中医更注重人体功能状态的改变，以"神"为主，提倡的是生命。

佝偻病

病案1

丁某，男，1岁半。

主诉：多汗易惊3个月余。伴睡眠不安，纳呆食少。

查体：面色少华，肌肉松软，发稀枕秃，心肺腹检查正常，舌质淡、苔薄白，指纹淡青。

诊断：佝偻病初期。

中医辨证：先天禀赋不足，后天喂养失调，脾肾两虚，血气不足，筋骨失养。

治则：健脾助运，平肝息风。

选方：桂枝甘草龙骨牡蛎汤加味。

用药：煅龙骨 30g，煅牡蛎 20g，炙黄芪 20g，桂枝 2g，党参 10g，钩藤 10g，茯苓 6g，炙甘草 5g。每日 1 剂，水煎服。

服药 3 日后，患儿精神好转，胃纳增。继守上方 1 周后汗止，夜寐安无易惊，病情明显好转。

【按语】本案患儿为佝偻病的初期，由脾虚气弱，化源不足，肝阳亢旺所致。《神农本草经》曰："龙骨治夜卧自惊、汗出。"故治疗以煅龙骨为君，平肝镇惊安神；牡蛎平肝益阴；炙黄芪、党参、茯苓补气健脾助运；钩藤熄风平肝；桂枝助阳化气，平冲降气。有研究显示桂枝有抗惊厥作用，其有效成分桂皮醛可使小鼠自主活动减少，并能延长士的宁所致强直性惊厥的死亡时间，可减少烟碱引起的强直性惊厥及死亡的发生率，还可抑制小鼠听源性惊厥等。诸药共用，疗效满意。本病护理上要加强患儿户外活动，接受阳光直接照射。

病案 2

张某，男，3 岁半。

主诉：患儿 2 年来鸡胸、驼背、双下肢弯曲呈"O"型，不会行走。

病史：患儿在 1 岁内母乳喂养到 5~6 个月时，母乳不足，其母忙于劳动，对孩子照顾不周，令其长期坐在床上，到 2 岁时发现双下肢不会站立，扶着站立双下肢发抖，日后出现鸡胸、驼背，在当地诊治诊为"小儿佝偻病"，服过多种钙片、维生素 AD 油等不见好转，来本院就诊。查患儿面色苍白无华，头发干枯，形体瘦弱，大便溏，每日 1~2 次，易出汗，双下肢肌肉松软，小腿呈弓形，鸡胸，驼背，哭声低，唇色淡，舌淡苔黄，脉细无力。

诊断：小儿佝偻病。（图 4-19）

中医辨证：先天禀赋不足，后天营养失调，脾肾两虚，血气不足，筋骨失养。

治则：补肾填髓，益气养血，佐温经通络。

用药：紫河车 1 具，煅牡蛎 30g，黄芪 30g，蜈蚣 10 条，青盐 10g，黄芪 30g。用法：将上药焙干，研为细面，分 100 小包，每次温开水服 1 包，每日 2 次，连服 3 个月。

二诊：患儿药后 3 个月，体力大增，胃纳好转，自汗、盗汗明显减少，扶着能站立，上药又配制 1 剂，连服 3 个月后，自己会站立，家长扶着会走路，且精神好，面色好转，在服药期间让家长注意喂养，多食碱味饮食，增加户外晒太阳。

三诊：上药 6 个月后，患儿面色红润，胃纳好，二便如常，且长胖，体丰有力，活泼，自己能行走而告病愈。

【按语】本例患儿为小儿佝偻病重症，骨骼已造成畸形，运用补肾填髓方药，使病情控制，症状好转。本病在初期时，仅是五脏功能失调，虽虚尚未成损，临床多见小儿肌肉松软，消瘦或呈虚胖，生长发育迟缓，胃纳欠佳，时有腹泻，神倦无力，多汗易惊，或烦躁不安，爱哭，脉沉缓无力。在治疗时强调改善喂养方法，再配合健脾补肾，消导和中，方药常选用参苓白术散加减治疗。有时还配合捏脊疗法。对重症晚期患者，除有上述症状外常见有骨骼发育不良。或见鸡胸、驼背，双下肢"O"型或"X"型，方颅，前囟逾期不闭，牙齿逾期不出或出而不齐，夜寐盗汗，肌肉松弛，毛发稀疏，在小婴儿还多见抽搐，生长发育障碍。脉沉细无力。对晚期重症患儿强调健脾补肾，增补真元，再配合饮食调养，常需治疗时期较长方可见效。用药以补肾地黄丸，或用大剂填补脾肾之紫河车，如本案长期服用。紫河车为血肉之物，补肾生髓，滋养肝肾，肾主骨，肝主筋，再配合煅牡蛎，味入肾，滋阴潜阳，黄芪益气补血，佐用蜈蚣以多脊柱多足之物活血通络，实乃攻补兼施，气血双补。滋补肾髓，同时要注意改善喂养方法，增加营养，以增强体力才能以助生长发育，改善症状，控制病情发展。

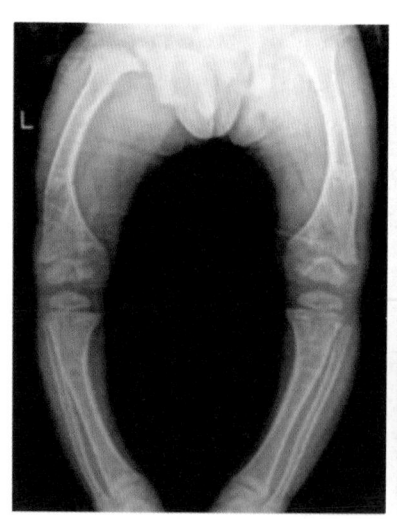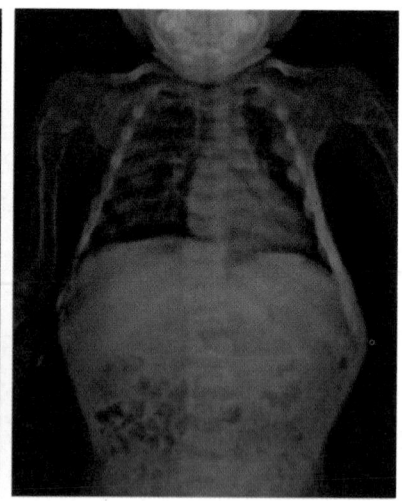

图 4-19　佝偻病影像

病案3

孙某，男，1 岁半。

主诉：形瘦，少食多汗 1 年余。

病史：患儿形瘦，少食多汗 1 年余。症见形体消瘦，面色无华，自汗、盗汗，易惊多啼，纳呆便溏，夜眠不安，发稀枕秃，舌淡苔薄白，脉迟无力，指纹淡。11 个月开始出牙，14 个月能行走。方颅囟大，肋骨外翻，鸡胸，O 型腿。X 线片示干骺端增宽。血钙 1.25mmol/L。平时易感冒。

诊断：佝偻病。

中医辨证：肾精亏虚。

用药：鹿角 900g，龟甲 450g，枸杞子 200g，党参各 200g，熟地黄 90g，山茱萸 200g，山药 100g，茯苓 50g，甘草 40g。熬膏，每日早、晚各服 3g。

二诊：连服 3 个月后，患儿纳食增加，出汗减少，夜眠转安，面色红润，大便通调。第 2 年冬再服 3 个月以巩固疗效。现患者发育健康，成人后身高 1.8m。

【按语】本案属于肾精亏虚，治以龟鹿二仙膏加味补肾填精，佐以健脾之法。方中鹿角、龟甲、熟地黄、山茱萸、枸杞子补肾填精充髓壮骨；党参、山药、茯苓健脾益气，以促气血化生，濡养全身。肾精亏损证主要表现为有明显的骨骼改变症状，如头颅方大，肋缘外翻，肋如串珠，手镯、鸡胸、漏斗胸、龟背、O 型腿、X 型腿等，齿迟、立迟、行迟，并有面色无华，多汗肢软，或消瘦，纳呆便溏，舌淡苔少，脉细无力。本案虽有脾肾两虚表现，但主要证候以肾精亏损为主兼有脾虚气弱，病理性质为虚证。

急性创伤后骨萎缩

病案1

何某，女，19 岁。

主诉：左手掌，腕活动受限 1 年。

病史：2000 年 12 月 1 日平地滑倒致左桡骨远端骨折，当日行手法复位，石膏外固定。1 个月后拆除外固定，进行功能活动期间腕、手肿痛加重，伴腕背侧烧灼样疼痛，夜间尤甚，腕、掌指及指间关节活动受限亦日趋明显，并有"晨僵"现象，经推拿、红外线理疗及热敷后反而加重，经多家医院对症治疗均无效。伤后 3 个月来诊。

查体：左手背水肿，皮肤潮湿，压痛明显、腕及掌指、指间关节活动受限。X线片示左桡骨远端骨折、骨折断端位线良好。骨折线模糊，腕骨、掌骨及指骨骨质疏松如炭画样，指骨仅残存轮廓。

诊断：急性骨萎缩。

中医辨证：患者精血素亏，加之骨折致血脉瘀阻，筋骨失养，则成痿证。

治则：补血活血，强筋壮骨。

用药：当归15g，黄芪20g，白芍15g，何首乌15g，鸡血藤15g，鹿含草15g，丹参20g，骨碎补20g，川续断15g，透骨草10g，桑枝15g。每日1剂，水煎，分2次服。服药5剂烧灼样疼痛减轻，水肿基本消失，续服10剂，疼痛消失，关节活动度增加。5个月后随访。X线片示骨质密度与健侧基本一致，关节活动正常，已恢复正常工作。

【按语】急性骨萎缩为交感反射性骨萎缩、Sudeck骨萎缩，治疗上目前尚无理想的方法，一般主张行交感神经封闭或切除手术。本例试用中药治疗获得成功，提示中医药治疗是一条值得探索的途径。

病案2

张某，男，46岁。

主诉：左腕关节肿痛1个月。

病史：患者1个月前走路跌倒时左手撑地致左腕关节疼痛肿胀变形，至社区医院经X线诊断为左桡骨远端骨折，予手法复位加小夹板固定。治疗后近1个月患肢疼肿胀痛未见缓解，故前来就诊。

查体：左腕关节疼痛拒按，夜间痛甚，手部关节僵硬，局部皮肤仍有瘀斑，皮肤干涩甲错，皮温降低，舌质淡，苔薄白，脉弦涩。X线片示：左桡骨远端骨折对位对线尚可，断端有骨痂形成，左腕关节诸骨可见轻度斑点状骨质疏松。

诊断：①左桡骨远端骨折；②创伤后急性骨萎缩。

中医辨证：气滞血瘀。

治则：活血化瘀、舒筋健骨。①内服自拟活络止痛方：桑枝12g，当归12g，鸡血藤12g，红花6g，五加皮10g，茯苓10g，白术10g，延胡索10g，续断10g，薏苡仁30g，骨碎补15g，桃仁10g，羌活10g，桂枝10g，甘草6g。7剂，水煎服，每日1剂，分2次服。②外洗：海桐皮汤加减。当归20g，透骨草20g，海桐皮20g，五加皮20g，钻地风20g，威灵仙20g，徐长卿20g，伸筋草20g，刘寄奴15g，红花15g，羌活15g，独活15g，木瓜15g，川芎15g，海风藤 15g，花椒 15g，甘草 15g。7 剂，外洗，每次 20 分钟，每日 1 剂，分 2 次洗。

二诊（2005 年 3 月 29 日）：诉左腕关节疼痛明显好转，关节可自主活动，皮肤色泽恢复正常，舌质淡，苔薄白，脉弦滑。拟原方再内服加外洗 1 周以巩固疗效。

【按语】本病可归属于中医学的"痹证"范畴。损伤后气滞血瘀，血瘀水滞，久则脾气亏虚，脾虚则水无以化，致水湿内停。故治宜活血舒筋止痛，利湿补肾健骨。中药内服方中桃仁、红花、当归活血行气止痛；五加皮、杜仲、续断、桑寄生、骨碎补续筋接骨；薏苡仁、茯苓、白术、防己利水健脾。中药外洗方为海桐皮汤加减而来，具有活血化瘀、利水消肿、透利关节作用，内服外洗相结合，共奏活血化瘀、舒筋健骨之功，促进肢体功能的恢复。

病案 3

夏某，女，60 岁。

主诉： 跌倒致右手 Colle's 骨折 2 个月余。

病史： 患者曾在当地医院经手法整复，骨折对位对线良好，石膏托固定 40 余日。前来就诊时，情绪急躁，右腕有轻微肿胀，腕关节僵硬，活动度为 0°。手指关节活动明显受限，右腕部灼痛难忍。夜间尤甚，常常痛醒，甚至夜不能寐。X 线片示：右 Colle's 陈旧性骨折，对位对线好。但手部诸骨呈严重的骨质疏松。

诊断： 创伤后骨萎缩。

治疗： 予桃红四物汤加桑枝、金银花、地龙等活血通络中药内服。辅以手法推拿，以揉、搓、推、捋法为主，以助关节松解。考虑有骨质疏松肿胀，推拿手法不宜过重，以免造成骨折和加重水肿。在推拿同时辅以透骨草、伸筋藤、桑枝、羌活、苏木、细辛、千年健、威灵仙、地骨皮等活血通络、消肿止痛药熏洗，每日 4 次。在以上治疗的同时，鼓励患者树立信心，主动进行功能锻炼。嘱患者锻炼时强度不宜过大，但贵在坚持。1 个月后患者疼痛消失，肿胀消退，腕指关节活动基本正常。

【按语】该病患者均由于固定时间过长，拆除固定后不能很好进行功能锻炼，致使因固定时间过长而僵硬的关节更加僵硬。因活动较少，功能锻炼不够。肢体静脉回流受阻而使肢体肿胀，皮肤暗红。肢体肿胀又使神经血供受限，微循环不畅，而使疼痛加剧。固定过久，活动不利，血供、神经营养受限又导致骨质疏松。根据用雌激素治疗骨质疏松的经验。给患者服用中药活血、通络、消肿药内服外洗，辅以手法推拿，并鼓励患者主动进行功能锻炼，克服急躁情绪，这样内外兼治、医患合作，使得该病的治疗取得满意的疗效。

双下肢浅动脉硬化性闭塞症

李某某，男，75岁，湖南常德人。2017年6月15日初诊。

病史：患者从5年前感双下肢行走乏力，行走500m，即双小腿肌"钻筋"难以忍受，站立不稳似倒地状。即需马上休息，而后可继续行走。自觉小腿和踝部肿，双手怕冷发凉等，近有加剧之势。行彩超及CT检查诊断为"双下肢动脉硬化性闭塞症"。外院建议行支架治疗，患者不能接受。现行走仍感乏力，上述症状不减。既而来求医。

查体：双小腿及踝部略肿，双侧腓肠肌有明显压痛，脚踝关节活动可，舌质淡，苔薄黄，脉弦。

诊断：双下肢动脉硬化性闭塞症。

辨证：气虚血瘀，湿阻脉络。

治则：益气活血，佐以祛湿。

选方：补中益气汤合当归拈痛汤加减。

用药：黄芪20g，白术10g，陈皮10g，升麻10g，柴胡10g，党参10g，当归10g，羌活10g，防风10g，桃仁10g，红花10g，木通10g，木瓜10g，茵陈15g，葛根20g，龙骨20g，牡蛎20g，牛膝10g，甘草10g，黑豆50g，忍冬藤50g，香附子10g。

服10剂后，患者感行走比以前有力，且走1km左右才出现"钻筋"现象。但多走仍感双下肢欠有力，容易疲劳，再用上方去除茵陈、忍冬藤，加狗脊、淫羊藿，党参改为丹参，再进20剂后，行走有力，再无"钻筋"现象，故停药。

【按语】下肢动脉硬化闭塞症（PAD）是由于下肢动脉粥样硬化斑块形成，引起下肢动脉狭窄、闭塞，进而导致肢体慢性缺血而引起畏寒、发凉，并逐渐出现间歇性跛行。即行走一段距离后，患肢疲劳、疼痛等症状。强迫休息一段时间后症状缓解，但行走后再次出现上述的症状之类。患者一般见于中老年人（应该与腰椎管狭窄症相鉴别）。该患者辨证为气虚血瘀、湿阻脉络。而当归拈痛汤虚实（湿）兼治。但患者感行走乏力，且年龄较大，故加用补中益气汤中之黄芪等多味补气、行血。"钻筋"即是致痛。再加桃仁、红花加强活血之功。羌活、茵陈祛风胜湿。猪苓、泽泻利水渗湿。防风、升麻、葛根解表疏风。白术、苍术燥湿健脾（唯不用黄芩、苦参清热燥湿，是因该患者热不重，固恐伤阳气）。所以人参、当归益气养血，使邪祛而不伤正，其实当归拈痛汤和补中益气汤，当中均有如参麻、白术、当归、党参、甘草，再加黄芪、陈皮、柴胡三味即为补中益气汤，以加强其补气扶正之功。两方合用虚实兼顾。祛瘀而不伤正。寒温并用，扶正而不留邪。所以在临床用药时，我们不能拘泥于一方一法，应该结合病情辨证施方，往往能收到满意的效果。

腿部动脉变窄闭塞导致的肢体缺血，本病早期由于病轻，可无症状。随着病情的发展及影响血液供应，才会出现相应的症状，如运动障碍，进而出现静脉淤血，疼痛，如果再逐渐加剧，可导致局部溃疡，进而坏死发黑等一系列症状。

第五章　特殊病例篇

案例 1：左小腿外伤截肢狂躁（暂时性精神病）

郭某某，男，79 岁，湖南新化人。2016 年 10 月 18 日初诊。

病史：患者于 2016 年 9 月 16 日因车祸致左小腿开放性粉碎性骨折并感染，于 2016 年 10 月 2 日行左小腿上 1/3 截肢，于术后第 2 周即 10 月 16 日起，开始胡言乱语，精神亢奋，予以低剂量镇静药，效果不佳，大便尚可，小便次数偏多，遂寻求中医诊治，查精神尚可，面色红，左小腿残端伤口仍未尚完全愈合，创面有少许分泌物，舌质淡，舌尖稍红，脉细稍数。

辨病：外伤截肢狂躁（暂时性精神病）。

辨证：气虚血亏，虚阳上逆。

治则：滋阴潜阳，补血安神。

选方：增液汤合镇肝息风汤加减。

用药：生地黄 12g，玄参 10g，白芍 20g，柴胡 10g，麦冬 10g，茵陈 15g，龙骨 20g，牡蛎 20g，酸枣仁 20g，首乌藤 30g，当归 10g，甘草 10g。

10 剂后入睡安静，精神平复，但仍然消瘦，伤口愈合缓慢，不能久坐久卧，食欲一般，二便调，舌淡，苔薄白，脉细，辨证气血不足，余邪不尽。

治则：补气养血，扶正祛邪。

选方：补中益气汤合当归补血汤加味。

用药：黄芪 20g，白术 10g，陈皮 10g，升麻 10g，柴胡 10g，当归 10g，党参 10g，牛膝 10g，黑豆子 50g，忍冬藤 50g，山药 10g，砂仁 10g，白芍 15g，酸枣仁 20g，甘草 6g。再 10 剂，患者食欲大增，精神好，面色红润，伤口愈合出院。

【按语】外伤截肢在外伤中常用，但如此大年纪却不多见，患者外伤后即受创伤较重，开放性粉碎性骨折，出血就较多，津液大伤，又加之伤口处感染，耗津伤血，损伤正气，虚火上炎，又截肢，精神亦受创伤，加上年事偏高，难以承受上述打击，所以暂时性精神错乱。此并非年轻人实质性精神患者，所以治疗时必须先顾正气，用增液汤之生地黄养阴清热，玄参润下，且泻火解毒，麦冬养阴润燥。本方妙在寓泻于补，以补药之体，作泻药之用（外伤耗津，感染灼津），既可攻实又可防虚，即所谓"存在一分津液，便有一分生机"。《温病条辨》用白芍、当归补虚生血，用茵陈利湿，用柴胡疏肝解郁，再用龙骨、牡蛎、酸枣仁、首乌藤镇静安神，甘草调和诸药，上药合用，以补为主，滋阴补血，培植根本，佐以潜阳安神，所以服之即效，入睡安静，精神平复。但患者体虚仍存，消瘦无力，不能久坐久卧，伤口亦愈合缓慢，此乃气血不足，余邪不尽之势，再用补中益气汤加牛膝，引邪热下行，忍冬藤清邪热缓慢而不伤正。用黑豆、山药、砂仁培补脾胃之后天之本，吸收好，则气血足，白芍仍补虚生血，酸枣仁养心安神，再服 10 剂，患者精神转好，面色红润，食欲正常，伤口愈合而出院。

案例 2：破伤风 1 例

张某某，男，28 岁，湖南省双峰县人。

病史：患者于 1985 年 6 月在挖煤时曾因摔伤致双膝着地，事后右膝疼痛，表皮轻度擦伤未引起重视。1 日后，右膝肿痛，且持续半个月，遂去拍 X 线片。示右膝骨外肌内有异物阴影，无明显压痛，间断服用活血祛瘀中药近 1 年，肿胀未见明显好转，但疼痛改善，于 1986 年 6 月 15 日住院治疗。查右膝前外侧有约 3cm×3cm 的肿块，压之较硬，可移动，诊断为"右膝肿块查因"，决定行开放探查取出肿块，各项检查完善后于 6 月 18 日连续硬膜外麻醉下行右膝肿块探查术，切开皮肤，皮下组织进行剥离，顺利摘出肿块，准备病理切片，切开肿物可见内容物为煤渣滓黑色沉淀物，遂冲洗伤口，逐层缝合，送回病房，手术顺利，麻醉满意。术后复诊诉此种探查治疗是属取出体内异物，要注射破伤风抗毒素，预防破伤风，此患者是陈旧性的，更应注射破伤风抗毒素。周日夜间，手术患者出现四肢抽搐，口眼㖞斜，甚至角弓反张，无意识，询问病房医师、护士打破伤风抗毒素没有，回答"没有"，回看医嘱，果然没有注射破伤风抗毒素的医嘱，术者当即诊断为破伤风，因其症状、手术时间和术后处理均符合发"破伤风"的条件，根据受伤情况，手术中所见，术后处理和现在的症状表现，可以确诊为"破伤风"，既已发现了此病，只有尽力治疗。根据当时的条件只能大剂量使用破伤风抗毒素，静脉滴注当时用了8盒（即1盒10支1 500IU×80支=120 000IU）静脉滴注一晚上。第二日，一切恢复正常即不抽搐，口眼不斜，不角弓反张，没有什么不适。但为了慎重起见，到省某大医院就诊、会诊没有什么问题，遂又回医院继续治疗，并服中药加以调理。

辨病：破伤风。

辨证：痉证发作，邪壅经络。

治法：镇静安神，驱邪通络。

选方：玉真散加味。

用药：天麻10g，蒸天南星10g，白附子10g，羌活10g，白芷10g，防风10g，黄芪20g，当归10g，川芎10g，甘草6g。连服10剂，伤口愈合好，身体一切正常出院。

【按语】破伤风是因外伤而致的一种凶险病症，临床很少见。中医学亦认为破伤风是因外伤受邪引发痉的病症，早在秦汉以前已有类似记载，汉代称为"金创瘛疭"，隋代称为"金创痉"，北宋至今称为"破伤风"。本病发病原因是由创伤后创口未愈合，感受风毒之邪，侵于肌腠经络，营卫不得宣通，甚则内传脏腑，毒气攻心，而引起的严重病症。故《太平圣惠方·治破伤风诸方》曰："夫刀剑所伤，针疮灸烙，蹉折筋骨，痈肿疮痍，或新有损伤，或刀箭所伤，或久患疮口未合，不能畏慎，毒气风邪，从外所中，始则伤于血脉，继则攻于脏腑，致身体强直，口噤不开，筋脉拘挛，四肢颤掉，骨髓疼痛，面目㖞斜，如此之间，便致难救。故皆损伤之处，中于风邪，故名破伤风也。"我国20世纪初中期于乡野间在家生孩子，用剪刀剪脐带，得所谓"脐带风"而亡者，多是破伤风也。所以现在凡是外伤有伤口者，皆注射打破伤风抗毒素，以预防破伤风的发生。所以临床上很少有破伤风发生的病症。该病例也是因笔者当时多有疏忽，交代不够而致患者发生破伤风病症。当时只有那样的条件也只能那样治疗（现在医疗条件好多了，治疗方法也大为改进——具体看破伤风治疗的方法）。后用中药调理，还是按破伤风使用中药：天南星、白附子、天麻搜逐络中风邪以解痉，并能化瘀以通关开窍；羌活、白芷、防风辛散之品，疏散经络风邪，导之外出。黄芪、当归、川芎补气补血，鼓舞正气，使患者能抵御邪气外出，甘草调和诸药，上药同用，合而奏效，服之则完全康复而出院。

案例 3：骨髓空洞症

张某某，男，57 岁。2019 年 12 月 13 日初诊。

患者从 3 年前起颈痛、肩痛、手臂痛，而后逐渐加剧，近几年影响双手活动，右手有劲，但手指不能伸直，左手劲差些，但手指能伸直，不能弯曲，且手臂、肩冷痛，手指广泛水肿，食欲好，大便有时稀，有时结，小便多。

查体：颈部有明显压痛，手臂可抬举，右臂有力，左臂肘关节以下无力，肌力 1 级即左手指完全伸直，但不能主动弯曲（被动可弯曲），右手指呈半握拳状，可握住东西，屈肌肌力 4 级，伸肌肌力 3 级，但不能主动伸直，被动亦不能完全伸直，双手指均广泛水肿，舌质淡，苔厚白，脉弦有力。外院磁共振检查示颈胸脊髓空洞，但下肢肌力无改变即正常，各个医院均无很好的治疗办法，遂来我院就诊。

辨病：颈胸脊髓空洞症。

辨证：脾肾阳虚，气血虚弱。

治法：补气健脾，温肾回阳。

选方：归脾汤合肾气丸加减。

用药：黄芪 20g，白术 10g，茯苓 10g，升麻 10g，柴胡 10g，当归 10g，党参 10g，附子（先煎）5g，肉桂 3g，桂枝 6g，桑枝 10g，山茱萸 10g，茯苓 10g，牡丹皮 10g，甘草 10g，木香 10g。10 剂。服药后，病情改善，手指肌力较前好转，且肩和手冷已明显好转，未见明显畏寒，现已感不冷了。继续用上方加红景天 6g，川芎 10g，再投 10 剂，双手指红肿已基本消退，肩、手冷已解除，手肘活动改善，握物肌力较前增加，而后继续用上方加减善后。

【按语】脊髓空洞症是一种神经性关节病，可统称为 "charcot 关节或神经病理性关节炎的一种病变"。脊髓空洞症是上肢关节常见的致病原因，轻者可没有什么症状，可照常工作，病变多为单发，如患侧关节无力，肿胀，畸形不稳定，关节有积液等。但关节无疼痛或压痛，不发热。重的脊髓空洞症有感觉分离症即痛觉温觉消失，但触觉存在，现磁共振检查可确诊。但像这种影响双手功能的却不多见，之所以辨证为脾肾阳虚，是因为都是以中医脾虚症状为主；《素问·痿论》曰："脾主身之肌肉。"《素问集注·五脏生成篇》的注解谓："脾主运化水谷精微，以生养肌肉。"首先脾主肌肉、四肢，患者现在双手功能障碍且手指肿，其次是大便时干时稀，这也是脾虚不能运化水湿的表现。而患者全身冷，夜尿多，这是属于肾阳不足的症状，所以辨证为脾肾阳虚。方用归脾汤，方中的党参、黄芪、白术、甘草益气健脾，使脾运化，收摄有权；茯苓开导痰浊，木香行气；当归补血；再用桂附八味丸中之附子、肉桂温肾以壮元阳，益火之源；熟地黄、山茱萸、牡丹皮滋补肾阴，为桂附补阳做物质基础，阳得阴助而生化无穷，再用升麻升举阳气，柴胡疏肝解郁，红景天益气活血，用于气虚血瘀之症；桑枝作为引经上肢之药，诸药合用服而奏效。

案例 4：双颞下颌关节术后疼痛

罗某某，女，63 岁，湖南衡阳人。2019 年 6 月 20 日初诊。

病史：患者自述于 1 年前开始双颞下颌关节处痛，而后逐渐加重，不能张嘴吃饭，到后来不能张嘴吃硬饭只能喝稀饭，到湘雅医院口腔科就诊，认为是双颞下颌关节炎，现不能张嘴吃饭，保守治疗无效，遂只能手术治疗，于当年 6 月 3 日行双颞下颌关节手术部分切除术，手术后双颞下颌关节活动度有明显好转，也能够张嘴吃饭但嘴张开不大，且双颞下颌关节处疼痛，遂来就诊。

查体：双颞颌关节处略肿，有压痛，张嘴一指，多不到两指，体态消瘦，舌质淡，苔厚白，脉细。

辨病：双颞下颌关节术后疼痛。

辨证：气虚血瘀。

治法：补中益气，克炎健骨。

选方：克炎健骨汤加减。

用药：黄芪 20g，白术 10g，陈皮 10g，升麻 10g，柴胡 10g，当归 10g，党参 10g，胡颓子根 50g，黑豆 50g，忍冬藤 50g，滇三七粉（冲服）5g，厚朴 10g，甘草 10g。10 剂后患者疼痛明显减轻，食欲增加，精神转好，药已对症，继续守上方去厚朴，加茯苓 10g，香附 10g，川芎 10g，连投 20 剂疼痛基本解除，恢复正常。

【按语】颞下颌关节紊乱是口腔科颌面部常见的疾病之一，开始一侧也可逐渐发展至累及两侧。本病多属功能紊乱，但也有关节结构紊乱或破坏，本病的发病原因至今尚未完全明了。因此颞下颌关节紊乱并非是单一疾病，也是一类病因尚未完全清楚而又有相同或相似临床症状的一组疾病的总称。本患者由于口痛不能进食。病久则体虚，加之手术损伤出血，精神与肉体皆受影响，故体虚是肯定的。自制克炎健骨汤，以补中益气汤为基本方，重用黄芪配伍，党参、白术、甘草益气以补脾，使脾胃之运化功能加强，充气血生化之源；升麻、柴胡协同黄芪等甘温之品以升阳；当归配黄芪本为"当归补血汤"治血虚之症；再用陈皮之理气行滞，助诸药之散布；更加黑豆子之补肾气而又健脾，使补而不滞；胡颓子根其叶有止咳平喘，健脾之功，味苦，性平，入肺、脾、胃经。《本草拾遗》曰：胡颓子"根，煎汤洗恶疮疥，并犬马病疮"。《本草纲目》曰：胡颓子"根，吐血不止，煎水饮之，喉痹痛塞，煎酒灌之，皆效。叶：肺虚短气喘咳剧者，取叶焙研，来饮服二钱"。在此病例中，亦取其健脾之功，又取其"洗恶疮疥，并犬马疮"之力，还用忍冬藤清热解毒，不用金银花者，其热（炎症）并不重，勿虚急清热解毒之力。（本方胡颓子根、黑豆、忍冬藤三味是我院外科老教授肖梓荣治疗骨髓炎之祖传方）上面诸药合用，共奏补益气血，清热消炎之功，用于该患者身上，先培补气血，使其正气充足，恢复体质，从而攻伐而又不伤正气，故而恢复较快。

案例 5：骨折术后发热

刘某某，男，20 岁。2015 年 11 月 30 日初诊。

病史：因车祸致左肱骨、尺桡骨及左下肢股骨、胫腓骨、腰椎骨折住院。于 12 月 4 日行左股骨、胫腓骨开放性复位钢板螺钉内固定，手术顺利，麻醉满意，术后第 4 日开始发热，体温波动在 38 ℃ ~38.4 ℃，连续 5 日不退，抗生素无效，食欲欠佳，伴汗出，二便调，由于术后连续数日发热，未能行第 2 次手术。

辨病：术后吸收热。

辨证：气虚发热。

治则：补中益气，甘温除热。

选方：补中益气汤加味。

用药：黄芪 20g，白术 10g，陈皮 10g，升麻 10g，柴胡 10g，党参 10g，当归 10g，胡颓子根 50g，黑豆 50g，忍冬藤 50g，防风 10g，甘草 10g。

服 3 剂，汗止热退，再服 3 剂体力恢复，行左上肢骨折的手术内固定术。手术顺利，麻醉满意。但第 2 次手术内固定术后第 3 日再次发热，其症状与第 1 次基本相同，再用上方 5 剂，热退，余后继续调理数剂，伤口一期愈合出院。

【按语】术后发热是外科常见的症状，非感染性发热主要原因是手术时间长（2 小时以上）、广泛组织损伤、术中输血、药物过敏、麻醉药（氟烷或氨氟醚）

引起肝中毒等；而感染性发热的危险因素包括患者体弱、高龄、营养状况差、糖尿病、吸烟、肥胖、使用免疫抑制药物或原先存在的感染灶，手术因存有止血不严密、残留死腔、组织创伤等，拟用的预防性抗生素被忽视也是因素之一。若是感染性术后高热（体温 38.5 ℃以上），必须及时给予对因对症处理。当然，非感染性发热，体温不超 38.4 ℃可不予处理。高于 38.5 ℃患者有不适感时给予对症处理，如物理降温、多喝开水等，但一般都难以很快降温。有的可以持续 1~2 个月，对患者的病情是一种潜在的威胁。而如本例患者又急需行第 2 次其他部位骨折的开放复位手术，却仍然有发热，则不适合也不敢贸然行再次手术的，此时用中医的"甘温除热"法及时降温，恢复体温正常是必要的。

补中益气汤是金元四大家之一的脾胃派李杲（东垣）先生在其《脾胃论》中为饮食、劳倦伤脾所致的脾虚阳陷证所设，黄芪、党参、白术、炙甘草共益气补脾，加强脾胃的运化功能，以充气血生化之源，黄芪能升阳以收脱，固表以止汗，为方中主药；升麻、柴胡协同黄芪等甘温之品以升阳散热；当归补血调血，与黄芪相伍即为"当归补血汤"，可治血虚发热之症；陈皮理气行滞，助诸药运布，送达全身，方中加防风与黄芪、白术共为"玉屏风散"（《世医效得方》），皆为气虚自汗证而设，本例患者车祸致全身多处骨折，出血量大，气随血脱。又加手术，自然出血不少，而气随血脱，固然亦虚，而有汗出之症，方中再加胡颓子根 50g 取其健脾消食、祛风活血之效（《本草纲目》曰："根，吐血不止，煎水饮之。"）忍冬藤即为金银花藤，其功效同金银花，用大量性缓而持久，兼通经络、治疮疡、热痹等症，取清热解毒之功，黑豆健脾补肾，三者合用可通经活络，清热解毒，补肾健脾，加强主方之力，补而不滞，行而不伤。本方在书中数用，均有奇效。

案例 6：右下颌放射性骨髓炎

谭某某，女，45 岁，湖北人。2015 年 10 月 11 日初诊。

病史： 患者于 2015 年 10 月 13 日因多次放射治疗后形成右侧下颌骨中部骨髓炎，在某医院口腔中心行病灶切除，用自身髂骨植入，以钢板螺钉内固定。1 个月后，即 2015 年 11 月，右下颌部皮肤起水泡，感染流脓，皮肤逐渐大片腐烂坏死，而后钢板螺钉外露，右侧面部神经损伤，右眼睛闭合困难，流泪，口向左侧㖞斜。故来门诊。

查体： 右下颌处皮肤缺如，钢板外露约 6cm，右眼不能眨眼，口腔左侧㖞斜，面色苍白，精神萎靡，情绪低落，舌质淡，苔厚白，脉细弱。

辨病：右下颌放射性骨髓炎术后感染。

辨证：气虚血弱，热毒内侵。

治法：补气盈血，佐以清热。

选方：补中益气汤合胡颓子汤。

用药：黄芪30g，白术10g，陈皮10g，升麻10g，柴胡10g，党参10g，当归10g，甘草10g，胡颓子根50g，黑豆50g，忍冬藤50g，20剂。

二诊（2016年11月16日）：患者于2016年10月15日再行第二次手术取右侧骨带血管植骨及右下颌部植皮术。术后15日开始服上方中药，现自觉精神可，但睡眠欠佳，每日晚上10点到凌晨2点醒后再难入睡，大便结，食欲好（原术后一直进流汁），想进食。

查体：精神面貌好，面色红润，右下颌手术部位，植皮部血运好（已30日）应属植皮成活，右眼闭合未改善，面部仍向左侧歪斜，舌质淡，苔厚白，脉缓，仍用上方加之首乌藤30g，酸枣仁20g，生龙骨20g，生牡蛎20g，枳壳10g，再服30剂，睡眠改善，食欲好，可进软食，如面条之类，大便已不结，每日1次，精神正常，但右眼闭合尚差，面部仍向左侧稍㖞斜，上方加牵正散续服。

【按语】放射性骨髓炎是指患者身患癌症后进行大剂量的放射治疗后引起的一种放射性的骨坏死，其可导致继发的感染，从而形成骨髓炎，可导致局部的疼痛、肿胀及窦道形成，有时软组织溃烂，可伴有组织的坏死等，一般患者都病程较长，且放射后损伤较大，体质较虚，故辨证为气血虚弱热毒内侵。用补中益气汤，方中的黄芪、党参、白术、甘草益气补脾，补充气血生化之源；升麻、柴胡协同黄芪等甘温之品升阳散热；当归补血调血与黄芪相伍成当归补血汤，可治血虚发热之症；陈皮理气，调理脾胃，亦助诸药之运布；用黑豆入肾、补脾；胡颓子根，虽说只有健脾消食作用，但《本草拾遗》曰："根，煎汤洗恶疮疥，并犬马瘑疮。"因而治疗骨髓炎有特殊功效。忍冬藤清热解毒，其功效虽不及金银花，但在此方中就是取其缓而慢之意，来达到清热解毒之目的，他还有兼通经络的作用，所以三者皆需重用，必须在50g以上。在本院治疗骨髓炎方中用者见效，当然体虚慢性炎症不是几剂药就可以有效的，因而本病例先期即投20剂，收效甚好，植皮成活手术部位血运良好，精神面貌改善，但睡眠仍欠佳，上方加首乌藤、酸枣仁、龙骨、牡蛎养血安神，镇心潜阳，再用缓中下气，调理脾胃，再投30剂，睡眠及其他病症均改善。植皮、植骨均未发现坏死，但闭眼和嘴角㖞斜仍存，继续用上方加全蝎等慢慢善后。

案例7：右髋置换术后并消渴

刘某某，女，70岁。2017年11月7日初诊。

病史：患者因右侧股骨头缺血性坏死于2017年10月23日行右髋关节股骨头置换术，手术顺利，伤口愈合好，现已半个月。右髋关节稍有不适感，右膝关节，双下肢略肿，晚上口干，多饮（原有糖尿病）。夜11点后还需饮250ml左右的水，不饮则喉中干而似火，夜尿频数（3~4次）。

查体：右髋伤口已愈合，右膝髌骨周围有压痛，双小腿略肿，且有压痛，膝踝关节活动度可，舌质淡，苔厚黄，脉弦。

辨病：右髋置换术后并消渴。

辨证：气滞血瘀，湿阻脾阳。

治则：益气活血，祛湿健脾。

选方：补中益气汤合当归拈痛汤加减。

用药：黄芪20g，当归10g，防风10g，升麻10g，猪苓10g，泽泻10g，茵陈15g，苍术10g，白术10g，牛膝10g，陈皮10g，木瓜10g，桃仁10g，红花10g，生地黄15g，甘草10g，葛根20g，胡颓子根50g。10剂后口干咽燥的症状减轻，饮水减少，小便基本正常，但右膝仍有痛感，双下肢肿胀仍未完全消退，此乃瘀血未尽，余热未除，上方去生地黄、陈皮、茯苓、猪苓，加香附10g，忍冬藤50g，黑豆子50g，龙齿20g，牡蛎20g，再进10剂。诸症悉除。

【按语】患者年纪70岁，且右侧股骨头缺血性坏死，其病已多年，久病体虚，现行股骨头置换术有创伤，出血，身体损伤而虚弱，血虚则气虚不足，瘀血不去而成瘀，瘀阻即可生热生湿，湿邪不去而困脾阳，致使水液不能四布，故而口干，脾虚不能升清降浊，故渴而喜饮，血虚则阴不维阳。方用补中益气汤，益气补脾，用黄芪、党参、白术、甘草益气补脾，使脾之运化功能加强，以充气血生化之源，且脾主四肢，且能运化水湿以四布，对下肢微肿亦可消除；升麻、柴胡可协同黄芪等甘温之品升阳散热；当归补血，陈皮理气，桃仁、红花活血散血，生地黄凉血清热、滋阴生津，可治阴虚口渴，再用当归抗瘀汤中之羌活、茵陈祛风健脾除湿、通利关节；猪苓、泽泻利水渗湿，葛根解表疏风，牛膝、木瓜祛风胜湿引药下行（方中不用黄芩、苦参，是因过于寒凉而伤脾胃）。诸药合用10剂而效。但仍余邪未尽，瘀血仍未完全消除，所以上方去除生地黄、陈皮、猪苓、茯苓，加香附子理气，忍冬藤、黑豆清除余邪培补脾肾，再用龙骨、牡蛎镇静安神且镇肝清阳，再投10剂，诸症悉除而痊愈。

继景庵骨科经典病例评析——田心义名中医医案荟萃